極める
脳卒中の理学療法

エビデンス思考に基づくアプローチ

臨床思考を踏まえる
理学療法プラクティス

常任編集
斉藤秀之
加藤　浩

ゲスト編集
松﨑哲治

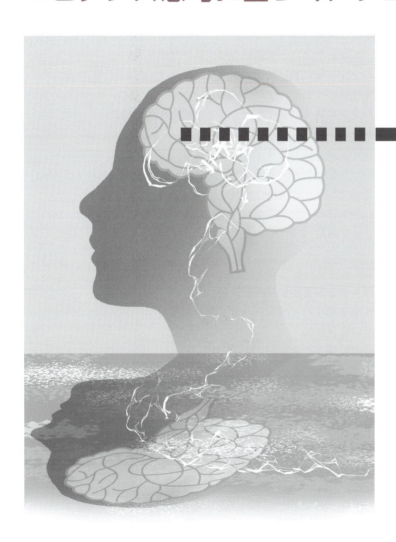

文光堂

常任編集

斉藤　秀之	前 茨城県理学療法士会会長	
加藤　浩	九州看護福祉大学大学院看護福祉学研究科教授	

ゲスト編集

松﨑　哲治	麻生リハビリテーション大学校理学療法学科	

執　筆（執筆順）

井上　勲	福岡青洲会病院副院長
黒木　洋美	宮崎大学医学部附属病院リハビリテーション科講師
玉利　誠	福岡国際医療福祉大学理学療法学科 国際医療福祉大学大学院医療福祉学研究科准教授
松﨑　哲治	麻生リハビリテーション大学校理学療法学科
保苅　吉秀	順天堂大学医学部附属順天堂医院リハビリテーション室係長
佐藤　和命	順天堂大学医学部附属順天堂医院リハビリテーション室
小野寺一也	いわてリハビリテーションセンター機能回復療法部理学療法科
諸橋　勇	いわてリハビリテーションセンター機能回復療法部部長
梅木　駿太	河野脳神経外科病院リハビリテーション部副部長
北山　哲也	山梨リハビリテーション病院リハビリテーション部理学療法課課長
長野　毅	柳川リハビリテーション学院理学療法学科
大田　瑞穂	誠愛リハビリテーション病院リハビリテーション部
遠藤　正英	桜十字福岡病院リハビリテーション部科長
近藤　昭彦	麻生リハビリテーション大学校作業療法学科
渡辺幸太郎	いわてリハビリテーションセンター機能回復療法部理学療法科
乾　哲也	千里リハビリテーション病院
吉田　大地	丸山病院事務次長
林田昂志朗	株式会社SENSTYLE 歩行リハビリセンターホコル統括
松田　雅弘	城西国際大学福祉総合学部理学療法学科准教授
田邉　浩文	湘南医療大学保健医療学部リハビリテーション学科教授
大畑　光司	京都大学大学院医学研究科講師
大田　仁史	茨城県立医療大学付属病院名誉院長 茨城県立健康プラザ管理者

序
「エビデンス思考に基づくアプローチ」

　脳卒中は「がん」「心筋梗塞」「肺炎」についで，日本人の死亡原因の第4位である．死亡原因では第4位であるが，寝たきりの原因としては，第1位の病気である．また，65歳以上の国民医療費でみても，脳血管疾患や高血圧性疾患などの推計患者数も65歳以上で多く，要介護度別にみた介護が必要となった主な原因も脳血管疾患をはじめとした生活習慣病が3割を占める．このことから，脳血管疾患の理学療法をエビデンス思考に基づき施行することは，医療費削減はもちろん，脳血管疾患患者とその家族の生活をより豊かなものにするためにも大変重要なことである．

　本書では，脳卒中に対する理学療法を，急性期・回復期・生活期・終末期に分け，回復期においてはさらにさまざまな視点からのエビデンス思考に基づいた治療戦略について述べた．また，これらを学ぶために必要な脳卒中の病態や医師が行う脳卒中に対する治療，脳卒中の治療に必要な脳画像の見かたなども加えた．そして，ミニレクチャーでは，実際の理学療法のポイントや，最近開発・応用がめざましいリハビリテーションロボット・非侵襲的脳刺激療法（TMS/tDCS）・CIセラピーなども加えた．

　近年，脳卒中治療ガイドラインなどが発表されているが，そもそも「evidence-based medicine（EBM）」とは，「個々の患者におけるケアについての意思決定において，良心的で明確かつ賢明な態度にて現段階における最良のエビデンスを使用することである．そのEBMの実績は，系統的な検索による最良で入手可能な外的な臨床エビデンスにおける臨床的な専門知識の統合を意味している．」（Sackett D, et al：BMJ. 312（7023）：71-72, 1996）ということである．本書では，各項でエビデンス思考に基づくアプローチを可能な限り記載した．エビデンスが不十分な部分においては，臨床経験に基づき，客観的に臨床思考を展開するようにした．本書全体では，図表やフローチャートを多用し，わかりやすい構成を心がけた．本書が，脳血管疾患患者とその家族の生活をより豊かなものにするために努力を惜しまない理学療法士の一助となれば幸いである．

平成30年10月

ゲスト編集　松﨑哲治

目次

Part I 脳卒中とは？ … 1

1 脳卒中の病態　井上　勲 … 2
- 脳卒中の分類 … 2
- 脳卒中発症後に変化する神経症候 … 9
- 脳卒中発症後の注意すべき合併症 … 11

2 脳卒中に対する治療　黒木洋美 … 13
- 急性期治療 … 13
- 急性期の血圧管理 … 18
- 急性期の合併症対策 … 19
- 生活期 … 20

3 脳画像の見かた　玉利　誠 … 24
- CT … 24
- MRI … 28
- 脳の形態解剖 … 30

4 脳卒中理学療法における道標―急性期から生活期までをシームレスにつなぐ―　松﨑哲治 … 46
- 地域包括ケアシステムとシームレス … 46
- シームレスな理学療法の実際―プッシャー症候群（pusher syndrome）― … 47
- おわりに … 49

ミニレクチャー　前大脳動脈（ACA）領域梗塞における理学療法のポイント　保苅吉秀, 佐藤和命 … 51

ミニレクチャー　中大脳動脈（MCA）領域梗塞における理学療法のポイント　小野寺一也, 諸橋　勇 … 54

ミニレクチャー　後大脳動脈（PCA）領域梗塞における理学療法のポイント　保苅吉秀, 佐藤和命 … 58

Part II 急性期における脳卒中理学療法 … 61

1 急性期における脳卒中理学療法　梅木駿太 … 62
- 根拠に基づく急性期理学療法の実践にあたり … 62
- 急性期理学療法の理論的背景 … 63
- 理論的背景を用いた取り組み・実践 … 69
- 予後予測 … 75
- 回復期の理学療法士に望むこと … 77

ミニレクチャー　ラクナ梗塞における理学療法のポイント　北山哲也 … 81

Part III 回復期における脳卒中理学療法 … 85

1 基本動作に対する理学療法　長野　毅 … 86

86	基本的動作に対する理学療法
87	回復期の片麻痺患者における動作の特徴
88	基本的動作の評価方法
92	先行研究から確認されている寝返り動作（背臥位から非麻痺側方向への寝返り）の特徴—健常者と片麻痺患者—
93	FAHBを用いた研究から確認された片麻痺患者における起居動作遂行時の運動学的特徴—53名を対象として—
96	先行研究から確認されている起き上がり動作（背臥位および側臥位→長座位および端座位）の特徴—健常者と片麻痺患者—
97	FAHBを用いた研究から確認された片麻痺患者における起き上がり動作（片肘つき側臥位パターン）の運動学的特徴—53名を対象として—
99	先行研究から確認されている起立動作（端座位→立位）の特徴—健常者と片麻痺患者—
100	FAHBを用いた研究から確認された片麻痺患者の起立動作（端座位→立位）の運動学的特徴—53名を対象に—
108	おわりに

2 歩行に対する理学療法　　　　　　　　　　　　大田瑞穂

110	
110	回復期脳卒中患者の歩行に対する機能回復と運動学習
111	歩行の安定
120	歩行自立
128	歩行速度
132	歩行の対称性
135	回復期脳卒中患者の歩行の予後予測
136	急性期・生活期理学療法に望むこと

3 装具療法　　　　　　　　　　　　遠藤正英

144	
144	装具療法の理論的背景
147	装具療法の実践
155	急性期，回復期，生活期の理学療法に望むこと

4 日常生活活動と高次脳機能障害に対するリハビリテーション　　　近藤昭彦

159	
159	はじめに
161	評　価
163	アプローチの前に
166	高次脳機能障害に対するアプローチについて
176	高次脳機能障害と脳の半球間抑制
179	**ミニレクチャー**　被殻出血における理学療法のポイント　　渡辺幸太郎，諸橋　勇
183	**ミニレクチャー**　視床出血における理学療法のポイント　　乾　哲也
187	**ミニレクチャー**　小脳出血における理学療法のポイント　　乾　哲也
191	**ミニレクチャー**　脳幹出血における理学療法のポイント　　乾　哲也
194	**ミニレクチャー**　皮質下出血における理学療法のポイント　　佐藤和命，保苅吉秀

Part IV 生活期における脳卒中理学療法　197

1 訪問リハビリテーション　吉田大地　198
- 訪問リハビリテーションの理論的背景　198
- 理論的背景を用いた取り組み，実践　204
- 訪問リハビリテーションの予後予測　215
- 急性期・回復期の理学療法士に望むこと　216

2 通所リハビリテーションと再発予防　林田昂志朗　220
- 通所リハビリテーションの現状　220
- 通所リハビリテーションは「集団」に対するアプローチである　221
- イメージとして"質"を担保し"量"を確保する　221
- 脳の可塑性は果たして6ヵ月でプラトーとなるのか　222
- 先入観を前向きにコントロールする　222
- 環境・空間の脳科学的戦略　223
- デバイスを使用した麻痺側の良いイメージの構築　226
- 脳卒中と歩行　228
- 再発予防への取り組み　229
- 急性期・回復期の理学療法士に望むこと　231

- ミニレクチャー　非侵襲的脳刺激療法（TMS/tDCS）　松田雅弘　235
- ミニレクチャー　CIセラピーの効果　田邉浩文　239
- ミニレクチャー　リハビリテーションロボット　大畑光司　242

Part V 介護・終末期リハビリテーション　245

1 介護・終末期リハビリテーション　大田仁史　246
- 序にかえて　246
- いつから終末期とするのか　247
- 終末期ケアの実際と理学療法　248
- 終末期の評価　251
- おわりに　254

Part VI 理学療法における集団的アプローチによる心的課題へのかかわり　257

1 理学療法における集団的アプローチによる心的課題へのかかわり　大田仁史　258
- はじめに　258
- 関心のベクトル　259
- 社会的孤立と孤独感を癒やせるのは仲間　260
- 集団アプローチの意味　262

263	集団訓練の実際
264	おわりに
266	**索引**

「臨床思考を踏まえる理学療法プラクティス」発刊にあたり

　「実践MOOK　理学療法プラクティス」は2008年5月に「これだけは知っておきたい脳卒中の障害・病態とその理学療法アプローチ」「これだけは知っておきたい腰痛の病態とその理学療法アプローチ」の2冊を皮切りにMOOKの形で定期的に発刊される新人理学療法士の「指南書」として企画されたものである．その後，2011年5月の「運動連鎖〜リンクする身体」に至るまで12に及ぶ企画を3年間にわたり取り上げた．

　そのテーマは，大きく「疾病・障害構造の理解」と「機能障害の捉え方・治療へのアプローチ」の2つである．さらにそのコンセプトは，前者では，疾患を運動機能障害等の一面で捉えるのではなく，それと関連する多くの障害とともに多面的・包括的に捉え，これを評価や治療の背景とすることで，理学療法士は多くの治療選択肢を得ることができるという，常に持っていてほしい臨床に向かう姿勢を示したものである．後者では，診断・治療する上で，対象者を常に患部から全体へ，また逆に全体から患部へと捉える意味・重要性はいつの世でも変わらないということを示したものである．

　今は亡き嶋田智明常任編集者のこうした熱き想いが新人理学療法士や学生に理解して頂く第1期MOOKシリーズとして構築されたのである．今回第2期MOOKを開始するにあたり，第1期から第2期に引き継ぐ面と，第2期で独自に構築していく面の2つを編集・企画方針の根底とした．

　引き継ぐ面は，理学療法の基本的知識と技術を身につけてもらうよう，一度に多くのことを詰め込まず，重要で優先度の高い順序で段階を踏みながら成長できる内容を企画することであり，「熱き想い」も引き継ぐつもりである．一方，独自に構築していく面は，「reasoningのhow toを可視化する，できればevidenceを示す」である．言葉，イラストだけでは計り知れない体内の動きを「見る→診る」ことで，そこに記されている理学療法技術，手技の根拠が理解できるよう，理学療法技術，手技の根拠を解剖，生理，運動から説明していく方向も打ち出したいと考えている．さらに同じ障害であるが，程度の違い，病態（病因）の違いや，特に高齢者は基礎疾患をしっかり押さえて理学療法を提供する姿勢を伝えたい．また，「診療録等を見→診に行く」「ベッドサイドの患者を見→診に行き」「発症からどの位経っているか（病期）を確認する」などとともに，リスク管理，マナー（接し方）にも触れていきたい．

　理学療法士のキャリアを構築する上で重要となる10年の始まりとなる新人時代に，形式知と経験知で構成された「指南書」が個々人の手元にあることは，臨床において，すなわち対象者の幸福を支援する理学療法において，間違いなく役に立つと信じてやまない．そのため3冊目である「極める変形性股関節症の理学療法」から，常任編集者として新たに加藤浩氏に加わっていただいた．「指南書」として，また理学療法を「極める」という側面を基軸に，今回新たに開始される第2期MOOKシリーズが寄与することになれば，第1期MOOKから引き継いだ編者としてこれ以上の喜びはない．

平成25年10月

常任編集者　斉藤秀之・加藤　浩

脳卒中とは？

PART I

1 脳卒中の病態

井上 勲

> 脳卒中は，脳血管の疾患であるが，その基礎背景に危険因子を持っていることが多い．脳の単一臓器の疾患として捉えるのではなく，全身疾患として捉えることがリスク管理上からも大切である．疾病の病態は経時的にダイナミックに変化していく．経時的変化を理解したうえで，運動療法の内容を立案する必要がある．理学療法士には合併症の予防や早期発見，全身管理を行うチーム医療の一員としての役割も期待される．

脳卒中の分類

　脳卒中は脳血管障害であり，血管の閉塞性病態である虚血性脳卒中（脳梗塞）と，血管が破れる出血性脳卒中（脳出血）に分けられる．

　虚血性脳卒中（脳梗塞）は，脳動脈が狭窄や閉塞することで，その灌流領域の脳組織が不可逆に障害されつつある，もしくは不可逆な障害を受けた状態である．臨床的には，1990年に発表されたNINDS改訂第3版の分類が広く用いられ，脳梗塞を4つの病型，すなわち，①アテローム血栓性脳梗塞，②ラクナ梗塞，③心原性脳塞栓症，④その他に分ける．さらにその発症機序を，①血栓性（閉塞局所での血栓形成による），②塞栓性（閉塞部位の中枢側からの栓子の流入による），③血行力学性（中枢側に狭窄性病変があり，脱水や血圧低下などが誘因で灌流圧が低下して起きる）に分けている[1]（図1a）．心原性脳塞栓症は基本的には塞栓性であるが，アテローム血栓性脳梗塞とラクナ梗塞の機序は3つとも考えられ，1つに決定できない複合的であるケースもまれでない．脳梗塞の病型とその機序の分類は，治療方針や予後に直結することから，これらの分類を意識して診療を行うことは必須となっている（表1）．

　最近，その他の脳梗塞をさらに2つに分けて，潜因性脳卒中（cryptogenic stroke）とその他の原因に分け，さらには潜因性脳卒中を非塞栓性と，塞栓源不明脳塞栓症（embolic stroke of undetermined source：ESUS）として病態を詳しく同定することが提唱されている[2]（図1b）．

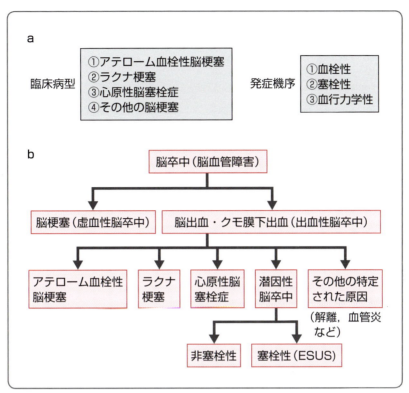

図1　脳梗塞の分類
a：NINDSによる脳梗塞の病型と機序の分類（1990）.
b：Cryptogenic Stroke/ESUS International Working Groupの分類（2014）.
a：「Special report from the National Institute of Neurological Disorders and Stroke. Classification of cerebrovascular diseases III. Stroke. 21(4)：637-676, 1990」より引用，筆者訳
b：「Hart RG, Diener HC, Coutts SB, et al：Embolic strokes of undetermined source：the case for a new clinical construct. Lancet Neurol. 13(4)：429-438, 2014」を参考に，筆者改変

メモ　分水嶺梗塞（watershed infarction）

複数の血管支配の境界領域を分水嶺領域と呼ぶ．分水嶺領域は，脳灌流圧が一般に低いため，他の部位より脆弱性が高く，血行力学的な影響を受けやすい．例えば，内頸動脈に高度狭窄や閉塞があり，なんとか灌流が保たれていても，いったん血圧低下や脱水などのイベントが起きると，分水嶺領域の虚血部位から梗塞が起こりやすい．内頸動脈に閉塞性病変があると，前大脳動脈と中大脳動脈，中大脳動脈と後大脳動脈の境界領域の深部に広がる脳梗塞となる（図2）．特徴的画像パタンより，その領域を栄養する閉塞性病変の関与が疑われる．分水嶺領域は，灌流圧が低く，塞栓性の栓子による梗塞も起きやすいことがわかっており，機序は血行力学的のみでなく，塞栓性も多いとされている．

表1 脳梗塞の病型分類とその特徴

病型	アテローム血栓性脳梗塞	ラクナ梗塞	心原性脳塞栓症
発症機序	血栓性 塞栓性 血行力学性	血栓性 塞栓性 血行力学性	塞栓性
疾患背景	糖尿病，高血圧，脂質異常症，喫煙，大量飲酒などの動脈硬化リスクの保有	高血圧	非弁膜性心房細動を主とする，心臓内での血栓形成リスクの保有
病態	比較的大きな脳動脈ならびに内頸動脈の動脈硬化性狭窄もしくは閉塞	脳主幹動脈から分岐した穿通枝のリポヒアリン変性が主	心臓内に形成された血栓が塞栓子となり，脳動脈主幹部ならびに皮質枝に流れて血管が閉塞
臨床経過	しばしば階段状に増悪 動脈硬化部分のプラークから剥がれた塞栓子が原因となる場合は突然発症となる	突然のことが多いが，無症候で気づかれないこともある	突然発症 脳浮腫増悪や出血性変化をきたすと悪化 広範囲梗塞となった場合は重症で致命的になる
臨床症状	閉塞部位により，視野障害，失語，高次脳機能障害などの皮質徴候を伴う	穿通枝の閉塞のため，深部白質の神経線維障害による運動障害，感覚障害，運動失調が単独もしくは組み合わさって起きる 意識障害は原則として起きない	片麻痺や感覚障害のみでなく，皮質を含む閉塞した血管支配領域が障害されるため，意識障害，視野障害，失語，高次脳機能障害などの皮質徴候が多くの場合でみられる
画像的特徴	閉塞性病変は慢性的経過でゆっくり増悪完成していくため，しばしば側副血行路の形成があり，このために責任血管支配領域内で，しばしばまだら状脳灌流で虚血に弱い分水嶺に動脈硬化が剥がれて塞栓となる（図2）	穿通枝1本で説明できる脳梗塞で，長径1.5cm未満とする定義がある（図3）	主幹動脈もしくは皮質枝などの血管閉塞より遠位部の支配領域全域の梗塞となる 塞栓子が小さい場合は，脳皮質での小梗塞となる（しばしば複数箇所） 側副路はウィリス動脈輪部分までで働く（図4）
再発予防	抗血小板薬と危険因子管理	抗血小板薬と高血圧を中心とする危険因子管理	ワルファリンや直接経口抗凝固薬（DOAC）と基礎心疾患ならびに危険因子管理

DOAC：direct oral anticoagulants.

メモ branch atheromatous disease（BAD）

アテローム硬化により，主幹動脈から穿通枝領域が分岐する領域より遠位部で梗塞となるBADがある．画像的には，放線冠，線条体内包部や橋（複数のスライスで楔状となる）（図5）などに梗塞巣があり，進行性の経過がしばしばみられる．基本的には危険因子や病態はアテローム血栓性脳梗塞と同じで，治療や予防も同様の考え方で行う．急性期には，抗血小板薬2剤併用の強化抗血小板療法などが試みられている．大きさが1.5cmを超えることがあるが穿通枝領域の梗塞であり，病態が動脈硬化性の血栓性であるのが特徴となる．これまでのNINDS分類では厳密には分類不能であるとして，日本の臨床現場ではBADとして特別に呼称していることも多い．

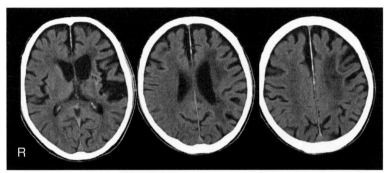

図2 左内頸動脈高度狭窄例に伴うアテローム血栓性脳梗塞の症例
左分水嶺脳梗塞を呈した頭部CT画像を示す．左前大脳動脈と左中大脳動脈ならびに左中大脳動脈と左後大脳動脈の分水嶺領域にあたる深部白質に低吸収を認める．左大脳半球は，右大脳半球に比べて脳の萎縮も目立ち，慢性的脳虚血があったことが示唆される．

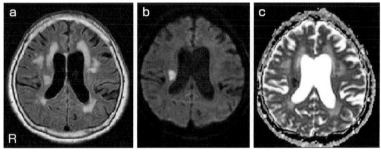

図3 右放線冠に新鮮梗塞を呈したラクナ梗塞例（頭部MRI）
a：FLAIR像で高信号である．多発性で新旧病巣の区別は困難である．
b：拡散強調像で高信号である病巣が指摘できる．
c：ADCマップで低信号を呈しており，新鮮梗塞であることがわかる．

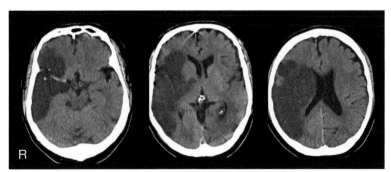

図4 右側心原性脳塞栓症の頭部CT画像
急性期の心原性脳塞栓症例．右中大脳動脈領域の血管支配領域に一致して低吸収域があり，右中大脳動脈水平部が高吸収で，血管が閉塞していることを示唆している．内頸動脈閉塞例であるが，右前大脳動脈領域は，左より灌流されており梗塞に至らなかった．

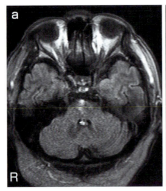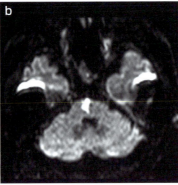

図5 BADの左側橋梗塞の頭部MRI画像
橋底部に接して楔状の梗塞巣が特徴的である.
a：FLAIR像, b：拡散強調像.

> **メモ ESUS**
>
> 文献的には，約25％を占めるとされる[2]．ESUSの主な塞栓源としては，明らかにされていない潜在性の発作性細動，悪性腫瘍に伴う凝固線溶系異常による塞栓（Trousseau症候群），奇異性脳塞栓（心臓の卵円孔開存に伴う，右→左シャントの塞栓），動脈原性塞栓（大動脈や頸動脈のプラーク由来），塞栓源詳細不明の心疾患などが想定されている．例えば，画像がラクナ梗塞でない脳塞栓症パタンであり，潜在性発作性心房細動を疑っても，根拠となる証拠がない場合，とりあえずESUSとして取り扱うことが提唱されている．証拠が見つかれば，NINDS分類の4病型のいずれかに再分類されることになる．この場合，その他の脳梗塞とは，原因が特定した3病型以外の脳梗塞（動脈炎，解離など）という解釈である．ESUSに対する有効な予防については結論が出ていない[3]．

出血性脳卒中（脳出血）については，脳出血とクモ膜下出血が代表的である．

脳出血は，脳実質内に出血した状態である．その原因により，①高血圧性脳出血と②その他の非高血圧性脳出血に大きく分けられるが，高血圧性が大部分である． 高血圧性脳出血は，高血圧治療により脳卒中での占める割合は減少してきている．好発部位は，被殻（約40％）（図6），視床（約30％），皮質下（約10％），橋（約10％），小脳（約10％）である．最近の傾向として，抗血栓薬服用中の脳出血が少し目立ってきている．非高血圧性脳出血は，高血圧のリスクを持たない，その他の原因による脳出血で，代表的なものには，高齢者で皮質下出血を発症するアミロイド・アンギオパチーを原因とするものや，脳動静脈奇形などがある．

クモ膜下出血は，脳表面のクモ膜下腔で出血が起きた状態である．原因として最も多いのが動脈瘤破裂（約80％以上）である． その他の原因では，脳動静脈奇形，もやもや病や動脈解離などが代表的である．

脳卒中の病態は発症からの時間経過により，ダイナミックに変化していく．それぞれの時期で理学療法時の観察事項のポイントや注意事項が異なるため，脳梗塞，脳出血，クモ膜下出血の病態ごとに理学療法士が知っておくべきポイントを以下に述べる．

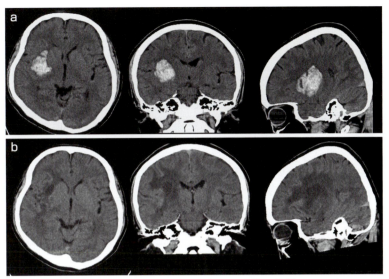

図6　右被殻出血の頭部CT画像の経過
左より水平断，冠状断，矢状断を示す．
a：発症初日で右被殻に高吸収が認められる．
b：第75病日で血腫の吸収の結果，病巣は低吸収を呈している．低吸収の一部は脳浮腫の残存である．

● 脳梗塞

1）超急性期

　超急性期は血管閉塞が起こって短時間であり，可逆的な状態と定義できる．**遺伝子組み換え組織プラスミノーゲンアクチベータ（recombinant tissue plasminogen activator：rt-PA）による血栓溶解療法や血管内手術による血栓除去術で，根本的に治療ができる時期であり，ブレインアタックとして迅速な対応が必要である．**発症から治療開始までの時間が短いことが転帰良好であることと関連している．

　慢性期患者であっても，理学療法のための接触時に超急性期脳梗塞を発症する可能性はある．いつもと様子が異なるようであれば，理学療法士であっても緊急対応が求められる．経静脈的な血栓溶解療法は発症より4.5時間以内の投与，内頸動脈や中大脳動脈閉塞に対する血管内手術による機械的血栓回収療法は6時間以内という条件が当初はあったが，最近では，画像的評価で，発症時間不明例にも有効性が報告されており，タイムウィンドウと治療対象が広がりつつある[4〜6]．脳卒中にかかわる医療者としては，最新の情報を確認しておきたい．

2）急性期

　この時期は，根本的な治療ができるタイムウィンドウは過ぎているが，状態が不安定で変化が起き得る時期である．梗塞巣そのものを原因とする悪化をできるだけ少なくすることと，合併症の予防が治療の目的となる．悪化する病態はいくつかあり，①脳浮腫の増悪，②不可逆となった梗塞部位を灌流していた閉塞血管の再開通による出血性変化，③梗塞巣

の拡大や再発などがある．血圧は依然として反応性に高値であることが通常で，点滴による薬物治療やカテーテル類の挿入もまだ継続されていることが多い．病巣が比較的小さい穿通枝領域の梗塞でも，発症から第4病日頃までは麻痺の進行が起こり得る．

　医療施設によって若干異なると思われるが，比較的早期からリハビリテーション処方が出されることが最近では大半であると思われる．超早期リハビリテーションの効果については，発症24時間以内の座位や起立を含む離床動作のリハビリテーションの効果を検証したAVERT試験の報告がある[7]．この報告では重症脳卒中患者での転帰不良が報告されているが，個々のケースについての望ましい開始時期，具体的な強度や量，内容，指標などについては今後も明らかにすべき課題である．起立着席運動を行うも，意識が清明でなく，本人の動作に対する自律的努力を伴わない場合は注意を要する．発症早期からの急性期患者を担当する理学療法士は，理学療法実施時にリスク管理することが求められる．バイタルサイン（意識レベル，血圧，脈拍，呼吸数，酸素飽和度，心電図モニターなど），神経徴候の変化に注意し，大腿径の左右差（深部静脈血栓の有無）などの全身の観察も求められる．また，ちょっとした運動で身体的疲労が起きやすい時期であり，顔の表情を見ながらの少量頻回での理学療法が必要とされることも多い．早期離床では，肺炎，深部静脈血栓症や廃用症候群などの合併症予防も目的とされる．

3）亜急性期〜回復期

　一般的には増悪期を過ぎて，脳浮腫なども改善に向かう時期を亜急性期とみなすことが多い．回復期については，すでに全身状態が落ち着いており，点滴や薬剤調整が終了し，リハビリテーションを中心とした生活ができる時期といえる．発症から2ヵ月以内の脳卒中患者であれば回復期リハビリテーション病棟に入院可能であることもあり，地域や病院によって，転院時期のばらつきが大きい．この時期には，身体機能の回復や日常生活活動（ADL）獲得だけでなく，危険因子につながっている生活習慣改善などの行動変容につながるかかわり方も理学療法士には期待される．

●脳（内）出血

1）超急性期〜急性期

　脳出血でも，超急性期〜急性期には血圧上昇がみられる．医師の治療としては，降圧による血圧コントロールと脳浮腫などに対する全身管理が主体となる．被殻出血，皮質下出血，小脳出血など外表にある血腫で，切迫するヘルニア徴候がみられる場合，手術が考慮される．手術適応については，ガイドライン上で目安の基準があるが，施設で若干の差がある．脳室に近い視床出血や小脳出血などでは，血腫が脳室内に漏れ出て，水頭症となることがある．この場合は，脳室内に一時的にチューブを挿入して，血液の混じった脳脊髄液を排除するドレナージ処置が必要となる．抗血栓療法中であった患者は，血腫の増大が遷延化することもあり要注意である．

　小さい血腫で意識状態もよい場合，比較的早期より離床を進めていくが，血腫の増大がなく，血圧などの全身状態が適切な管理下であることが条件となる．この場合でも，バイ

タルサインや神経症候の変化には常に注意が必要なことはいうまでもない.

2）亜急性期〜回復期

亜急性期で血圧コントロールがある程度管理できたら，リハビリテーションは本格的に施行可能である．血腫が吸収されるまで1〜2ヵ月を要するケースでは，意識障害の遷延化がしばらく続く場合があるが，リハビリテーションそのものは施行が可能である．回復した患者に聞いてみても，亜急性期頃の記憶が不明瞭であることも多い．血腫の吸収に伴い，損傷を受けていない部位で，浮腫による圧迫で一時的に機能低下をしている神経所見については，改善が見込める（図6）.

● クモ膜下出血（図7）

1）発症時（超急性期）〜急性期

脳と脳を包んでいるクモ膜の隙間に出血が起きる病態である．ほとんどが動脈瘤の破裂で，動脈が破綻した部位より一気にクモ膜下腔へ血液が入り込み，血液の充満が起こる．突然の激しい頭痛や嘔気を起こすのは，この勢いよく流れ出した血液により，硬膜や動脈壁の感覚神経である三叉神経が突然激しい刺激を受けるためとされる．中等度以上の出血があると，流れ込んだ出血のため，脳幹腹側のクモ膜と脳幹との腔間が広がる．これにより，脳底動脈から視床下部や視床へ向かう穿通枝などの動脈の伸展や攣縮が起き，虚血が引き起こされ，脳機能や意識が低下する．さらにはカテコラミンの放出が誘発され，心臓での不整脈の誘発や血管収縮による肺水腫などの全身の反応が起きる場合がある．虚血に加えて急速な頭蓋内圧亢進も起きる．救急搬送時には，これ以上のカテコラミンの放出，頭蓋内圧や出血の増悪を避けるため，鎮痛・鎮静と降圧を図る．また再破裂による出血を防ぐため，不用意な刺激でストレスを与えないように注意を払う．出血後数時間で項部硬直などが出現してくる．

クモ膜下出血がCTなどで診断された後，引き続いて原因精査の目的で検査が行われる．初期治療の目標は，全身状態の安定化，再破裂予防目的のための処置や手術，脳血管攣縮などへの予防的対応である．

予後に大きくかかわるのは，急性期の意識障害の程度と，出血後に動脈が細くなる脳血管攣縮の出現の有無ならびにその程度である．脳血管攣縮による増悪リスクは，出血後3〜4日から2週間前にピークとなり，4週までには消退する．リハビリテーション開始の指示は，動脈瘤クリッピングや血管内手術後早期に出されることが多くなっている．開始時には，ドレーンやカテーテルなどが完全には抜けていない場合も多いため，これらにも注意が必要である．

脳卒中発症後に変化する神経症候

理学療法を初めて行うときには，神経症候を画像診断と合わせて解釈することが望ましい．あまりにも画像所見と解離した神経所見の場合は，病巣の拡大や変化，再発などによ

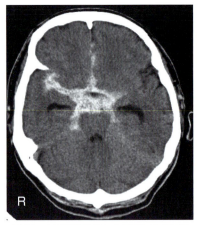

図7　クモ膜下出血の頭部CT画像
鞍上槽（脳底槽），右シルビウス裂，脚間槽に高吸収の出血を認める．

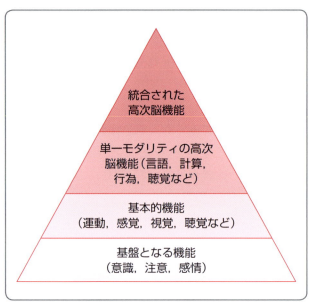

図8　脳機能の階層的構造

り，見ている画像が現在の状態を反映していない可能性がある．このような場合には，医師に相談が必要である．

　また高次脳機能の基盤は意識や集中力であるため，意識障害が残存しているときには，詳細な高次脳機能評価は意味がない（図8）．急性期は集中力や易疲労の観点からもスクリーニングなど短時間でできる簡単な評価にとどめる．スクリーニングは，理学療法時の反応や，画像からは障害が推定されてない簡単な評価で，覚醒や集中力を反映するものを使用する．例えば数字の逆唱などは，意識と集中度などを短時間で評価できる一つの指標である．

　急性期には，しばしば神経疲労のため，傾眠状態や集中力・注意力の持続が困難となる．無理やり理学療法を継続し長時間行うのは，疲労を悪化させるだけである．このような場合，疲労度を見ながら，少量頻回な理学療法が必要である．

POINT

画像所見は症候の解釈で重要な役割を果たすが，急性期は局所的な機能低下のみが所見として出るのではなく，神経ネットワーク全体の機能低下が起きていることに注意が必要である．例えば縁上回や角回といった下頭頂葉小葉が障害されていると，それと神経ネットワークでつながっている前頭葉の症状も一時的に低下する．これは，鉄道でどこかで障害が起きると，そのつながっている路線全体に運行の障害が起き，影響の少ないところから復旧していくのと同じである．画像所見の解釈は，時間経過を考慮することが重要である．

脳卒中発症後の注意すべき合併症

　原疾患に関する急性期治療や全身管理の進歩で，脳卒中急性期での直接死亡率は以前に比べて確実に低下した．しかし，リハビリテーションを集中的に行うべき時期に一致して出現する合併症は，生命予後や機能的予後を悪化させるため，医療チーム全体が協働して予防を含めた管理を行うことが重要となる．リハビリテーションとともに，合併症管理が脳卒中医療の質を決定するといっても過言ではない．特に，脳卒中患者の大半を占める高齢者では併存症を持つ人が多く，合併症管理が脳卒中医療の中心となることも多い．理学療法士は医療チームの中でも最も連続して長い時間患者と毎日接し，理学療法を通じてその変化を観察ができる職種である．また，患者は精神的不調や身体的不調などの訴えを打ち解けた理学療法士には話すことがあり，医療チームの中でも役割は大きい．

メモ 脳卒中の合併症

　脳卒中の合併症には，廃用性筋萎縮，深部静脈血栓，低栄養，消化器系の合併症，感染症（尿路感染症，誤嚥性肺炎），偽痛風，夜間せん妄，転倒による外傷，抑うつ状態，神経因性膀胱，肩手症候群，上下肢痙縮，症候性てんかんなどがある．

POINT

　脳卒中患者での運動療法は，健常時のときのようにはエネルギー効率が良好ではない．麻痺のため，同じような運動量でも，健常者に比べて1.5倍以上のエネルギーを必要とする場合も少なくない．健常者の基準で栄養管理を行っていては，運動を行えば行うほど，サルコペニアが進むということも起こり得る．理学療法中の栄養管理は，運動量と，エネルギー効率を考慮して行う必要がある．それには，理学療法士と管理栄養士の連携が欠かせない．

▶若手理学療法士へひとこと◀

　医療は対人間の仕事である．患者や他職種とのかかわりに必要なコミュニケーション力はすべての医療職で最も重要で獲得すべき能力の一つである．日頃から，医療とは関係のない本を読んだり，教養を高めたり，医療者以外のいろいろな人と話をする機会をつくることも重要だと考える．

Further Reading

病気がみえる vol.7 脳・神経 第2版，医療情報科学研究所（編），メディックメディア，2017
　▶理解を助けるイラストが多数使用されており，脳・神経疾患の病態がわかりやすく解説されている．最初に見る本として，多くの医療従事者で愛用されている．

●文献

1) Special report from the National Institute of Neurological Disorders and Stroke. Classification of cerebrovascular diseases III. Stroke. 21(4): 637-676, 1990
2) Hart RG, Diener HC, Coutts SB, et al: Embolic strokes of undetermined source: the case for a new clinical construct. Lancet Neurol. 13(4): 429-438, 2014
3) Hart RG, Sharma M, Mundl H, et al: Rivaroxaban for Stroke Prevention after Embolic Stroke of Undetermined Source. N Engl J Med. 378(23): 2191-2201, 2018
4) Nogueira RG, Jadhav AP, Haussen DC, et al: Thrombectomy 6 to 24 Hours after Stroke with a Mismatch between Deficit and Infarct. N Engl J Med. 378(1): 11-21, 2017
5) Albers GW, Marks MP, Kemp S, et al: Thrombectomy for Stroke at 6 to 16 Hours with Selection by Perfusion Imaging. N Engl J Med. 378(8): 708-718, 2018
6) Thomalla G, Simonsen CZ, Boutitie F, et al: MRI-Guided Thrombolysis for Stroke with Unknown Time of Onset. N Engl J Med. 379(7): 611-622, 2018
7) AVERT Trial Collaboration group: Efficacy and safety of very early mobilisation within 24 h of stroke onset (AVERT): a randomised controlled trial. Lancet. 386(9988): 46-55, 2015

② 脳卒中に対する治療

黒木洋美

> 脳卒中のリハビリテーション（以下リハ）を遂行するにあたり治療を理解することは必須であり、ガイドラインの改訂が重ねられる中、脳卒中の治療の全体像をキャッチアップする。ポイントとして、①病態別、発症時期別の治療ストラテジーの理解、②治療期に沿ったリスク管理（血圧の目標、再発予防など）、③合併症予防の知識（深部静脈血栓症、肺塞栓症）、④再発予防の考え方を理解する。

　この章は脳卒中治療ガイドライン2015（以下、GL2015）[1]、および追補2017（以下、追GL2017）[2]を参考にし、病期別（急性期〜慢性期）、疾患別（脳梗塞・脳出血）に分けまとめる。ただし、脳出血は高血圧性脳出血のみを取り上げている。

急性期治療

　脳梗塞、脳出血に分け、ガイドラインの推奨度を示し表1[1,2]にまとめた。

●脳梗塞

　虚血による脳組織障害を最小限にとどめることが重要である。そのための治療は、閉塞血管の再開通を可及的早期に得る、虚血部の進行や再発を防止する、脳組織を保護する、脳浮腫による二次的障害を防ぐ、合併症を防ぐことである。特に、超急性期の閉塞血管の再開通初期治療は救急医療の中でも大事である。治療フローを図1[1,2]に示す。脳梗塞は大きく3つの病態生理に分け、脳穿通枝動脈のリポヒアリン変性とフィブリノイド壊死による**ラクナ梗塞**、脳主幹動脈の動脈硬化性粥腫（アテローム）を基盤として血栓が生じ脳血管を閉塞する病態による脳梗塞を**アテローム血栓性脳梗塞**、**心原性脳塞栓**と分類する。表2[1,2]は病型別・治療時期別の治療フローである。

1) 血管内治療

①血栓溶解法

　アルテプラーゼ（組織プラスミノーゲン活性化因子，recombinant tissue plasminogen activator：rt-PA）を静注し、詰まった血栓を溶解し再開通させる治療である。脳梗塞の病型分類にかかわらないが、**発症から4.5時間以内に施行**しなければならず、可及的迅速な搬送、早期診断が要求される。この治療適応には厳格な基準があり、チェックリスト[3]が作成されている。症候性頭蓋内出血の頻度を有意に増加させるが、3ヵ月後の死亡数に有

表1 急性期における治療アウトライン―脳梗塞と脳出血（高血圧性）別―

	脳梗塞	脳出血
急性期治療	**血管内治療** ①血栓溶解療法〔rt-PA（アルテプラーゼ）療法〕：発症から4.5時間以内に施行（グレードA） ②血管内再開通療法：発症6時間以内の主幹脳動脈閉塞例に，カテーテルを用いた再建術が選択される（グレードA）．rt-PA療法に続いて行われることが多い ③血行再建術：急性期に行うことを考慮してもよい治療として，頸動脈内膜剥離術（グレードC1），血管内ステント留置術（グレードC1），血管形成術（グレードC1） **外科的治療** ①開頭外減圧療法：一側大脳半球梗塞の発症48時間以内に実施（グレードA） ②脳動脈バイパス術：（グレードC1） **保存的療法** ①抗血小板療法：アスピリンを発症48時間以内に160〜300mg／日を投与（グレードA），オザグレルナトリウム（点滴）（グレードB），クロピドグレル，シロスタゾール ②抗凝固療法：発症48時間以内で病変最大径が1.5cmを超す脳血栓症にアルガトロバン（グレードB）．ヘパリンは科学的根拠なし（グレードC1）．脳塞栓症には早期抗凝固療法は避ける ③抗脳浮腫療法：頭蓋内圧亢進を伴う広範囲梗塞では高張グリセロール投与を行う（グレードC） ④脳保護療法：エダラボン（抗酸化薬）（グレードB） ⑤その他：高圧酸素療法・低体温療法は科学的根拠なし（グレードC）	**外科的治療** 部位に関係なく血腫量10mL未満，または神経学的所見が軽度な症例は行わない（グレードD）．意識レベル不良（JCS 300）は行わない（グレードC2） ①開頭手術：開頭血腫除去術，外減圧開頭術．部位により手術適応の条件あり ②神経内視鏡手術：低侵襲手術（内視鏡下血腫除去術，定位的血腫除去術など） ＊**高血圧性脳出血**の手術適応 ①被殻出血：推定血腫量30mLかつ意識障害JCS30以上，血腫による圧迫所見が高度なとき⇒血腫除去・吸引術 ②皮質下出血：60歳未満で血腫量50mL以上，意識障害JCS30以上（超高齢者アミロイドアンギオパチーを疑うものは除外）のとき⇒内視鏡的または定位手術による血腫吸引術 ③小脳出血：血腫の直径3cm以上，神経学的徴候の増悪，脳幹を圧迫して水頭症が生じているとき⇒血腫除去・減圧術 **保存的療法** ①止血療法：血液製剤（グレードD），抗プラスミン薬（グレードC1） ②抗脳浮腫療法：頭蓋内圧亢進を伴う脳出血に高張グリセロール投与（グレードC1）．マンニトール投与（グレードC1） ③低体温療法：科学的根拠なし（グレードC1） ④頭蓋内圧亢進の管理：30度の上半身挙上：（グレードC1）
血圧	血圧目標：収縮期＜220mmHgまたは拡張期＜120mmHg	血圧目標：可及的早期に＜収縮期140mmHgとしてその血圧を7日間維持（グレードC1）
合併症	①DVTおよび肺塞栓症（PE）の対策：下肢麻痺を有する場合，予防として抗凝固療法（ヘパリン皮下注，低分子ヘパリン・ヘパリノイド）が推奨（グレードC1），下肢の間欠的空気圧迫法：（グレードB），ただし段階的弾性ストッキングは勧められない（グレードC2） ②脳卒中後痙攣（post-stroke seizure）：抗痙攣薬の予防的投与は推奨されない．痙攣があれば抗痙攣薬の投与を考慮する（グレードC1） ③内科的合併症：肺炎（誤嚥性）予防，栄養管理，内科合併症のコントロール	

「日本脳卒中学会 脳卒中ガイドライン委員会（編）：脳卒中治療ガイドライン2015，協和企画，東京，2015」「日本脳卒中学会 脳卒中ガイドライン［追補2017］委員会（編）：脳卒中治療ガイドライン2015［追補2017］，2017，http://www.jsts.gr.jp/img/guideline2015_tuiho2017.pdf（2018年5月30日閲覧）」より作表

意差はなく，3ヵ月後，1年後の転帰良好群の有効性を認めており，成功すれば麻痺なく劇的に回復することが多い．ただしrt-PA治療の転帰改善効果は閉塞血管の部位で異なり，遠位部閉塞ほど溶解率が高いが，全体の再開通率は低く約30〜40％である．

　②血管内再開通療法

　rt-PA治療の適応外例やrt-PA治療後に症状改善が不十分な症例（主幹動脈閉塞）に対して，経動脈的にカテーテルを閉塞部に到達させ，遺伝子組み換えprourokinase（r-

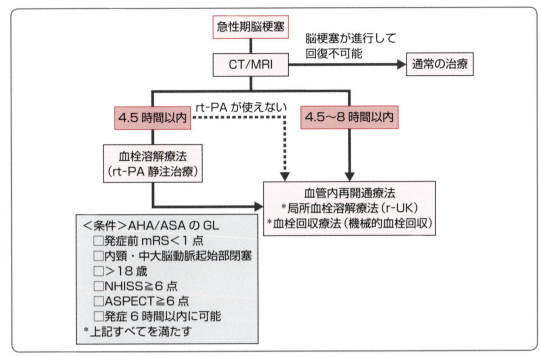

図1 急性期脳梗塞に対する緊急治療の流れ
AHA/ASA：American Heart Association/American Stroke Association, ASPECTS：Alberta Stroke Program Early CT Score, NIHSS：National Institute of Health Stroke Scale.
「日本脳卒中学会 脳卒中ガイドライン委員会（編）：脳卒中治療ガイドライン2015, 協和企画, 東京, 2015」「日本脳卒中学会 脳卒中ガイドライン［追補2017］委員会（編）：脳卒中治療ガイドライン2015［追補2017］, 2017, http://www.jsts.gr.jp/img/guideline2015_tuiho2017.pdf（2018年5月30日閲覧）」より作図

proUK）による局所血栓溶解療法（発症6時間以内）または血栓回収療法が行われる．現在，国内承認されている「血栓除去デバイス」は4つのみである（図2）．最新のステント留置型の方が吸引による従来と比べて血栓回収効果は高く，再開通率は90％程度に向上し，安全性も高いことが報告されている．rt-PA治療を含む内科的治療のみを行った場合に比べ，発症から6〜8時間内に血栓除去する血管内治療を行う方が発症90日以内の機能的転帰は良好とされるデータも増えてきている．

メモ 追GL2017での血栓回収療法

発症8時間以内の血栓回収療法の推奨については従来と変わりなくグレードC1のままであるが，発症6時間以内の血栓回収療法はグレードAとして新たに追記された[2]．

Advice 超急性期治療TIPS

血栓回収療法は治療ができる専門医を有する病院でしか受けられないため，実際に治療可能な患者は非常に少ない．そこで，rt-PA治療を受けた患者で主幹動脈の閉塞や開通不全な場合は直ちに血栓回収療法が施行できる病院へ救急転送するシステム"drip, ship and retrieve"として，脳卒中治療の地域連携が今後期待されている（図3）[4]．

表2 脳梗塞急性期治療薬―病型別と発症時期別の治療内容―

	薬剤名	ラクナ梗塞	アテローム血栓性脳梗塞	心原性脳塞栓
血栓溶解療法	rt-PA静注療法（グレードA）	発症4.5時間以内，rt-PA（0.6mg/kg）		
	ウロキナーゼ（UK）（動注療法（グレードB）	原則不要	発症6時間以内 MELT-Japanでは低用量60万単位/日×7日間	
抗凝固療法	ヘパリン（グレードC1）	進行型脳梗塞		急性期再発予防
		低用量（10,000〜15,000単位/日）の持続点滴		
	アルガトロバン（グレードB）	保険適用なし	発症48時間以内に開始（7日間） 60mg/日の持続点滴（2日間） 10mg/3時間，2回/日（5日間）	禁忌
抗血小板療法	オザグレルナトリウム（グレードB）	発症5日以内に開始，14日間使用可（年齢，症状により適宜増減） 80mg/2時間，2回/日		禁忌
	アスピリン（グレードA）	発症48時間内（160〜300mg/日）経口内服		
		*DPPT療法		推奨されない
脳保護薬	エダラボン（グレードB）	発症24時間以内に投与開始，14日間使用可，30mg/30分，2回/1日静注		
抗脳浮腫療法	グリセロール（グレードC1）	原則不要	200mL/1〜2時間，2〜4回/日静注	
	マンニトール（グレードC1）	原則不要		高度脳浮腫，切迫脳ヘルニア 300mL/30分

「日本脳卒中学会 脳卒中ガイドライン委員会（編）：脳卒中治療ガイドライン2015, 協和企画, 東京, 2015」「日本脳卒中学会 脳卒中ガイドライン［追補2017］委員会（編）：脳卒中治療ガイドライン2015［追補2017］, 2017, http://www.jsts.gr.jp/img/guideline2015_tuiho2017.pdf（2018年5月30日閲覧）」より作表

③血行再建術

急性期では，ガイドライン上では行うことを考慮してもよいというレベルで実施されることは少ない．

2）外科的治療

広範囲梗塞で条件を満たせば，硬膜形成を伴う外減圧術が行われる．他のバイパス術などの外科的治療は急性期に行われることは少なく，慢性期（安定期）に再発予防などを目的として必要時に実施される．

3）保存的療法

薬物療法は脳梗塞の病型分類に従い選択される（表3）[1,2]．

追記として，「急性期抗血小板療法」において発症早期の心原性脳塞栓症を除く脳梗塞，TIAに対する亜急性期までの治療として抗血小板薬2剤併用療法であるDAPT療法（dual anti-platelet therapy）がGL2015より新たに推奨された．

●脳出血

頭部CTにて早期診断が行われる．治療ポイントは，手術適応例に対しては**血腫除去術と早期からの厳格な血圧管理**である（表1）[1,2]．

タイプ別	デバイス名	会社	承認年	機器の特徴
吸引型	①Merci® Retrieval System	Stryker	2010	先端の7回転の形状記憶されたワイヤーループで血栓を絡めて回収する（現在はステント型に移行され，国内販売終了）.
	②Penumbra System®	Penumbra	2011	再灌流カテーテルを閉塞部まで挿入し，紡錘形になった先端のセパレーターを出し入れすることで血栓を砕きながら強力な吸引ポンプで血栓を回収する.
ステント型	③Solitaire FR™	Covidien	2014	1枚のシートを円筒状に巻いたデザイン（オープンスリット）で，血管径に応じてステントがオーバーラップして展開する自己拡張型のデバイス.
	④Trevo® ProVue Retriever	Stryker	2014	先端が網目・らせん状となり蛇行血管にもフィットしやすく改良，ステントがX線で視認でき，最近では先端がチップレス構造も追加された.

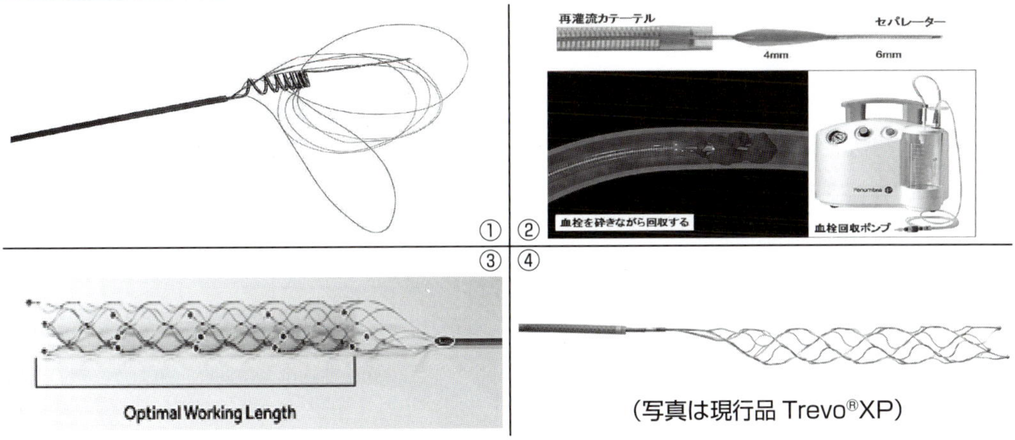

図2 血栓回収療法に使用する「血栓回収デバイス」とその特徴
画像は各社より許諾を得て転載

図3 rt-PA静注治療と血管内治療の地域連携
「原田雅史：序説 脳梗塞超急性期診療の現状．日獨医報62(2)：4-8, 2017」より作図

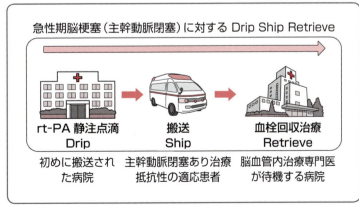

表3 脳梗塞後慢性期における再発予防治療のアウトライン

	抗凝固療法		抗血小板療法
病型(病態)別	心原性塞栓症(グレードA)		非心原性脳梗塞(グレードA)
	弁膜症性心房細動(リウマチ性僧帽弁疾患・僧帽弁狭窄症・人工弁(機械弁および生体弁)置換術後の弁膜症性心房細動,拡張型心筋症	NVAF(左記以外の弁膜症を含む心房細動)(グレードB)	アテローム性血栓症,ラクナ梗塞
薬剤	ワルファリン	DOAC(ダビガトラン,リバーロキサバン,アピキサバン,エドキサバン)	アスピリン,シロスタゾール,クロピドグレル,チクロピジン
開始時期	発症後2週間以内(グレードC1)		発症早期(48時間以内)に開始(グレードA)
効能	血栓性形成因子である凝固因子の働きを抑制⇒フィブリンの形成を抑制		血栓形成因子である血小板の活性化を抑制⇒血小板凝集能を抑制
予防効果	主に静脈血栓症を抑止		主に動脈血栓症を抑止
モニタリング	PT-INR値	原則不要	原則不要
指標	2.0〜3.0(70歳以上:1.6〜2.6)	腎機能,体重,年齢を考慮し薬量調整	単剤投与が原則
特徴	出血合併のリスクが高い 頭蓋内出血はアジア人で特に高い	出血合併は比較的低く,安全性が高い NVAFでは優先的に使用	頭蓋内出血と消化管出血に注意
他の適応病名	肺塞栓症,深部静脈血栓症		虚血性心疾患,閉塞性動脈硬化症

「日本脳卒中学会 脳卒中ガイドライン委員会(編):脳卒中治療ガイドライン2015,協和企画,東京,2015」「日本脳卒中学会 脳卒中ガイドライン[追補2017]委員会(編):脳卒中治療ガイドライン2015[追補2017],2017,http://www.jsts.gr.jp/img/guideline2015_tuiho2017.pdf(2018年5月30日閲覧)」より作表

1)外科的治療

　最近では手術の新規デバイスとして,神経内視鏡を用いた低侵襲治療も行われるようになっている.

2)保存的療法

　重度の脳出血の場合,脳浮腫悪化に伴うバイタル不安定化,意識障害悪化,遷延をきたしやすい.呼吸不全時は人工呼吸器管理,消化管出血合併もきたしやすいため抗潰瘍薬の予防投与も考慮される.

急性期の血圧管理

　血圧の指標は脳梗塞と脳出血を区別して考える.

● 脳梗塞

　虚血脳組織(ペナンブラ)の血流確保のため,下げすぎないことが推奨される.収縮期血

圧＞220mmHgまたは拡張期血圧＞120mmHgの血圧が持続する場合や，合併症（大動脈解離，急性心筋梗塞，心・腎不全など）がある場合に限り，慎重な降圧を行う．ただし，血栓溶解療法を予定する患者では，収縮期血圧＜185mmHgまたは拡張期血圧＜110mmHgの血圧に下げる．

● 脳出血

　ここでは高血圧性脳出血に対しての降圧治療として述べる．血圧は**可及的早期に収縮期血圧140mmHg未満に降下させ7日間維持**することを考慮する（グレードC1）．追GL2017[2)]では，降圧強化療法（発症後24時間以内に収縮期血圧120～160mmHgに下げその後も維持する）が神経症候増悪，血腫増大，転帰不良の症例が少なかったとの報告も増えている[5)]．超急性期からの治療介入は推奨されているが，出血後早期は血圧が不安定であり，起居，端座位のみの低負荷と思われる療法中も収縮期血圧を140mmHg未満にとどめるよう細心の配慮をすべきである．もちろん，脳出血の部位や血腫量を把握したうえで，症例に適した早期離床プログラムは必要である．定期的な頭部CTにて浮腫増減を確認し，離床拡大のリスク管理，負荷量の調節を行う．

急性期の合併症対策

　脳梗塞および脳出血いずれにおいても，意識障害や麻痺による臥床，不動を要因とするさまざまな合併症が起こり得る．特に必要な対策として，**深部静脈血栓症**（deep vein thrombosis：DVT）と**肺塞栓症**（pulmonary thrombosis：PE），痙攣である．

● DVTおよびPE対策

　下肢麻痺や長期臥床，うっ血性心不全の併発による静脈還流のうっ滞によりDVTを併発する例が存在する．また下肢にできた血栓が下肢を動かすことにより血管から剥がれて肺に流れていくことでPEが併発する．PEは予後不良となることがあり，DVTの予防・早期発見が重要となる．急性期の患者で強い下肢麻痺を伴う場合，抗凝固療法が推奨されるが，頭蓋内外の出血リスクが増加するためルーチン投与は避ける．段階的弾性ストッキングのDVT予防効果は脳卒中において証明されておらず，むしろ皮膚潰瘍などの合併症頻度が増加するため，GL2015からは行わないように推奨されている．間欠的空気圧迫法（フットポンプ）によるDVT予防は近年の大規模研究で効果が証明されたが，皮膚損傷の頻度は有意に高く施行時には留意が必要である．

　静脈血栓症のリスクファクターとして70歳以上，不動（過鎮静，拘束も含む）など麻痺側下肢はDVTが起きやすいとされる．下肢National Institutes of Health Stroke Scale（NHISS）が2点以上で併発リスクが高くなるという報告がある[6)]．毎回のリハビリテーション開始時には下肢の観察〔（発赤，疼痛，表在静脈拡張，Homans徴候＊）を怠らないこ

＊ 足関節の背屈により腓腹部に疼痛が生じる．

とが重要である．異常があれば動かさずに即座に主治医，担当看護師へ報告する．いずれにせよ，DVT予防のためにも早期離床が重要となる．

> **メモ 下肢NHISS**
>
> 評価法は両側下肢（非麻痺側より開始）を仰臥位で下肢を30°挙上させ保持させる．スコアは完全麻痺：4点，即座に落下：3点，5秒以内に落下：2点である．

●痙攣対策

脳卒中後痙攣（post-stroke seizure）は，皮質を含む病変，出血性脳梗塞の合併例，比較的若年，梗塞よりも出血例に起きやすい．脳卒中発症から14日以内に生じたものを早発性てんかん（early seizure），それ以後に発症するものを遅発性痙攣（late seizure）とするものが多い[7]．いずれも抗てんかん薬の予防的投与の有効性は明確でない．早発性てんかんが起これば，ジアゼパムやホスフェニトインにて発作停止の治療が必要である．その後，早発性てんかんは脳卒中後てんかんへ移行することは少なく（約3割），初回発作後直ちに抗てんかん薬を投与することは明確ではない．抗てんかん薬の多くが脳卒中後の神経機能回復にとって抑制性に作用するため，リスクとベネフィットを勘案しその必要性を検討する[8]．発作型は局所瘢痕病巣に起因するため，部分発作あるいは部分発作の二次性全般化による全身性強直間代痙攣が多い．脳塞後の痙攣は発症後1年以内で最も多く，抗てんかん薬の投与を考慮する（グレードC1）．原則，できる限り抗てんかん薬は単剤でコントロールを行い，部分発作に有効性を示す薬剤を中心に選択する．カルバマゼピン（テグレトール®），ラモトリギン（ラミクタール®），レベチラセタム（イーケプラ®），ガバペンチン（ガバペン®）の順に推奨される．リハビリテーションや活動中に痙攣発作を起こすリスクは高く，理学療法士が発見，初期対応者となることを想定し，施設内外での緊急時対応の方策や各療法士の一次救命処置（basic life support：BLS）受講の必修化などリスク管理対策を徹底すべきである．

生活期

治療のポイントは，再発予防と危険因子管理である．脳卒中を発症した人の多くは，その背景に間違った生活習慣や高血圧，糖尿病，メタボリックシンドロームなどの危険因子を抱えていることが多く，たとえ再発がなくても，脳血管の動脈硬化などを進行させないよう生活習慣を改善し，慢性的な危険因子の管理を続けていくことが大切になる．改善したい生活習慣は，喫煙・不適切な食生活・過度の飲酒・夜更かし・睡眠不足などで，管理したい危険因子は，高血圧・糖尿病・心房細動・脂質異常症・慢性腎臓病（chronic kidney disease：CKD）・メタボリックシンドロームなどである．

●脳梗塞における再発予防

脳梗塞の再発は年間5％前後であり，特に発症早期の再発の割合が高い．

1）薬物療法

病型に合わせた再発予防薬の選択をする（表3）[1,2]．最近は非弁膜症性心房細動（nonvalvular atrial fibrillation：NVAF）例では頭蓋内出血リスクの低い直接阻害型経口抗凝固薬（direct oral anti-coagulant：DOAC）がワルファリンよりも推奨される．

> **Advice** 慢性期で抗血小板薬，抗凝固薬を服用している患者が手術や検査を受ける際，術前休薬が必要となる．手術侵襲度，患者特性〔人工弁，ステント挿入後，最近発症した一過性脳虚血発作（transient ischemic attack：TIA）後など〕によって休薬期間が決定される．中断時は再発リスクが高まるため注意しよう．

2）頸動脈狭窄症に対する外科的治療

脳梗塞の原因として頸動脈狭窄症がある場合，薬物治療単独よりも血行再建術〔頸動脈内膜剥離術（carotid endarterectomy：CEA）/頸動脈ステント留置術（carotid artery stenting：CAS）〕を行い再発を予防する．適応は症候性（脳梗塞/TIA発症）か無症候性かという点とその狭窄度で以下に分類される．

①無症候性
軽度〜中程度（70％未満狭窄）では外科的治療は勧められない（グレードC2）．

②症候性
①CEA：狭窄率（＞70％：NASCET法）は抗血小板療法などと併用して手術リスクの低い術者と施設において適応される（グレードA）．②CAS：内頸動脈狭窄症を有し，CEAのリスクファクター（心疾患，重篤な呼吸器疾患合併，対側頸動脈閉塞/喉頭神経麻痺など）をもつ症例に対して，経皮的血管形成術とCASが進められる（グレードB）．2007年にSapphire study[9]を根拠にCASが保険適用となり，デバイス改良が行われ手術成績が向上しており，次回に改訂のガイドラインではさらに適応が拡大されると予想される．③EC-IC（extracranial-intracranial）バイパス術：広範な脳梗塞がなく内頸動脈または中大脳動脈本幹の高度狭窄/閉塞，発症3ヵ月以内でmRS（modified Rankin Scale）＜2の73歳以下などの適応を満たした例に限る（グレードB）．手術合併症として，ステント留置に伴うプラークの破綻による血栓塞栓性合併症や過灌流症候群がある．

> **メモ mRS**
> 脳卒中患者の機能自立度を評価するための指標で世界的に使用されている．本人への聞き取りにて行い，0〜5点までの6段階評価で高いほど重症となる．

> **メモ** 塞栓防止デバイス
>
> 血栓塞栓を防止するためにバルーンやフィルターなどのさまざまな塞栓防止デバイスが改良されてきた．本邦で現在保険承認されているのは，頸動脈用ステント「PRECISE™」＋遠位塞栓防止用デバイス「ANGIOGUARD™ XP」と「Carotid Wallsttent™ monorail™」＋「FillterWire EZ™」の2種類がある．

● 脳梗塞，脳出血における危険因子管理

1）血圧管理

　脳梗塞，脳出血後はいずれも，降圧目標は140/90mmHg未満である（グレードA）．個々の病態に合わせて調節は必要である．

2）合併症リスク管理

　動脈硬化のリスクファクターの管理が必要で，禁煙，節酒，適正体重と運動励行，食生活の是正を指導する．糖尿病コントロール（グレードC1），脂質異常症に対する高用量のスタチン系製剤治療（グレードB），禁煙，肥満の改善（グレードC1）とされる．また，脳血管性うつ・アパシー・認知症はリハの阻害因子となるので，心のケアや生活支援に加え，薬物療法が追加される．嚥下障害やそれに伴う低栄養や体重減少・筋肉量減少（サルコペニア），虚弱（フレイル）やロコモティブシンドロームへの対応も重要である．

　生活期リハビリテーションにおいては，総合的アセスメントを行うための情報収集に困難があると思うが，治療歴や内服薬剤の把握は重要である．起こり得る再発や痙攣のリスクを念頭におきながら，内科的合併症を改善するための生活指導まで見据えて実践することを期待する．

> **メモ** 治療についてはガイドラインがある
>
> 一般的に5年ごとに改訂されており，最新の情報を得るようにすること．ガイドラインは関連学会のホームページなどからPDFで入手できるものも多い．

▶若手理学療法士へひとこと◀

　脳卒中の治療の流れ，内容（手術，内服やその効果）を理解できること．特に急性期は，どんな治療を行った（行う予定）か？　治療の効果は何か？　有害事象が起こるとすれば何か？　などを把握することは今後のアプローチ，予後予測，リスク管理を行ううえで重要である．安定した慢性期では，可能な限り医学的情報を収集し，内服薬剤を把握することで，再発や痙攣などの予防的な対応を心がけることができる．かかりつけ医や介護支援専門員などから情報を得る努力を惜しまないでほしい．

●―文献

1) 日本脳卒中学会 脳卒中ガイドライン委員会（編）：脳卒中治療ガイドライン2015, 協和企画, 東京, 2015
2) 日本脳卒中学会 脳卒中ガイドライン［追補2017］委員会（編）：脳卒中治療ガイドライン2015［追補2017］, 2017, http://www.jsts.gr.jp/img/guideline2015_tuiho2017.pdf（2018年5月30日閲覧）
3) 日本脳卒中学会 脳卒中医療向上・社会保険委員会rt-PA（アルテプラーゼ）静注療法指針改訂部会：rt-PA（アルテプラーゼ）静注療法適正治療指針 第2版. 脳卒中. 34：441-480, 2012, http://www.jsts.gr.jp/img/rt-PA02.pdf（2018年5月30日閲覧）
4) 原田雅史：序説 脳梗塞超急性期診療の現状. 日獨医報62(2)：4-8, 2017
5) Koga M, Toyoda K, Yamagami H, et al：Systolic blood pressure lowering to 160 mmHg or less using nicardipine in acute intracerebral hemorrhage：a prospective, multicenter, observational study（the Stroke Acute Management with Urgent Risk-factor Assessment and Improvement-Intracerebral Hemorrhage study）. J Hypertens. 30(12)：2357-2364, 2012
6) 西平崇人, 竹川英宏, 岡村 穩, 他：急性期脳卒中患者における深部静脈血栓症の危険因子に関する検討. Neurosonology. 29(1)：28-33, 2016
7) Camilo O, Goldstein LB：Seizures and epilepsy after ischemic stroke. Stroke. 35(7)：1769-1775, 2004
8) Arboix A, García-Eroles L, Massons JB, et al：Predictive factors of early seizures after acute cerebrovascular disease. Stroke. 28(8)：1590-1594, 1997
9) Yadav IJS, Wholey MH, Kuntz RE, et al：Protected carotid-artery stenting versus endaterectomy in high-risk patients. N Engl J Med. 351(15)：1493-1501, 2004

3 脳画像の見かた

玉利　誠

　脳画像の撮像にはCTやMRI（T1強調画像，T2強調画像，FLAIR画像，DWI画像など）が用いられる．脳画像はそれぞれの撮像原理や撮像時期によって特徴が異なるため，画像の種類や撮像日に留意しながら評価することが大切である．脳画像上の構造物のみならず，脳血管の支配域や白質線維群の通過位置などを投影しつつ評価することにより，脳卒中患者の症状理解の一助として活用できる．

CT

● CTの撮像原理

　CT（computed tomography）は，360°全方向についてX線を照射し，各ボクセルにおけるX線の吸収係数を白黒の濃淡として断層画像に再構成する方法である（図1）．CTはMRIよりも短時間で撮像可能で，特に出血性病変の検出力に優れるため，脳出血が疑われる際の検査として第一選択されることが多い．

● 高吸収域（high density area：HDA）と低吸収域（low density area：LDA）

　X線の吸収係数は組織に含まれる原子やその密度に規定され，X線の吸収率が高い（＝X線が透過しない）ものほど黒く描出され，X線の吸収率が低い（＝X線が透過する）ものほど白く描出される．また，生体内の各組織のX線吸収値（CT値）は，骨組織を＋1,000，空気を－1,000，水を0とし，白黒の濃淡で段階的に表されている．

POINT

CT画像はX線の吸収係数を基準にしているため，「高吸収」「低吸収」と表現する
- X線が透過しない ⇔ X線吸収係数が高い ⇔ 高吸収域（HDA）⇔ 黒く写る
- X線が透過する　 ⇔ X線吸収係数が低い ⇔ 低吸収域（LDA）⇔ 白く写る

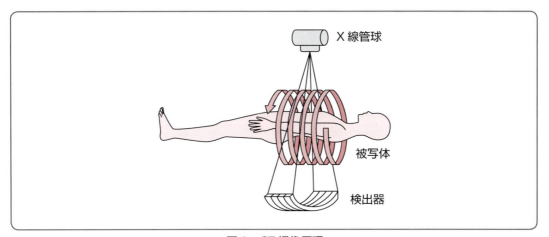

図1　CT撮像原理

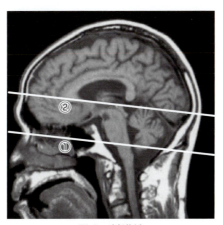

図2　基準線

「日本脳ドック学会，脳ドックの新ガイドライン作成委員会編：頭部MRI検査．脳ドックのガイドライン2014 改訂・第4版，p41，響文社，札幌，2014，http://jbds.jp/doc/guideline2014.pdf（2018年5月5日閲覧）」より許諾を得て転載

> **Advice**　脳画像の断面は基準線によって形態が異なって見える．基準線の設定は施設によって異なるため，自施設の基準線については放射線科に問い合わせてみるとよい．一般的にはOM線（眼窩外耳孔線）やAC-PC線を使用している施設が多い．OM線はMRIでは鼻根部と橋延髄移行部を結ぶ線（図2の①）[1]であり，AC-PC線は前交連上縁と後交連下縁を結ぶ線（図2の②）[1]である．

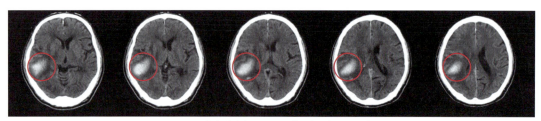

図3　脳出血例のCT画像（発症14日）

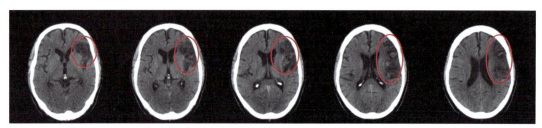

図4　脳梗塞例のCT画像（発症後30日）

● 脳出血と脳梗塞のCT画像

　脳血管から漏洩した血液は血漿成分が吸収されて血腫となるが，血液のヘマトクリット値とCT値は比例しているため，血腫が存在する部位は発症直後からCT値が上昇し，正常な脳実質よりも白く（HDA）描出される．その後，亜急性期から慢性期にかけて，辺縁部から徐々に黒く（LDA）描出されるようになる（図3）．

　脳梗塞ではCT画像上に変化が現れるまで少なくとも数時間を要するため，発症直後には著明なHDAやLDAは認められない．比較的大きな塞栓性梗塞の場合には超急性期にearly CT signを認める．脳梗塞発症後，時間の経過とともに細胞性浮腫や血管性浮腫が生じ，梗塞巣は正常な脳実質よりも黒く（LDA）描出される．脳梗塞では亜急性期から慢性期にかけてもLDAとして描出される（図4）．

> **メモ　early CT sign**
>
> 脳梗塞の発症後早期はCT画像上に著明な変化が認められないものの，梗塞に伴う細胞性浮腫による灰白質濃度の低下（early CT sign）を認めることがある．early CT signの特徴は，①島回皮質の濃度低下（loss of the insular ribbon），②基底核の輪郭の不明瞭化（obscuration of the lentiform nucleus），③灰白質・白質境界の不明瞭化（loss of gray-white matter differentiation），④脳回の腫張・脳溝の消失（effacement of the cortical sulci），⑤閉塞血管のHDA化（hyperdense sign）である[2]．

MRI

●MRI の撮像原理

MRI（magnetic resonance imaging）は，体内の水素原子核の共鳴現象を利用して画像を構成する方法である．磁場のない状態では体内の水素原子核はばらばらの方向を向いているが，MRI装置（静磁場）内に置かれると水素原子核は縦方向の磁場に平行に整列する．このとき水素原子核に生じている歳差運動の位相はそろっていないが，電磁波を照射することにより水素原子核が横向きに倒れて整列し，位相もそろった励起状態となる．ここで電磁波を切ると水素原子核は元の平行状態に戻ろうとして微弱な電波を発するため，その信号を捉えて画像化する（図5）．

●緩和現象とMR信号

水素原子核が元の平行状態に戻る現象を緩和現象（relaxation）と呼び，縦緩和と横緩和の2つがある．縦緩和は縦方向の磁化量の回復であり，回復に要する時間をT1（縦緩和時間）と呼ぶ．また，横緩和は横方向の磁化量の減衰であり，減衰に要する時間をT2（横緩和時間）と呼ぶ．緩和時間は組織によって異なり，T1が短縮するとMR信号が高くなるため，T1強調画像ではT1が短いほど白く（高信号）描出される．一方，T2が短縮するとMR信号が低くなるため，T2強調画像ではT2が短いほど黒く（低信号）に描出される（図6，7）．

> **Advice** CT画像は吸収係数を基準とするため，白い領域を「高吸収」，黒い領域を「低吸収」と表現するが，MRI画像は水素原子核の緩和現象に関する信号（緩和時間）を基準にしているため，白い領域を「高信号」，黒い領域を「低信号」と表現する．CTとMRIでは画像上の濃淡の呼び方が異なることに注意しよう．

●各種画像の特徴（図8）

1）T1強調画像

T1強調画像は縦緩和の時間（T1値）を強調して画像化したものである．T1値が短い組織ほど高信号として描出され，T1値が長い組織ほど低信号として描出されるため，脂肪や出血（メトヘモグロビン）は高信号となり，水（脳脊髄液など）は低信号となる．T1強調画像は脳回や脳溝など脳の解剖学的な構造を把握するのに有用である．

2）T2強調画像

T2強調画像は横緩和の時間（T2値）を強調して画像化したものである．T2値が長い組織ほど高信号として描出され，T2値が短い組織ほど低信号として描出されるため，浮腫や腫瘍，水（脳脊髄液など）は高信号となり，出血（デオキシヘモグロビン，ヘモジデリン）や鉄は低信号となる．T2強調画像は浮腫や腫瘍など脳組織の病的変化を把握するのに有用である．

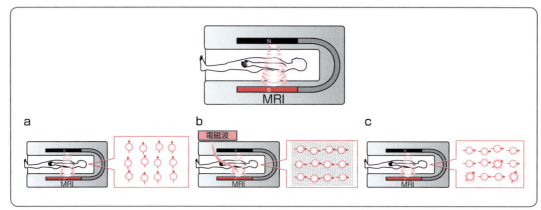

図5　MRI撮像原理

a：MR装置内の静磁場に入ると，水素原子核は磁場に対して平行あるいは逆平行に並ぶ．このとき位相はそろっていない．
b：電磁波を加えると水素原子核が倒され（flip angle），位相がそろう．
c：電磁波を切ると，水素原子核は再び磁場と平行あるいは逆平行に戻る（緩和現象）．このとき電磁波によって得られたエネルギーを放出する．

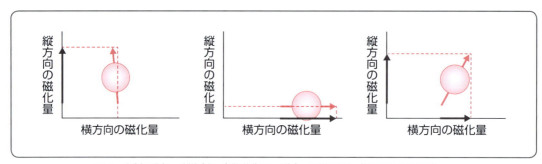

図6　緩和現象―縦緩和（縦磁化の回復）と横緩和（横磁化の減衰）―

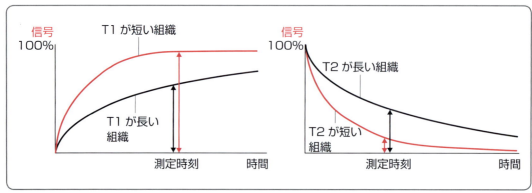

図7　T1およびT2の長短とMR信号の関係

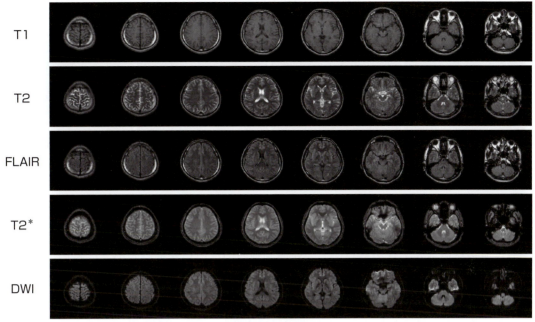

図8　各種画像

3）FLAIR画像

　FLAIR画像は基本的にはT2強調画像と同様であるが，安定した自由水の信号が低信号となるように反転パルスを加えて画像化したものである．T2強調画像では脳脊髄液が高信号として描出されるのに対し，FLAIR画像では低信号として描出される．FLAIR画像は全体的にコントラストが明瞭で，脳溝や脳室周囲の病変を把握するのに有用であり，脳室周囲病変（periventricular hyperintensity：PVH）や深部皮質下白質病変（deep and subcortical white matter hyperintensity：DSWMH）などの白質病変の評価にも用いられる．

4）T2*強調像

　T2*強調画像は局所の磁化率変化を強調して画像化したものである．脳出血の超急性期の血液は主としてオキシヘモグロビンであるが，亜急性期から維持期にかけてデオキシヘモグロビン→メトヘモグロビン→ヘモジデリンへと変化する．デオキシヘモグロビン，メトヘモグロビン，ヘモジデリンは常磁性であるため，T2*強調画像では低信号として描出される．T2*強調像は新旧の出血病変を把握するのに有用である．

5）拡散強調画像

　拡散強調画像（diffusion weighted image：DWI）は水分子の拡散運動を画像化したものである．MPG（motion probing gradient）傾斜磁場を印加することにより，水分子の拡散が抑制されている部位が高信号に描出される．脳の虚血により細胞性浮腫が生じると水分子の拡散が抑制されるため，DWIは超急性期の脳梗塞の鑑別に有用である．

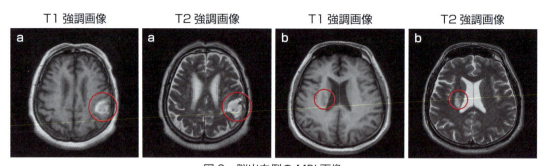

図9 脳出血例のMRI画像
a：脳出血のMRI（発症後15日），b：脳梗塞のMRI（発症後32日）．

● 脳出血と脳梗塞のMRI画像

　脳出血では血球ヘム鉄の酸化・還元状態と細胞内外の局在と分布の違いから，信号パターンは経時的に複雑に変化する．血液が血管外に漏出すると赤血球内でデオキシヘモグロビンに変化し，急性期のデオキシヘモグロビンはT1強調画像で等信号～低信号，T2強調画像で著明な低信号となる．亜急性期では酸素分圧の高い血腫辺縁部からメトヘモグロビンになるため，T1強調画像ではリング状の高信号となる．また，亜急性期前半（発症～7日程度）ではメトヘモグロビンが赤血球内に局在し，全体的に不均一な分布を呈するため，T2強調画像では低信号となる．亜急性期後半（発症～1ヵ月程度）では硬結によりメトヘモグロビンの血腫内の分布は均一となり，T2強調画像では水分含量を反映して高信号となる．慢性期ではT1強調画像およびT2強調画像ともに低信号となる[3]．

　脳梗塞では発症直後はT1強調画像とT2強調画像に変化は認められないが，数時間後以降は梗塞巣がT1強調画像で低信号に，T2強調画像で高信号に描出される（図9）．

脳の形態解剖

● 脳溝と脳回

　大脳は中心溝により前頭葉と頭頂葉が区分され，中心溝の前方に中心前溝，中心溝の後方に中心後溝が位置する．また，中心溝と中心前溝の間に中心前回，中心溝と中心後溝の間に中心後回が位置する．前頭葉には上前頭溝，中前頭溝，下前頭溝があり，これによって上前頭回，中前頭回，下前頭回が区分される．前頭葉と頭頂葉および側頭葉は外側溝（シルビウス溝）により区分され，さらに外側溝の側枝である前上行枝と前水平枝によって下前頭回は眼窩部，三角部，弁蓋部に区分される．側頭葉には上側頭溝，下側頭溝があり，これによって上側頭回，中側頭回，下側頭回が区分される．頭頂葉は中心溝と頭頂後頭溝により前頭葉および後頭葉と区分され，さらに頭頂間溝により上頭頂小葉と下頭頂小葉に区分される．また，下頭頂小葉では外側溝の延長に縁上回，上側頭溝の延長に角回が位置する．頭頂後頭溝は大脳内側面で下方へ進んで鳥距溝へ達し，これによって頭頂葉と後頭

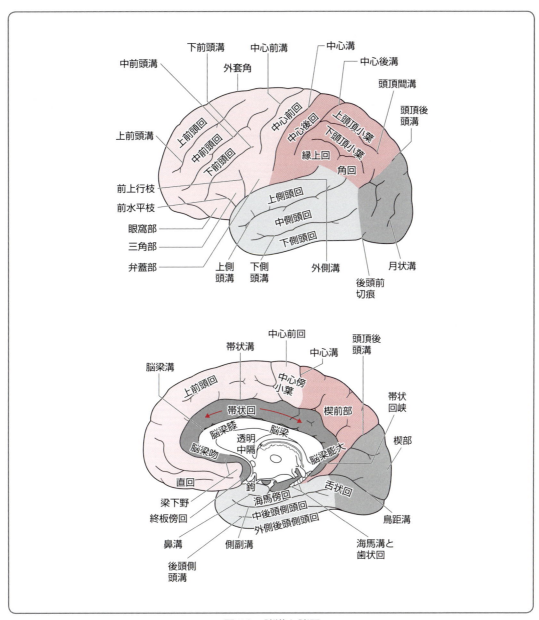

図10 脳溝と脳回

「Bähr M, Frotscher M（改）：第9章 大脳，神経局在診断 改訂第5版，Duus P（著），花北順哉（訳），pp337-338，文光堂，東京，2010」より引用，頭頂間溝・前上行枝・前水平枝を追加

葉が区分される．帯状溝は新皮質と帯状回との境界に相当する（図10）[4]．

● 脳画像の形態解剖

以下に各断面のT1強調画像とベクトルカラーマップを示す．

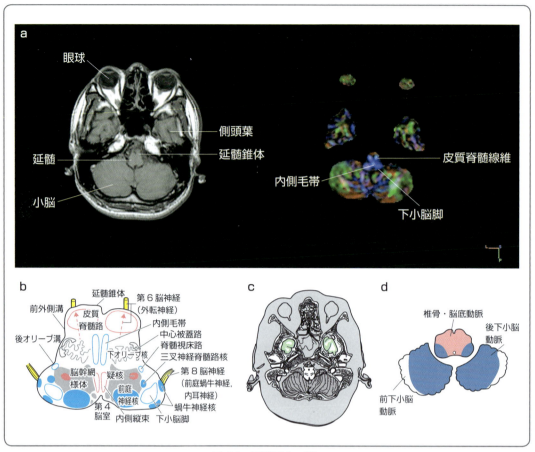

図11 延髄のレベル
a：画像，b：シェーマ図，c：脳葉（緑色は側頭葉皮質を表す），d：血管支配.
b：「高橋昭喜（編著）：脳MRI 1. 正常解剖 第2版，p182，秀潤社，東京，2005」より引用
c：「Kretschmann H-J, Weinrich W：脳の機能解剖と画像診断，真柳佳昭（訳），p318，医学書院，東京，2008」より引用
d：「高橋昭喜（編著）：脳MRI 1. 正常解剖 第2版，p289，秀潤社，東京，2005」より引用

1）延髄のレベル

　延髄は脳の最下部で小脳の前方に位置する．延髄腹側では前面正中の前正中裂の左右に延髄錐体が位置し，皮質脊髄線維が下行する．上部には下オリーブ核が位置し，オリーブ小脳路によって対側の下小脳脚から小脳皮質と連絡する．延髄傍正中には触覚識別や位置感覚および振動感覚と関係する内側毛帯が位置し，対側の視床の後外側腹側核と連絡する．延髄後外側には脊髄視床路や舌咽神経・迷走神経，三叉神経脊髄路核，前庭神経内側核，交感神経路，下小脳脚が位置する（図11）[5,6]．

　脳血管支配域

　延髄の大部分は椎骨・脳底動脈により支配され，両側の後外側領域は後下小脳動脈により支配される．

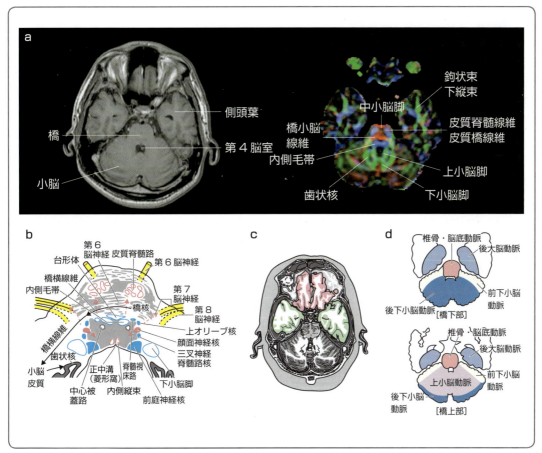

図 12 橋・小脳のレベル
a：画像，b：シェーマ図，c：脳葉（緑色は側頭葉皮質，ピンクは前頭葉皮質を表す），d：血管支配．
b：「高橋昭喜（編著）：脳 MRI 1．正常解剖 第2版，p182，秀潤社，東京，2005」より引用
c：「Kretschmann H-J, Weinrich W：脳の機能解剖と画像診断，真柳佳昭（訳），p318，医学書院，東京，2008」より引用
d：「高橋昭喜（編著）：脳 MRI 1．正常解剖 第2版，p289，秀潤社，東京，2005」より引用

2）橋・小脳のレベル

　橋は延髄の上方かつ小脳の前方に位置する．橋の腹側には皮質脊髄線維や皮質橋線維などの運動線維群が通過する．その後方には橋核が位置し，橋横線維を介して大脳皮質と対側の小脳を連絡している．橋核の後方には内側毛帯（触覚識別，位置感覚，振動感覚と関係）と脊髄視床路（温痛覚，触覚，圧覚と関係）の感覚線維群が通過する．さらにその後方には三叉神経脊髄路や外転神経核，顔面神経核などの脳神経が位置する（図12）[5,6]．

脳血管支配域

　橋は椎骨・脳底動脈に支配され，橋の後方に位置する小脳の前方領域は前下小脳動脈に支配される．小脳の中央から後方領域は後下小脳動脈に支配されるが，橋上部では後下小脳動脈による支配領域は小さくなり，中央領域の大部分は上小脳動脈により支配される．

メモ ワレンベルク症候群

後下小脳動脈の梗塞により，延髄後外側に位置する神経線維や神経核に関係する機能障害を呈する．主な症状として，①脊髄視床路の損傷による対側感覚障害，②舌咽神経・迷走神経の損傷による構音障害，嚥下障害，嗄声，③交感神経路の損傷によるホルネル症候群（縮瞳，眼瞼下垂，顔面の発汗低下），④三叉神経脊髄路核の損傷による同側顔面知覚障害，⑤下小脳脚の損傷による同側性の小脳失調，⑥前庭神経内側核の損傷によるめまい，などがある[7]．

POINT

延髄と橋のレベルでは，小脳との連絡経路である上小脳脚，中小脳脚，下小脳脚が同定される．

上小脳脚は歯状核に起始する線維群から構成され，小脳と橋および中脳の間を連絡する．また，小脳からの主要な出力路であり，赤核や視床（外側腹側核，前腹側核）とも連絡する．主として運動の計画や平衡調節を担い，障害されると同側と体幹の運動障害を呈する．

中小脳脚は橋核に起始する線維群（橋横線維）から構成され，橋と小脳の間を連絡する．橋核には大脳皮質の感覚運動野由来の線維が修飾しており，この皮質-橋-小脳の経路は主として運動の開始や計画に関係し，障害されると同側の失調性歩行を呈する．

下小脳脚はオリーブ小脳路，後脊髄小脳路，前庭小脳路などの線維群から構成され，延髄と小脳の間を連絡する．主として固有感覚の伝達を介して姿勢保持や平衡機能に関係し，後下小脳動脈の梗塞により同側性の小脳失調や測定障害などの小脳徴候を呈する（図13）[8]．

Advice

橋は下端から上端にかけて第4脳室の形が「横長の四角形」〜「正方形」〜「縦長の四角形」に変化して見えるため，橋の高さは第4脳室の形を参考に同定することが可能である（図14）．

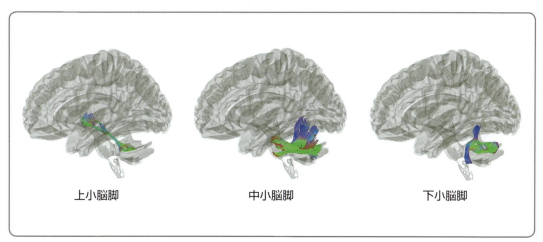

図13 小脳との連絡

「Yeh FC, Panesar S, Fernandes D, et al：Population-averaged atlas of the macroscale human structural connectome and its network topology. Neuroimage. 178：57-68, 2018, http://brain.labsolver.org/tractography/download（CC BY-SA 4.0）」より転載

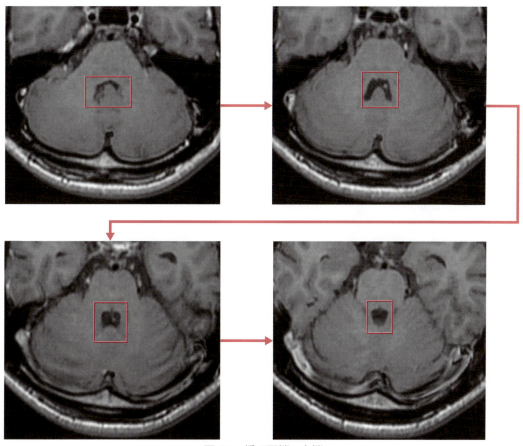

図14 橋の下端～上端

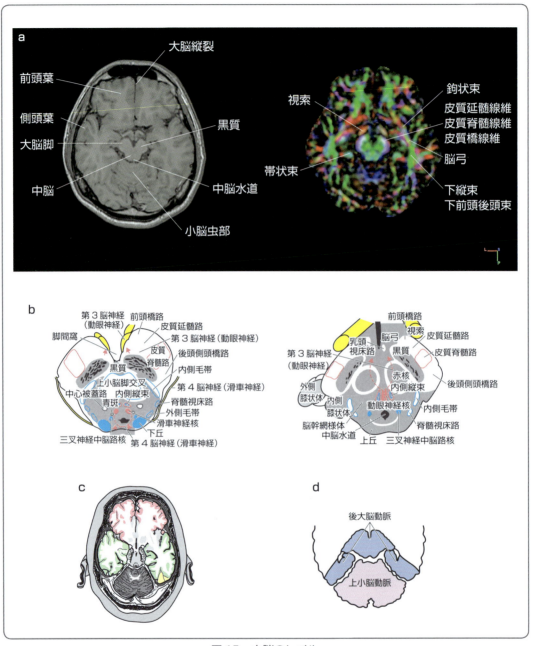

図15 中脳のレベル

a:画像,b:シェーマ図,c:脳葉(緑色は側頭葉皮質,ピンクは前頭葉皮質,黄色は後頭葉皮質を表す),d:血管支配.
b:「高橋昭喜(編著):脳MRI 1. 正常解剖 第2版,p183,秀潤社,東京,2005」より引用
c:「Kretschmann H-J, Weinrich W:脳の機能解剖と画像診断,真柳佳昭(訳),p318,医学書院,東京,2008」より引用
d:「高橋昭喜(編著):脳MRI 1. 正常解剖 第2版,p289,秀潤社,東京,2005」より引用

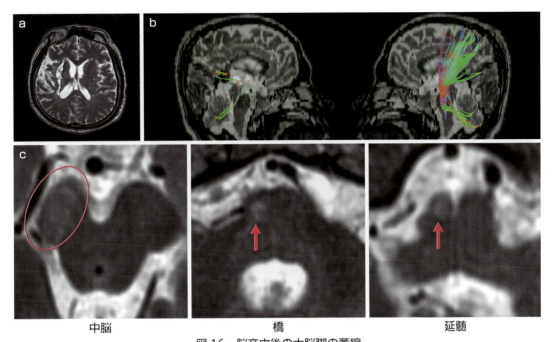

図16 脳卒中後の大脳脚の萎縮
右被殻出血患者のT2強調画像（a）と拡散テンソルトラクトグラフィー（b）（発症後175日）．中脳大脳脚の萎縮と皮質脊髄線維の走行に沿った高信号が認められる（cの丸印および矢印）．

中脳　　　　　　　　　　　橋　　　　　　　　　　　延髄

3）中脳のレベル

　中脳の腹側には大脳脚が位置し，大脳脚の内側から外側へ順に前頭橋線維，皮質延髄線維，皮質脊髄線維，頭頂・側頭・後頭橋線維が通過する．前頭橋線維と頭頂・側頭・後頭橋線維は皮質から橋・小脳へ下行する線維群であり，同側の橋核を経て橋横線維によって対側の小脳皮質と連絡する．大脳脚の後方にはメラニン色素を含む神経細胞からなる黒質が位置し，黒質線条体路を介して運動の発動などに関係している．黒質の内側後方には上小脳脚交叉（下丘レベル）や赤核（上丘レベル）が位置する．赤核は上小脳脚や赤核脊髄線維と連絡しており，運動学習や運動制御に関係している．中脳の後外側には内側毛帯（触覚識別，位置感覚，振動感覚と関係）や脊髄視床路（温痛覚，触覚，圧覚と関係），網様体（意識や覚醒と関係）が位置する．中脳のレベルには眼球運動に関係する滑車神経（下丘レベル）と動眼神経（上丘レベル）が位置する（図15）[5,6]．

　脳血管支配域
　中脳は後大脳動脈によって支配され，中脳のレベルで後方に位置する小脳虫部は上小脳動脈により支配される．

> **メモ　ワーラー変性**
> 脳卒中により神経線維が損傷すると，損傷部位から末梢に向かって軸索や髄鞘が徐々に崩壊するワーラー変性が生じ，T2強調画像にて高信号に描出される．皮質脊髄線維のワーラー変性では損傷側の大脳脚が萎縮し，左右の大脳脚の大きさが異なって観察されることがあるが，大脳脚の萎縮の程度と運動機能の間に明確な関係は示されていない（図16）．

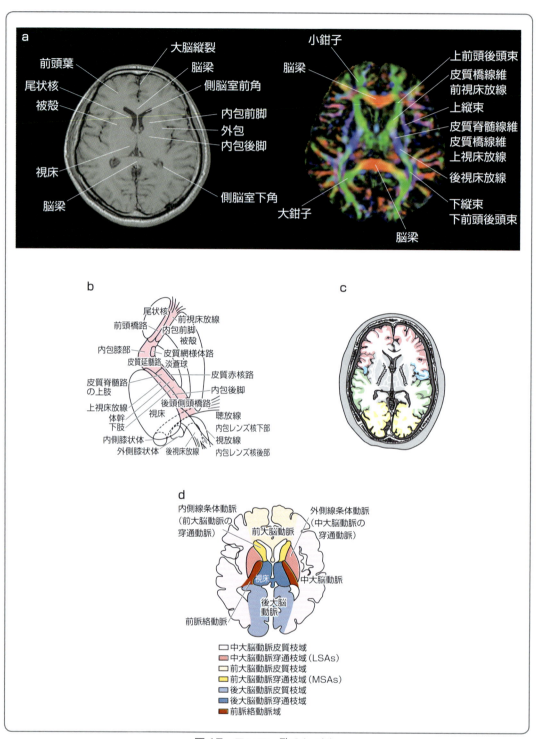

図17 モンロー孔のレベル
a：画像，b：シェーマ図，c：脳葉（緑色は側頭葉皮質，ピンクは前頭葉皮質，黄色は後頭葉皮質，水色は頭頂葉皮質を表す），d：血管支配．

b：「Carpenter MB, et al eds：Human neuroanatomy, 8th Ed, Lippincott Williams & Wilkins, Baltimore, 1983」より引用改変
c：「Kretschmann H-J, Weinrich W：脳の機能解剖と画像診断．真柳佳昭（訳），p319，医学書院，東京，2008」より引用
d：「高橋昭喜（編著）：脳MRI 1．正常解剖 第2版，p272，秀潤社，東京，2005」より引用

4）モンロー孔のレベル

　画像上，モンロー孔は側脳室と第3脳室をYの字で結ぶように見える．モンロー孔のレベルでは側脳室前角の外側に尾状核が位置し，尾状核の下外方には被殻が位置する．尾状核と被殻は合わせて線条体と呼ばれる．また，被殻の内側には淡蒼球が隣接し，被殻と淡蒼球は合わせてレンズ核と呼ばれる．さらに，淡蒼球の下内方には視床が位置する．内包前脚は尾状核とレンズ核の間に位置し，前視床放線や前頭橋路が通過する．内包後脚は視床とレンズ核の間に位置し，上視床放線，皮質脊髄路，皮質橋路，皮質赤核路が通過する．レンズ核後方には視放線や後視床放線，頭頂橋路，側頭橋路が通過し，レンズ核下部には聴放線，下視床放線，側頭・後頭橋路が通過する．内包前脚と内包後脚の屈折部は内包膝と呼ばれ，皮質延髄路や皮質網様体路が通過する．また，被殻の外側（外包）に上縦束，側脳室下角の外側に下縦束や下前頭後頭束などの連合線維が走行する．さらに，側脳室前角の前方と側脳室下角の後方には交連線維の脳梁が位置する（図17）[5,6,9]．

①脳血管支配域

　尾状核は前大脳動脈から分岐する内側線条体動脈に支配され，被殻・淡蒼球外節，内包前脚は中大脳動脈から分岐する外側線条体動脈に支配される．淡蒼球内節と内包後脚は内頸動脈から分岐する前脈絡叢動脈に支配され，視床は後大脳動脈から分岐する視床動脈群により支配される．さらに，これら尾状核・被殻・視床の周囲を取り巻くように前大脳動脈，中大脳動脈，後大脳動脈が広範囲を支配する．

> **Advice**　モンロー孔のレベルでは大脳基底核が最も明瞭に観察される他，運動感覚機能や高次脳機能に深く関係する線維群が多く通過することから，被殻出血や視床出血，中大脳動脈域の脳梗塞などでは特に注意深く観察するとよい．

> **メモ　外側制御系と内側制御系**
> 　内包部を通過して脊髄に至る投射線維群は，脊髄における走行の部位と機能から外側制御系と内側制御系の2つに大別される．外側制御系は皮質脊髄路と赤核脊髄路であり，主に遠位筋を支配し，随意的な巧緻運動に関与している．内側制御系は網様体脊髄路・前庭脊髄路・視蓋脊髄路であり，主に体幹や四肢近位筋を支配し，運動に先行して姿勢を安定させる先行随伴性姿勢調節（anticipatory postural adjustments：APAs）に関与している．内側制御系の機能は脳卒中患者の運動障害の基盤としても注目されており，特に網様体脊髄路に接続する皮質網様体路は脳梗塞や脳出血によりモンロー孔のレベルで損傷を受けやすいことから，皮質網様体路の損傷の有無と運動障害の程度に関する研究が盛んに行われている．

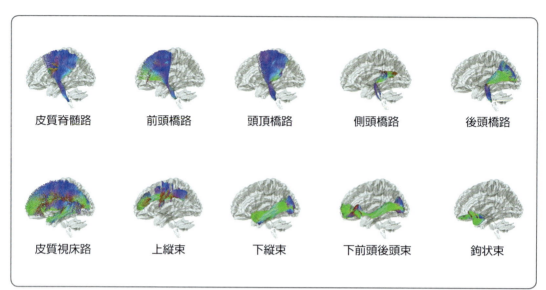

図18　主要な白質線維群

「Yeh FC, Panesar S, Fernandes D, et al：Population-averaged atlas of the macroscale human structural connectome and its network topology. Neuroimage. 178：57-68, 2018, http://brain.labsolver.org/tractography/download（CC BY-SA 4.0）」より転載

②主要な白質線維群（図18）[8]

- 皮質脊髄路：運動野から延髄を経て対側の脊髄に至る．対側の運動機能に関係し，障害されると運動不全や片側不全麻痺を呈する．
- 皮質橋路：前頭橋路，頭頂橋路，側頭橋路，後頭橋路からなり，大脳皮質に起始し，内包，大脳脚を通過して同側の橋の橋核に至る．また，橋核から出る橋横線維によって小脳と連絡し，大脳-小脳間の機能連関に寄与する．
- 皮質視床路：大脳皮質から視床を相互に結ぶ線維群であり，視床放線として運動感覚情報の伝達に関係している．
- 上縦束：前頭葉から頭頂葉および後頭葉を結ぶ線維群であり，上縦束Ⅰ・Ⅱ・Ⅲに分類される．上縦束Ⅰは上頭頂小葉と前頭葉背側および運動前野を結び，運動制御に関係している．上縦束Ⅱは下頭頂小葉（角回）と背外側前頭前野を結び，視空間認知や空間性注意の制御に関係している．上縦束Ⅲは下頭頂小葉（縁上回）と腹側前頭前野を結び，言語の構音やワーキングメモリ機能に関係している．
- 下縦束：側頭葉前部から側脳室下角および後角の外側を経て後頭葉後部を結ぶ線維群であり，視覚情動や視覚記憶に関係している．
- 下前頭後頭束：前頭葉から後頭葉，頭頂葉後部，側頭葉を結ぶ線維群であり，聴覚野と視覚関連皮質を連結している．また，上縦束とともに外包の形成にも寄与する．
- 鉤状束：扁桃体および海馬から側頭葉を結ぶ線維群であり，島の前下縁を通って鉤状に屈曲する形状をしている．聴覚言語や陳述記憶に関係している．

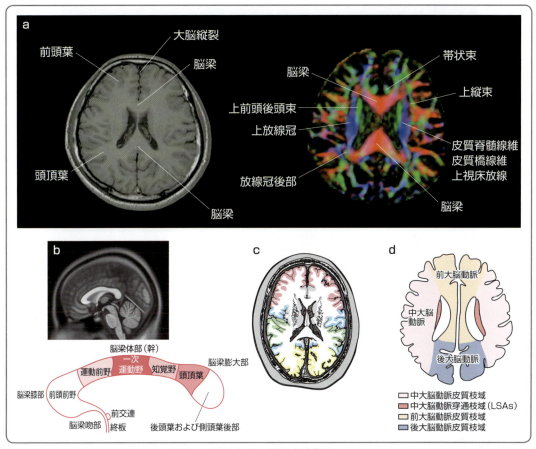

図 19　脳梁膨大～側脳室体部のレベル
a：画像，b：シェーマ図，c：脳葉（緑色は側頭葉皮質，ピンクは前頭葉皮質，黄色は後頭葉皮質，水色は頭頂葉皮質を表す），d：血管支配．
b（下図）：「高橋昭喜（編著）：脳MRI 1．正常解剖 第2版，p53，秀潤社，東京，2005」より引用
c：「Kretschmann H-J, Weinrich W：脳の機能解剖と画像診断，真柳佳昭（訳），p319，医学書院，東京，2008」より引用
d：「高橋昭喜（編著）：脳MRI 1．正常解剖 第2版，p272，秀潤社，東京，2005」より引用

5）脳梁膨大～側脳室体部のレベル

　脳梁膨大のレベルでは脳梁線維群が明瞭に観察される．脳梁は左右の大脳を結ぶ交連線維であり，前方は脳梁膝，後方は脳梁膨大，その間は脳梁体部と呼ばれる．脳梁膝は左右の前頭前野を連絡し，脳梁膨大は左右の後頭葉と側頭葉後部を，脳梁体部は左右の運動前野，一次運動野，一次感覚野，頭頂葉皮質を連絡する．画像上では前方の脳梁膝と後方の脳梁膨大により左右半球が連絡している様子が確認できる．また，脳梁膝を通過する小鉗子は左右の前頭葉を連絡し，脳梁膨大を通過する大鉗子は左右の後頭葉を連絡する．脳梁体部の上のレベルでは側脳室体部が「八の字」に見えるようになり，脳室の外側に放線冠が位置する（図19）[5,6]．

　脳血管支配域

　側脳室の前方から内側は前大脳動脈により支配され，外側は中大脳動脈とその穿通枝，後方は後大脳動脈により支配される．

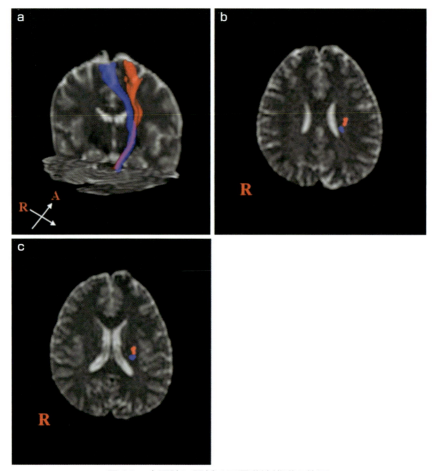

図20 上下肢に関係する運動線維群の位置

「Lee DH, Hong C, Han BS：Diffusion-tensor magnetic resonance imaging for hand and foot fibers location at the corona radiata：comparison with two lesion studies. Front Hum Neurosci. 8：752, 2014. https://www.frontiersin.org/articles/10.3389/fnhum.2014.00752/full（CC BY 4.0）（2018年6月29日閲覧）」より転載

> **Advice** 上下肢に関係する運動線維群の位置
>
> 　脳梁膨大から側脳室体部のレベルでは，側脳室後部から前外側方向に向かって下肢・上肢の線維群が並ぶ（**図20**）[10]．放線冠は穿通枝系の脳梗塞により損傷を受けやすいため，おおよその位置として把握しておくとよい．

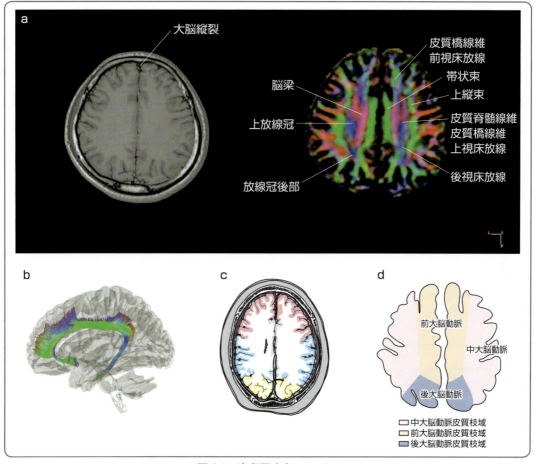

図21 半卵円中心のレベル

a：画像，b：帯状束，c：脳葉（ピンクは前頭葉皮質，黄色は後頭葉皮質，水色は頭頂葉皮質を表す），d：血管支配．
b：「Yeh FC, Panesar S, Fernandes D, et al：Population-averaged atlas of the macroscale human structural connectome and its network topology. Neuroimage. 178：57-68, 2018, http://brain.labsolver.org/tractography/download（CC BY-SA 4.0）」より転載
c：「Kretschmann H-J, Weinrich W：脳の機能解剖と画像診断，真柳佳昭（訳），p319，医学書院，東京，2008」より引用
d：「高橋昭喜（編著）：脳MRI 1．正常解剖 第2版，p272，秀潤社，東京，2005」より引用

6）半卵円中心のレベル

側脳室体部より上のレベルでは，大脳鎌で左右の半球が明確に分かれて見える．このレベルでは白質線維が半卵円に広がっていることから，「半卵円中心」と呼ばれる．皮質脊髄路，皮質橋路，視床放線などの投射線維の内側には連合線維である帯状束がまとまって前後に通過する．帯状束は帯状回や海馬傍回の白質内を脳梁に沿う形で走行する線維束であり，情動や視空間処理，記憶，内臓と骨格筋の運動制御など多くの機能に関与する（図21）[5,6,8]．

　脳血管支配域

左右半球の内側は前大脳動脈により支配され，外側は中大脳動脈，後方は後大脳動脈により支配される．側脳室体部レベルにおける支配域と比較すると，前大脳動脈の支配領域は縦長に拡大し，後大脳動脈の支配域はより後方に狭小化する．

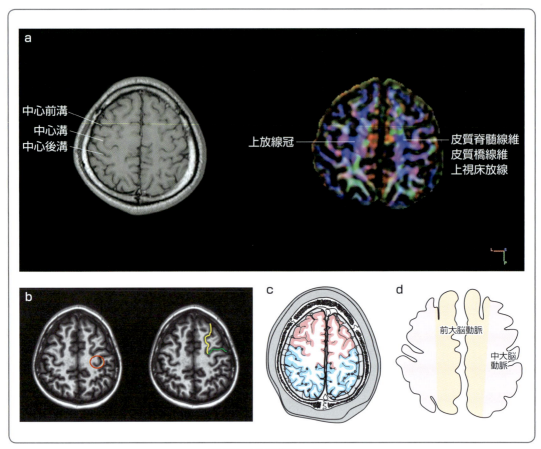

図 22　中心溝のレベル
a：画像，b：中心溝の同定（赤色はprecentral knob，黄色は上前頭溝，緑色は中心前溝），c：（ピンクは前頭葉皮質，水色は頭頂葉皮質を表す），d：血管支配．
c：「Kretschmann H-J, Weinrich W：脳の機能解剖と画像診断，真柳佳昭（訳），p320，医学書院，東京，2008」より引用

7）中心溝のレベル

　高位のレベルでは中心前溝や中心溝，中心後溝を同定することができる．中心溝にはprecentral knobと呼ばれる逆Ω状の膨らみ（中心前回の一部）が認められるため，precentral knobを探すことにより中心溝やその前方の中心前回および中心前溝，また，後方の中心後回および中心後溝を容易に同定することができる．さらに別法として，上前頭溝を利用する方法がある．上前頭溝は大脳縦裂の外側を前後に走り中心前溝と接するため，前頭葉領域でL字型に接する脳溝が認められれば，それは上前頭溝と中心前溝であり，中心前溝の後方に中心前回，中心溝，中心後回，中心後溝を同定することができる（図22）[6]．

脳血管支配域

　左右半球の内側は前大脳動脈により支配され，外側は中大脳動脈により支配される．

▶若手理学療法士へひとこと◀

脳画像は脳の構造を評価するのに有用であり，脳卒中による脳損傷部位の同定や症状理解，機能予後の予測などに用いられる．しかしその一方で，脳画像と臨床所見が一致しないことも珍しくなく，さらに脳卒中後の基本動作や日常生活活動（ADL）の再学習にはさまざまな因子が関連することから，脳画像はあくまでも患者情報の一部であることに留意し，患者の症状や運動をよく観察することが大切である．

Further Reading

拡散テンソル法によるヒト脳白質のMRIアトラス，Mori S，Wakana S，他（著），森　進（訳），講談社，2007
▶ 白質線維の走行を理解するうえで参考となる．

●文献

1) 日本脳ドック学会，脳ドックの新ガイドライン作成委員会編：頭部MRI検査．脳ドックのガイドライン2014 改訂・第4版，pp38-47，響文社，札幌，2014，http://jbds.jp/doc/guideline2014.pdf（2018年5月5日閲覧）
2) 井田正博：Ⅳ章 脳梗塞（単純CTによる脳虚血超急性期組織障害の診断：脳実質の"early CT sign"および脳動脈の"hyperdense sign"）．ここまでわかる頭部救急のCT・MRI，pp248-249，メディカル・サイエンス・インターナショナル，東京，2013
3) 井田正博：Ⅱ章 脳出血（MRIのみでは診断が難しい出血急性期症例）．ここまでわかる頭部救急のCT・MRI，pp107-109，メディカル・サイエンス・インターナショナル，東京，2013
4) Bähr M, Frotscher M（改）：第9章 大脳（大脳の肉眼的な構造と諸領域），神経局在診断 改訂第5版，Duus P（著），花北順哉（訳），pp337-338，文光堂，東京，2010
5) 高橋昭喜（編著）：脳MRI 1．正常解剖 第2版，p182，p289，p183，p272，p53，秀潤社，東京，2005
6) Kretschmann H-J, Weinrich W：脳の機能解剖と画像診断，真柳佳昭（訳），pp318-320，医学書院，東京，2008
7) 前田眞治：第3章 脳の画像解剖（1 各スライスの見極め方）．脳画像，p25，医学書院，東京，2017
8) Yeh FC, Panesar S, Fernandes D, et al：Population-averaged atlas of the macroscale human structural connectome and its network topology. Neuroimage. 178：57-68, 2018
9) Carpenter MB, Sutin J eds：Human neuroanatomy, 8th Ed, Lippincott Williams & Wilkins, Baltimore, 1983
10) Lee DH, Hong C, Han BS：Diffusion-tensor magnetic resonance imaging for hand and foot fibers location at the corona radiata：comparison with two lesion studies. Front Hum Neurosci. 8：752, 2014

I. 脳卒中とは？

4 脳卒中理学療法における道標
―急性期から生活期までをシームレスにつなぐ―

松﨑哲治

> 地域包括ケアシステムの構築を進めていく日本において，脳卒中は死亡原因では癌，心疾患，肺炎に次いで第4位であるが，要介護度4，5になってしまう原因としては第1位の病気である．この脳卒中を，住まい・医療・介護・予防・生活支援が一体的に提供される「地域包括ケアシステム」の中で，発症予防・治療・理学療法・再発予防と各病期（急性期，回復期，生活期）を科学的根拠に基づきシームレスに理学療法を行い，いつまでも地域で寝たきりにならずに生活してもらうことは大変重要である．

地域包括ケアシステムとシームレス

日本は，諸外国に例をみない超高齢社会で，65歳以上の人口は現在3,000万人を超えており（国民の約4人に1人），2042年の約3,900万人でピークを迎え，その後も，75歳以上の人口割合は増加し続けることが予想されている．このような状況の中，団塊の世代（約800万人）が75歳以上となる2025年以降は，国民の医療や介護の需要がさらに増加することが見込まれている．このため，厚生労働省においては2025年を目途に，高齢者の尊厳の保持と自立生活の支援の目的のもとで，可能な限り住み慣れた地域で，自分らしい暮らしを人生の最期まで続けることができるよう，住まい・医療・介護・予防・生活支援が一体的に提供される「地域包括ケアシステム」の構築を実現しようとしている[1]．

また脳卒中は，神経後遺症のために要介護度が高い群（要介護度4，5）の原因疾患としては第1位で，30％以上を占めている．つまり，これは治療により救命されたとしても，さまざまな神経後遺症とともに地域で生活しなければならないことを意味している．

脳卒中の治療は，急性期，回復期，生活期の順に行われる．例えば急性期には，医師による脳出血の血腫除去術，脳梗塞の血栓溶解療法や血栓回収術など，疾患や病態に応じた治療が選択され，その後の早期離床を目的とした理学療法と続き，回復期での理学療法により神経機能の改善が図られ，その後は生活期で機能維持・向上や再発防止や発症予防の治療が継続される．

これまでは急性期病院では脳卒中に対する治療が優先されて理学療法の開始が遅れ，廃用性症候群のため機能回復が不十分になることがあった．そこで，ガイドラインなどによる早期離床の報告や，急性期病院からリハビリテーション施設への円滑な転院が進むように，2008年度の診療報酬改定で脳卒中連携パスを用いた地域医療連携の保険診療が認め

られ，全国各地において連携体制の構築が始まった．

脳卒中地域連携パスの導入により施設間の地域連携を強化して急性期・回復期・生活期での切れ目のない（シームレス）脳卒中リハビリテーションを実現することにより，脳卒中患者の入院期間短縮や日常生活活動（ADL）改善などの医療の質の向上や効率化は確立してきているようにみえる．しかし，本当にリハビリテーション医療は急性期-回復期-生活期と機能分化され，脳卒中において発症直後から一貫した流れでリハビリテーションが進められているであろうか．病期の区分については科学的な根拠がないとされ，むしろ機能分化の流れはわが国の社会情勢の変化の中で，財政と医療福祉の折り合いをどのようにつけていくのかという財源コントロール的な意味合いも強くある．

一方で，病期が移るたびに次の段階に向けた情報を脳卒中連携パスなどを用い伝達するが，文面上の情報交換が主となり，各施設間で考え方に隔たりがあるのも事実である．シームレスな理学療法が難しい点は，病院・施設や理学療法士が異なると，それぞれの経験や価値観によって患者の診かたが変わることに加え，病期によっても評価や治療戦略の視点に違いが生じることにある．その違いを補塡するためには，各病期それぞれ科学的根拠に基づいた評価・アプローチを行い，各病期の理学療法士が各々の役割を担いながらもその先を見据えた理学療法を展開する，シームレスな理学療法が求められている．本項では，その道標を示す．

シームレスな理学療法の実際
―プッシャー症候群（pusher syndrome）―

正常人が安静時・動作時に頭部体幹の平衡，バランスを解剖学的肢位に保つことができるのは，①固有受容器からの情報，②迷路感覚からの情報，③視覚からの情報を中枢で統合するとともに，余分な運動を抑制し，身体各部をコントロールしているからである．頭頂葉が障害されることにより，①〜③の情報による修正が不足，または過剰となり身体が傾斜する．麻痺側へ傾いた身体を非麻痺側へ立て直すことが困難となり，傾きの度が増し麻痺側から支える介助人をあたかも押してくるような感じを与える現象を，Daviesはプッシャー症候群（pusher syndrome）と名づけ，以下の点などを指摘した[2]．

・半側無視（左）を伴う．
・座位で麻痺側骨盤に荷重されている．
・立位で重心が麻痺側（左）に偏る．
・麻痺側へ倒れることに対して無関心である．

プッシャー症候群の出現頻度は，Bohannonらの8％から，Lafosseらの40（左脳損傷）〜52％（右脳損傷）とばらつきがあるが，近年は比較的出現頻度が高い報告が多い．しかし，実際の臨床では気づかれないことが多く，重度麻痺合併のため抗重力姿勢がとれないためともいわれている[3〜5]．この出現頻度の高い，プッシャー症候群という姿勢制御障害は，

急性期・回復期・生活期と一貫した理学療法アプローチを行わなければ，消失していかない．では，なぜプッシャー症候群という姿勢制御障害は，一貫したアプローチが必要なのか．

　そもそも姿勢制御は，随意的な動作のみならず，すべての動作に先行して，これに最適な姿勢を提供する仕組みである．特に予期的姿勢調節は動物が未知の時空間に働きかける最初の能動的プロセスであることから，これは運動計画と運動プログラムに基づいて実現される「予測的過程」であると考えられる．この予測的姿勢調節を形成するには，身体図式が必要である．身体図式とは，身体の各部同士の空間関係の表象である．身体図式は，体性感覚・触覚・圧覚の入力などの統合を通じて「身体の位置，身体自体と身体各部の関係の知覚の神経的基盤」となる．そして，この身体図式を形成するには，平衡感覚・視覚・体性感覚といった感覚情報が必要である．

　脳卒中患者は，障害により今までの姿勢制御が使えなくなり，新たな姿勢制御を再構築していかなければならないのだが，そのために必要な身体図式，そして身体図式形成に必要な感覚情報などが不足して再構築できない．ましてや，プッシャー症候群を持ち合わせた脳卒中患者はさらに再構築しにくい．よって，プッシャー症候群という姿勢制御障害は，急性期・回復期・生活期と時間をかけて一貫したアプローチを行わなければならないのである．

　では，姿勢制御障害にはどのようにアプローチしたらよいのか．

　前記したように，姿勢制御を再構築するには身体図式が必要であり，身体図式を形成するには平衡感覚・視覚・体性感覚といった感覚情報が必要である．よって，感覚情報をいかに入れるかが重要となる．しかし，発症直後の片麻痺患者において，全身的に過剰筋緊張を呈する症例に遭遇するのはまれなことではなく，感覚情報が入りにくい状態である．その理由は以下の3つの諸要素である．

①背臥位において支持面に接する一つひとつの胸郭，骨盤，後頭部，踵などの身体部位は構造が解剖学的に船底型に近い構造であり，それら一つひとつのパーツが筋活動により結びついて，初めて支持基底面の広い安定した背臥位姿勢になるという特性がある．発症初期に体幹前面筋や股関節周囲筋の筋緊張が低下し，体幹・骨盤と麻痺側上下肢がつながりのない状態になり，安定した支持基底面とはなりにくい．

②たとえ解剖学的・構造的に安定している状態であっても麻痺側からの感覚入力は不確かなものであり麻痺側支持面からの情報を遮断することとなり，前記に加えて麻痺側に「吸い込まれそうだ」と患者に言わしめ，非麻痺側の過剰筋緊張を助長する．結果的に非麻痺側からも姿勢安定のために手がかりとなり得るような知覚情報は得られなくなる．

③統括されない「視空間知覚」を基盤とした成人片麻痺患者の背臥位においては，異常な形での接触面への固執があり，最大抵抗を求めて非麻痺側接触部で支持面を押しつけ，左右・前後・上下の正中の変位は視覚自体の探索の基準が失われるという知覚的要素の

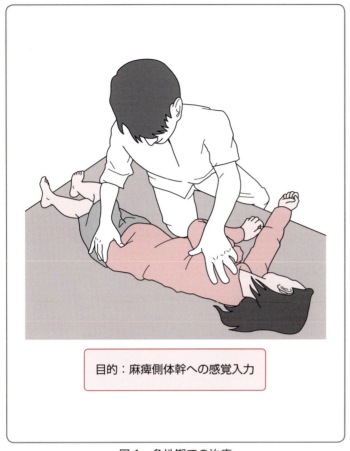

図1　急性期での治療　　　　　　図2　回復期での治療

問題側面をも併せ持つ．

　これらのことにより，発症直後の片麻痺の感覚情報が入りにくい状態を把握し，発症当初急性期より過剰筋緊張の減弱を行い，感覚情報を入力し，姿勢制御を再構築するための身体図式を形成するよう一貫したアプローチが必要である．例えば急性期では，臥位の中で麻痺側に寝返りを行い（図1），感覚入力を行うことや，回復期の中では，壁の隅に立ち，立位場面で両側体幹に感覚入力を行い身体図式を形成するとともに（図2），自己の正中軸を獲得していく．また，生活期でもこのことに留意して臨んでいかなければ，転倒や歩行の低下につながる．

おわりに

　以下この本では，各病期（急性期，回復期，生活期）において科学的根拠に基づきシームレスに理学療法をどう展開していくべきかを，各章で述べる．フローチャートを参照のこと（図3）．

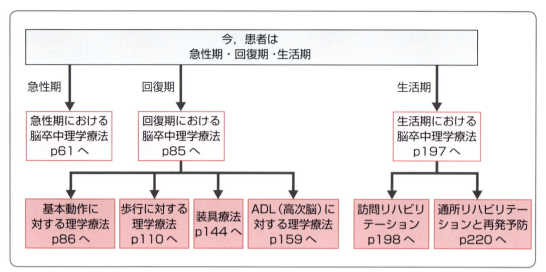

図3　極める脳卒中フローチャート

▶若手理学療法士へひとこと◀

エビデンスに基づいた理学療法は重要であるが，それは行って当然のレベルであり，日々の臨床ではそのエビデンスを応用して取り組まなければいけない患者が多々いる．エビデンスを基に，日々試行錯誤し，患者のために努力し，それを蓄積し，データ化し，新たなエビデンスを築いていってほしい．

● 文献

1) 厚生労働省：地域包括ケアシステム，https://www.mhlw.go.jp/stf/seisakunitsuite/bunya/hukushi_kaigo/kaigo_koureisha/chiiki-houkatsu/（2018年7月18日閲覧）
2) Davies PM：ステップス・トゥ・フォロー，冨田昌夫（訳），pp285-304，シュプリンガー・フェアラーク東京，東京，1987
3) Bohannon RW：Pusher Syndrome. Phys Ther. 84(16)：580-581, 2004
4) Lafosse C, Kerckhofs E, Vereeck L, et al：Postural abnormalities and contraversive pushing following right hemisphere brain damage. Neuropsychol Rehabil. 17(3)：374-396, 2007
5) 網本　和，杉本　諭，深井和良，他：左半側無視例における「Pusher現象」の重症度分析．理学療法学．21：29-33, 1994

前大脳動脈（ACA）領域梗塞における理学療法のポイント

保苅吉秀，佐藤和命

1. 前大脳動脈領域梗塞の概略，呈する症状や機能障害

前大脳動脈領域梗塞の患者は脳梗塞患者全体の5%程度と報告されており，担当する機会は比較的まれである[1]．

大脳半球外側面の大部分は中大脳動脈領域が分布しており，前大脳動脈領域は，その背内側にあり，前頭葉から始まり，頭頂後頭溝付近までを占めている．

内側面では，前頭葉から頭頂葉まで前大脳動脈領域となっている．前大脳動脈から血流を受けている領域は，一次運動野・一次知覚野のうちの脚に関係する領域と帯状回などである（図1）[2]．

主な血管領域の梗塞と症状

①Heubner（反回）動脈領域のみの閉塞（図2）[3]

反対側顔面，舌や上下肢（上肢近位筋に麻痺が強い点が他の前大脳動脈閉塞の場合と異なる）での運動麻痺，筋痙直，また優位半球側の障害で超皮質性運動失語が起こることがある．

②脳梁縁動脈の梗塞

先行研究でも前大脳動脈領域の梗塞は，後大脳動脈領域の梗塞に比べて認知機能が低下しやすく運動機能は保持されやすいといわれている[4]．また，入院期間も長期化しやすい傾向にある[1]．

反対側下肢での運動麻痺や感覚障害，上肢の抵抗症（gegenhalten）や強制把握，吸引反射，共同偏移，尿失禁が起こる（両側または優位半球病変の場合が多い）．

③前大脳動脈主管部の梗塞

反対側の下肢にみられる強い運動麻痺，感覚障害や強制把握，意欲減退・失見当などの精神徴候，両側閉塞の場合には両側麻痺，感覚障害が出現する．無動性無言症が起こる場合もある．

2. アプローチのポイントとアイデア

下肢優位に認める麻痺症状には，随意運動を評価し，また理学療法士とともに介助下で行うことで可能となる運動があるか確認することが大切である．下肢の挙上など粗大な運動は可能になるが，足関節や足部の運動など細かい運動が困難になりやすい．ハムストリング，下腿三頭筋，足底筋群などが筋短縮を起こしてしまうとマルアライメントの偏移が生じ荷重が困難となり屈曲姿勢が助長される．そのため，立位姿勢の維持に努力を要し，伸展活動が困難となってしまう．歩行練習の際には，麻痺側遊脚相で足部の引きずりを気

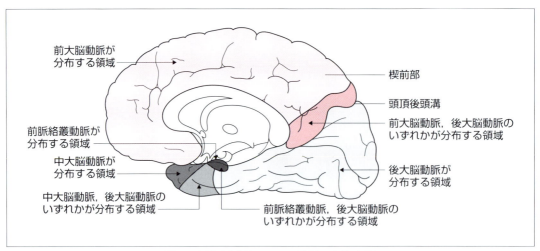

図1 大脳内側面における動脈の血管支配
「原　一之：脳室，脳膜，血管系．人体スペシャル 脳の地図帳，p96，講談社，東京，2005」より引用

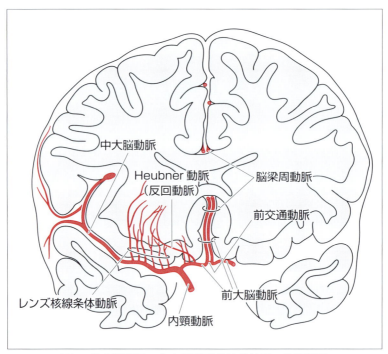

図2 前大脳動脈・中大脳動脈分岐部付近の前額断面
「篠原幸人：第6章 脳血管障害．標準神経病学 第2版，水野美邦（監），栗原照幸，中野今治（編），p227，医学書院，東京，2012」より引用

にするあまり過剰に挙上を行う．この反復により麻痺側下肢の外旋傾向が助長されると同時に非麻痺側股関節の屈曲外旋での活動も強まり，全体として屈曲姿勢が強まりやすい．

　早期から，臥位や立位などで下肢荷重を行いながら，荷重をどう知覚しているか理学療

法士も把握することが重要であり，患者と共有しながらさまざまな活動の中で伸展活動を機能的にしていく．

　強制把握を呈している患者で，立位や歩行練習を行う際は，上肢の支持を保障することに苦慮することがある．常に握り込んでしまい運動の自由が損なわれやすく，手指の屈曲が肘の屈曲，肩甲帯挙上体幹屈曲と全体的に屈曲姿勢へとなってしまう．このような場合，平行棒や手すりを用いると症状が助長されやすいので，昇降可能なベッドやテーブルなど広い平面に手掌を全体的に接することで握り込みが軽減し，肘の伸展，体幹伸展活動の活性化を容易にしていけることを筆者は経験した．

　無言無動症を呈している患者では，発症早期からしばらくの期間，その傾向が強い．その呼称のとおり自発的に行動を起こすことがなく，理学療法士の誘導に若干追従することがあるが継続しないのがその特徴である．腹部筋は両側的に低緊張を呈しており，患者はベッド上または車椅子など，作られたポジションの中で自発的に動くこともなく，重力に抗して頭部や体幹を伸展できずにいるので屈曲位へと容易に陥ってしまう．ポジショニングにおいては，ベッド上では四肢体幹の伸展位での保持，車椅子では素材や角度など座面やバックサポートへの調整を行い，少しでも伸展活動を構築できる機会を提供することが大切である．

●―文献

1) Ng YS, Tan KH, Chen C, et al：Predictors of Acute, Rehabilitation and Total Length of Stay in Acute Stroke：A Prospective Cohort Study. Ann Acad Med Singapore. 45（9）：394-403, 2016
2) 原　一之：脳室，脳膜，血管系．人体スペシャル 脳の地図帳，p96，講談社，東京，2005
3) 篠原幸人：第6章 脳血管障害．標準神経病学 第2版，水野美邦（監），栗原照幸，中野今治（編），p227，医学書院，東京，2012
4) Oztop P, As SA, Ustaomer K, et al：Functional Outcomes in Anterior and Posterior Circulation Ischemic Strokes. Turk J Phys Med Rehab. 59：13-17, 2013

中大脳動脈（MCA）領域梗塞における理学療法のポイント

小野寺一也，諸橋 勇

1. 中大脳動脈の血液供給領域

中大脳動脈は内頸動脈から分岐後，穿通枝と皮質枝に分かれ，大脳の広範囲を栄養する．穿通枝は外包，被殻，淡蒼球外側部，尾状核の頭部や体部，内包前脚や膝部，放線冠，前障へと血液を供給する．また皮質枝は前頭葉の外側・下部（一次運動野，Broca野など）や側頭葉上部，島，頭頂葉（感覚野，角回，縁上回）などへ血流を供給する（図1，2）[1]．

2. 中大脳動脈領域梗塞の臨床症状

中大脳動脈領域の梗塞は，脳梗塞の原因として最も頻度が高い（60～70％）[2]．穿通枝の梗塞では，片麻痺や感覚障害を主体とした症状を呈する．皮質枝を含む広範な中大脳動脈領域の梗塞では，意識障害，片麻痺，感覚障害，同名半盲を認める[3,4]．注意障害や記憶障害，また嚥下障害[5]やめまい[6]，混乱やせん妄，性格変容，意欲低下を認めることもある．優位半球では，運動性失語，感覚性失語，失計算，失書に加え，運動性失行や構成失行が出現し，劣位半球では，半側空間無視，半側身体失認，病態失認が出現する．中大能動脈領域梗塞では，一般的には上肢に強い片麻痺，顔面の麻痺を呈することが多い．下肢領域の皮質脊髄路は内包後脚を通過しており，この付近は前脈絡叢動脈により栄養されている．そのため，中大脳動脈起始部閉塞による広範囲梗塞でも内包後脚は障害されないことが多い[7]（図3）．

3. 中大脳動脈領域梗塞患者の評価のポイント

中大脳動脈領域梗塞患者の評価では，梗塞が穿通枝領域，皮質枝領域のそれぞれがどの程度が障害されているかを知ることが重要[3]である．CT画像などから，大脳基底核や内包，皮質領域の損傷程度を読みとり，実際に患者に現れている症状と照らし合わせながら対応する．離床時の血圧変動を評価しつつ，座位保持や立位保持能力，歩行能力について評価を進めていく．半側空間無視や病態失認，失行，運動開始困難，姿勢調整障害，抑うつを伴う場合は動作の獲得に影響を及ぼす[8～11]ため，これらの症状の程度についても評価を行うことが重要である．

4. 中大脳動脈領域梗塞患者の運動療法のポイント

中大脳動脈領域梗塞では，片麻痺に加え意識障害や高次脳機能障害などにより複合的な問題を生じやすく，練習を進めるにあたって配慮を要する場合も多い．ここでは3つの状況を例に，運動療法のポイントを提示する．

1）意識障害が重度な場合

意識障害が重度で，重度の麻痺がある場合は，起立台を用いた起立練習や，長下肢装具

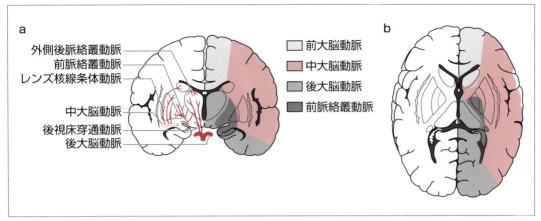

図1　大脳内部の動脈支配
a：矢状断，b：水平断．

「Bähr M, Frotscher M：中枢神経系の血管支配と血管障害．神経局在診断 改訂第6版，花北順哉（訳），p425，文光堂，東京，2016」より引用

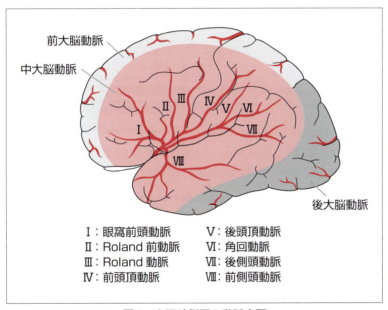

図2　大脳外側面の動脈支配

「Bähr M, Frotscher M：中枢神経系の血管支配と血管障害．神経局在診断 改訂第6版，花北順哉（訳），p426，文光堂，東京，2016」より引用

を使用し麻痺側下肢の支持性を確保しながら立位，歩行練習を行い[12]，覚醒の向上と抗重力活動の賦活を目的として実施する．座位保持や移乗，トイレ動作の介助量軽減につながることもあるため，早期から行っていく．介助量が多い場合には複数の理学療法士での対応を検討する．また，特に早期では，バイタルサインの変動に注意する．

MINI LECTURE

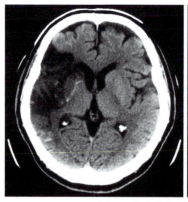
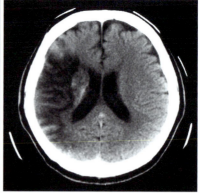

図3　中大脳動脈領域梗塞のCT画像
内包後脚の保存を認める．

2）注意障害があり練習に集中できない場合

　立位や歩行練習中に周囲の刺激に注意が向いて集中できない場合は，視覚刺激や聴覚刺激の少ない個室などの環境で練習を行う．左半側空間無視により右側に反応が偏る場合には，壁やパーテーションで右側の情報を遮り，左側から声かけなどの刺激を与えることを試みる．

3）動作の開始が困難な場合

　梗塞巣が前頭葉に及ぶ例では，歩行時に歩き出しが困難となる場合がある．その際は，床に引いた線をまたぐといった課題や，前方に置いた台に足を乗せるといった課題を提示し，一歩足を踏み出す練習から取り組んでいく．声かけによる歩行リズムの誘導や，介助による左右への重心移動の誘導が歩行の開始につながる場合もある．姿勢が安定することにより動作の開始が可能となる場合もあるため，時期に応じて長下肢装具や短下肢装具の使用や手すり，杖などの使用を検討する．また，より能動的な動作が生じるよう，患者の動作を注意深く観察しながら課題の設定，環境設定を行っていく必要がある．

●──文献

1) Bähr M, Frotscher M：中枢神経系の血管支配と血管障害．神経局在診断 第6版，花北順哉（訳），pp418-488，文光堂，東京，2016
2) 高木康行，厚東篤生，海老原進一郎：脳血管障害の主要疾患．脳卒中ビジュアルテキスト 第2版，pp90-93，医学書院，東京，1994
3) 田川皓一：脳梗塞の神経症候学：大脳半球の血管閉塞症候群．脳卒中症候学，田川皓一（編著），pp121-136，西村書店，東京，2010
4) 田崎義昭，斎藤佳雄：脳卒中における診断のすすめかた．ベッドサイドの神経のみかた 改訂16版，pp365-367，南山堂，東京，2004
5) Marian T, Schröder JB, Muhle P, et al：Pharyngolaryngeal Sensory Deficits in Patients with Middle Cerebral Artery Infarction：Lateralization and Relation to Overall Dysphagia Severity. Cerebrovasc Dis Extra. 7（3）：130-139, 2017
6) Brandt T, Dieterich M：The vestibular cortex. Its locations, functions, and disorders. Ann N Y Acad Sci. 871：293-312, 1999
7) 吉尾雅春：中枢神経疾患・障害に対する評価の

進め方（総論）．理学療法ハンドブック第3巻 第4版，細田多穂，柳澤 健（編），p837，協同医書出版，東京，2010
8) Gialanella B, Monguzzi V, Santoro R, et al：Functional recovery after hemiplegia in patients with neglect：the rehabilitative role of anosognosia. Stroke. 36(12)：2687-2690, 2005
9) Petrilli S, Durufle A, Nicolas B, et al：Prognostic factors in the recovery of the ability to walk after stroke. J Stroke Cerebrovasc Dis. 11(6)：330-335, 2002
10) 前田真治：皮質枝血栓症―中大脳動脈．J Clin Rehabil. 14：546-552，2004
11) Miyai I, Suzuki T, Kang J, et al：Middle Cerebral Artery Stroke. That Includes the Premotor Cortex Reduces Mobility Outcome. Sroke. 30(7)：1380-1383, 1999
12) 吉尾雅春：装具療法．脳卒中理学療法の理論と技術，原 寛美，吉尾雅春（編），pp348-358，メジカルビュー社，東京，2013

後大脳動脈(PCA)領域梗塞における理学療法のポイント

保苅吉秀, 佐藤和命

1. 後大脳動脈領域の形態と梗塞による症状

血流の大部分を脳底動脈先端部から受けているが, 後交通動脈を介して少しの血流が内頸動脈系からもある. 後大脳動脈と後交通動脈からは中脳と視床へ向かう多数の穿通枝が出ている.

脳底動脈から始まり, 中脳を取り囲むように走行し迂回槽に入る. 迂回槽から後大脳動脈は皮質へと向かういくつかの枝に分かれる. 後大脳動脈領域梗塞の患者は脳梗塞患者全体の7%程度と報告されている[1].

● 後大脳動脈穿通枝の閉塞

1) 正中中脳枝

病巣側, 動眼神経麻痺とその反対側の片麻痺(Weber症候群)が出現したり, 反対側不全片麻痺と振戦様不随意運動(赤核症候群, Benedikt症候群), または片側バリズムなどが出現したりする.

2) 後傍正中視床動脈(視床穿通動脈)(図1)[2]

両側の閉塞により, 眼球の垂直性注視麻痺, 動眼神経麻痺, 認知症, 無動性無言症, 種々の意識障害などを呈する.

3) 視床膝状体動脈(図2)[2]

反対側半身の感覚障害(特に深部感覚障害や立体覚障害), 痛覚鈍麻があるのに刺激により耐えがたい疼痛を感じる有痛性感覚消失, 不全片麻痺, 運動失調などのDerjerine-Roussy症候群がみられる. また反対側同名性半盲や片側バリズム, 感覚障害が反対側手と口周囲に局在する手口感覚症候群がみられることもある.

● 後大脳動脈皮質枝の閉塞 (図3)[2]

反対側同名性半盲または1/4盲, 変形視, 優位半球側閉塞では失読, 視覚失認を認める. また両側の鳥距動脈閉塞によりアントン徴候が, 両側側頭後頭葉の障害で色覚異常, 視覚失認, 相貌失認を認めることもある.

2. アプローチのポイントとアイデア

近位部は中脳から始まり, 遠位部は後頭葉を支配しており, 部位により症状は多岐にわたるが, 感覚と眼の機能へのかかわりが大きいところでもある.

視床に病巣をきたすと, 感覚障害を呈する症例をよく見かける. 純粋に感覚の低下を呈しているものからしびれとの混在でそのような状態に陥っていることがある. 感覚の混乱と姿勢保持のために, 全身的に筋活動が高まった状態で同時収縮になり, 動作が拙劣になる.

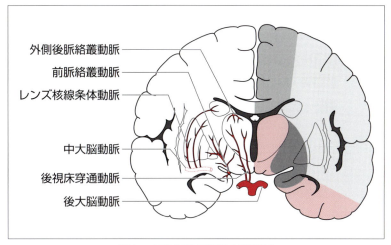

図1　大脳内部の動脈支配領域

「Bähr M, Frotscher M：第11章 中枢神経系の血管支配と血管障害．神経局在診断 改訂第6版，花北順哉（訳），p425，文光堂，東京，2016」より引用

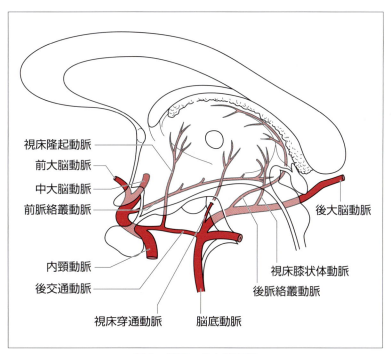

図2　視床への血管支配

「Bähr M, Frotscher M：第11章 中枢神経系の血管支配と血管障害．神経局在診断 改訂第6版，花北順哉（訳），p431，文光堂，東京，2016」より引用

　理学療法では，ハンドリングとともに運動を誘導し，どの程度追従できるかを評価しながら，動作が一塊にならず分節的で連続的に遂行できるよう行う．評価として各種感覚の評価は行うが，動作練習の際には，頻回に状況を確認するよりも，動作が円滑に遂行でき

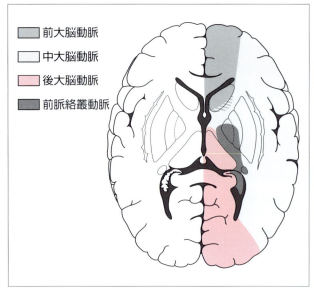

図3 大脳内部の動脈支配領域
「Bähr M, Frotscher M：第11章 中枢神経系の血管支配と血管障害．神経局在診断 改訂第6版，花北順哉（訳），p425，文光堂，東京，2016」より引用

てきた時点で確認することで有効な結果を得られることがある．

　運動失調への一つのアイデアとして，動作時の四肢の揺れや頭部の不安定性により，全身的に筋緊張を亢進して活動し，その結果屈曲姿勢になっている患者に対しては，平面で安定した環境の中で足底や手掌をしっかりと接地させて，そこに対して四肢体幹を動かす，いわゆる閉鎖性運動連鎖にて動作練習をしていく．例えばテーブルに手をついた中での立ちしゃがみを行い，体幹の安定を図りながら下肢の協調的な運動を経験する．能力に合わせてそのまま立位から足踏み，側方歩行，片手接触による伝い歩きなど，閉鎖性運動連鎖と開放性運動連鎖を組み合わせながら行っていく．

　半盲など視野狭窄を生じている患者では，眼球運動とともに頸部の分離した運動を経験させることが有効である．運動機能にさほど障害をきたしていなくとも，屋外への適応を考えると，見通しの悪い交差点や人通りの多い道路では，いつ他人と接触してしまわないかという不安が付きまとう．そのようなとき，眼球の外転運動や頸部の回旋が円滑に行える方が体幹の軸性回旋が行えて，姿勢が安定している印象を受ける．

●──文献

1) Ng YS, Tan KH, Chen C, et al：Predictors of Acute, Rehabilitation and Total Length of Stay in Acute Stroke：A Prospective Cohort Study. Ann Acad Med Singapore. 45(9)：394-403, 2016

2) Bähr M, Frotscher M：第11章 中枢神経系の血管支配と血管障害．神経局在診断 改訂第6版，花北順哉（訳），p425, 431, 文光堂，東京，2016

急性期における脳卒中理学療法

PART II

1 急性期における脳卒中理学療法

梅木駿太

　対象者の未来の可能性を最大化させるためには，理学療法を発症後早期から安全かつ効果的に実施することが必須である．そしてその実践は根拠に基づく医療（evidence-based medicine：EBM）の態度に基づき，個別的に対応することが求められる．急性期理学療法の役割は，早期から安全なアプローチによって廃用症候群を予防し，至適難易度の課題設定や教育的要素を含めたかかわりによって非麻痺肢の過活動や麻痺肢の学習性不使用を避けることである．つまり，急性期後における集中的なアプローチの土台を作ることである．

根拠に基づく急性期理学療法の実践にあたり

　EBMは，医療者個々の経験や勘に頼ってきたこれまでの医療からのパラダイムシフトである[1]．EBMの創始者の一人であるDavid SackettはEBMの定義とその実践について，「EBMとは個々の患者におけるケアについての意思決定において，良心的で明確かつ賢明な態度にて現段階における最良のエビデンスを使用することである．そのEBMの実践は，系統的な検索による最良で入手可能な外的な臨床エビデンスにおける臨床的な専門知識の統合を意味している」と述べている[2]．つまり，**EBMは個別性を重視したtailor-made medicineであり，経験知だけでなく，臨床研究を通じた確率論から実践しようとする真摯な診療態度そのものである．**

　急性期理学療法を言い換えると，「脳卒中発症後早期から安全かつ効果的な理学療法を実施すること」ということになるだろう．では"早期"とは発症後いつからを指し，"安全"とはどのようにして担保されるのか．そして具体的にどのようにアプローチすればよいのか．本項ではそれぞれについて具体的に検討していく．

表1　安静による機能低下と廃用症候群の一覧

神経系	認知機能の低下 精神機能の低下 自律神経機能の低下	症候	せん妄 抑うつ 起立性低血圧 関節拘縮 筋力低下 易疲労性 骨粗鬆症 胆嚢炎 肺塞栓 誤嚥性肺炎 深部静脈血栓症 便秘 尿路結石 尿路感染症 褥瘡
運動器系	口腔機能の低下 嚥下機能の低下 筋萎縮 軟部組織の短縮 骨萎縮 消化機能の低下		
呼吸・ 循環器系	肺活量（特に機能的残気量）の低下 終末気管支・肺胞の虚脱 心機能（特に1回心拍出量）の低下 循環血液量の減少		
代謝系	尿量の増加		

POINT

EBMとガイドラインの違い

EBMは患者の臨床像の多様性と複雑性を理解しているからこそ，患者個々の病態と問題点について最適なエビデンスを探すことを重要視している．しかし一方で，EBMとガイドラインと同義とする誤解もある．外的な臨床エビデンスを系統的に集約した診療ガイドラインは，EBMを効率的に実践するうえでは確かに有用である．しかしその情報はあくまでもガイドラインが編集された時点のものである．そのためガイドラインはEBMを実践するための手かがりとなるスタンダードな情報を提供してくれる一つのツールであるが，ガイドラインだけでは不十分である点について理解する必要がある．

急性期理学療法の理論的背景

● なぜ急性期から理学療法が必要なのか？

　安静臥床は病態（循環動態）の安定化というメリットがある反面，廃用症候群というデメリットも有している（表1）．脳卒中後の安静に伴う廃用症候群として，肺炎，静脈血栓，筋量の減少，呼吸・循環機能や免疫機能の低下，せん妄などの認知機能の低下が報告されている[3,4]．一方で，中枢神経の可塑的変化における観点から，運動麻痺の回復に伴う中枢神経の再組織化には継時的な変化があるとするステージ理論[5]や，脳梗塞発症後1ヵ月以内を機能回復の重要な時期とする理論[6〜8]なども提唱されている．そのため廃用症候群の予防だけでなく，運動麻痺の回復を促進するという観点からも急性期から活動を促す必要性が高まっている．そしてこれらの成果を背景とした種々の研究から，発症後早期の活動は日常生活活動（ADL）の改善[9,10]やQOLの改善[10]といった良好な効果を示すことが確認されている．それらを受けて種々のガイドラインにおいても，脳卒中発症後できるだけ

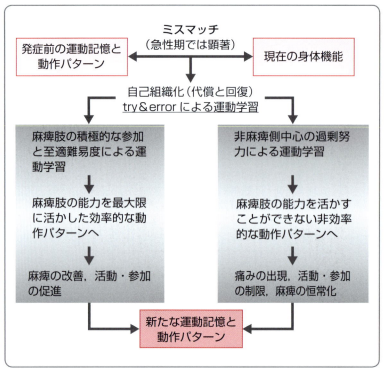

図1 新たな運動記憶と動作パターンを構築するための戦略
麻痺肢の使用と非麻痺肢の代償のどちらか一方の方法ではなく，個々の達成すべきゴールに合わせて両者のバランスをとることが重要である．

早期から身体活動を行うことが強く推奨されている[11〜16]．

　ここで筆者が運動麻痺の回復に重要と考えている，行動学的側面について触れる．脳卒中発症初期には，発症前の運動記憶と麻痺を有した身体とのミスマッチにより，動作の失敗など思いどおりにいかないために生じるストレスを感じる．一方で非麻痺肢に頼った場合は，ある程度うまくいくという成功体験を生む．このような体験を繰り返した結果，麻痺肢は使用せず，非麻痺肢を代償的に使用する行動を学習する．このような行動学的な特徴を，麻痺手においては学習性不使用（learned non-use）と呼ぶ[17]．立位・歩行時における麻痺肢の使用についても，筆者の経験ではあるが，近い様相を呈しているように感じる．脳は使用依存性の可塑性（use-dependent cortical plasticity）[18]を有していることからも，新たな運動記憶と動作パターンの入り口となる急性期の役割は重要であると考えている（図1）．ただし，非麻痺肢の代償的な使用を，学習性不使用さらには麻痺肢の回復を遅らせる可能性があるという理由で，すべての患者に禁止することは極論である．在宅復帰が主要なゴールとなる入院期間中においては，在宅復帰に必要なADLの自立度を獲得することが優先される．そのため麻痺の回復よりも非麻痺肢による代償も考慮せざるを得ない場合もある．

● "早期" とはいつから？

　AVERT trialは2,104名を対象としたランダム化比較試験（randomized control trial：RCT）であり，最終的に24時間以内に座位・起立・歩行といった活動（out of bed：離床）を行った患者の割合が92％（965名）である早期活動群と，59％（623名）である通常ケア群の2群における3ヵ月後のmodified Rankin Scale（mRS）を比較したものである[19]．その結果，早期活動群は通常ケア群と比較して3ヵ月後のmRSにて低い値を示した．また不動に伴う種々の合併症の発生率は両群にて有意な違いを認めなかったことを報告している．他にも脳卒中後24時間以内のリハビリテーション開始群は死亡率が高い傾向であった（p＝0.06）とするsystematic reviewも報告されている[20]．わが国における診断群分類に基づく診療データベースを後方視的に解析したYagiらの報告では，脳梗塞発症後3日以内のリハビリテーションの開始と1日40分以上のアプローチが，Barthel Indexの向上に良好な影響を及ぼすことが示された[9]．この研究により，発症後72時間以内のアプローチが効果的であることが国内のデータにて確認された．

　これらの研究成果から，24時間以内の高い活動は避けること[13〜15]，24時間以内の高い活動は軽症例に限ること[16]，1回当たりの時間を少なくして回数を多くすること[14]，終末期ケアを受けている患者以外は48時間以内に活動すること[12,14〜16]が推奨されている．つまり，24時間以内の高い活動は早すぎるということが現在までの結論である．以上から，**座位・立位・歩行などの高い活動における"早期"とは，脳卒中発症後24時間以降かつ72時間以内と解釈することが妥当であると考えられる．**ただし，関節可動域運動や筋力増強運動などの局所運動についてはこの限りではない．さらにこれらの研究は脳梗塞と脳内出血を対象としたものであり，Yagiらの報告[9]を除いては，いずれも声かけに反応することができる患者を対象としたものであることを踏まえる必要がある．

● "安全" とはどのようにして担保される？

　脳卒中の急性期理学療法における主な有害事象は，梗塞巣の拡大，出血性梗塞の発症，血腫の増大であり，それに伴う神経症状の増悪である．当然のことではあるが，発症から24時間が経過したからといって安全なわけではない．「脳卒中治療ガイドライン2015」にも「十分なリスク管理のもとに」と明記されている[11]．**脳卒中の急性期理学療法における主な有害事象は，梗塞巣の拡大，出血性梗塞の発症，血腫の増大であり，それに伴う神経症状の増悪である．**リスク管理とは身体への負荷によって生じ得るこれらの有害事象を回避することであり，ここでは脳梗塞と脳内出血を中心に取り扱う．

1）脳卒中の病態を理解する

　脳梗塞を発症した場合，梗塞巣の周囲には虚血性ペナンブラ（ischemic penumbra）と呼ばれる領域が存在する[21]．虚血性ペナンブラは脳血流のさらなる低下にて壊死，つまりは梗塞巣へと進展する可能性を有している．またこのような病巣周囲の虚血状態は，脳内出血でも起こることが確認されている[22]．そのため脳梗塞・脳内出血ともに，まだ壊死に至っていない病巣周囲の領域が脳梗塞へと進展しないように，過度の血圧の低下，すなわ

ち脳血流量の低下に注意しなければならない．一方で脳内出血や塞栓性の脳梗塞では，血圧の上昇による出血（増大）のリスクを有している．また，血栓溶解療法や血栓回収療法を施行した塞栓症の場合，閉塞血管の再開通に伴い脆弱となった血管に血液が急激に流入した結果，出血性梗塞を引き起こす可能性を有しているため，特に注意が必要である．ただし，血栓溶解療法である組織プラスミノーゲン活性化因子（tissue plasminogen activator：t-PA）療法後であったとしても，血圧のコントロールが十分であれば，早期の活動による有害事象は非血栓溶解療法群と比較して有意な違いを認めないことが報告されている[23]．

　健常者では平均血圧が60～150mmHgの範囲内であれば脳血液量を一定に保つ機構が備わっており，これを脳血流自動調節能（auto-regulation）と呼ぶ[24]．しかし，局所血流の調節障害とその機序については明らかになってはいないものの，脳卒中後はこの脳血流自動調節能が破綻し，脳血流量が平均血圧の変化に依存してしまうこと確認されている[25]．そのため，意識レベル，神経症状，血圧，脈拍，呼吸，酸素飽和度，心電図，顔色，冷や汗，声かけに対する反応などに注意しながら慎重に負荷をかける必要がある．中でも急性期理学療法における"安全"を担保するためには"血圧の管理"が最も重要となる．

> **Advice　平均血圧**
>
> 脳血流自動調節能は平均血圧にて測られていることに注意が必要である．
> 　平均血圧＝拡張期血圧＋1/3（収縮期血圧－拡張期血圧）
> 臨床現場では収縮期血圧のモニタリングだけでも問題はないが，平均血圧を概算でもよいので暗算できるようになるとよりよい．

　ラクナ梗塞は梗塞巣が小さく，症状も軽い場合が多い．そのため発症当日から活動を開始することがある．しかし放線冠や内包後脚，橋底面における小梗塞症例においては，branch atheromatous disease（BAD）による進行性運動麻痺を呈する場合もあるため，神経症状の変化に注意が必要である（図2）．BADは傍正中橋動脈やレンズ核線条体動脈，前脈絡叢動脈といった穿通枝におけるアテローム性病変であり，進行性の運動麻痺を呈する[26]．増悪因子は，テント上では年齢，テント下では糖尿病であり，予後不良（退院時mRS 3～5）に関連する因子は，テント上で年齢と入院時National Institutes of Health Stroke Scale（NIHSS），テント下では年齢と報告されている[27]．また，D-dimerが高値，病巣の大きさが15mm以上を増悪因子とする報告もある[28]．

　その他にも，内頸動脈や中大脳動脈などの主幹動脈における高度な血管狭窄および閉塞の所見を認める場合にも，神経症状の増悪に注意する必要がある．そのため頭部MRIだけでなく，磁気共鳴血管画像（magnetic resonance angiography：MRA），さらには脳灌流画像（arterial spin labeling：ASL）などを比較し，脳梗塞の所見（大きさ）と血流動態とのミスマッチ（diffusion-perfusion mismatch）にも留意する必要がある（図3）．発症からの時間に基づく戦略（time-based strategy）だけでなく，組織の状態に応じた戦略（tissue

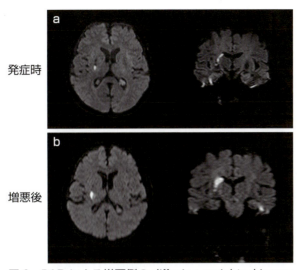

図2　BADによる増悪例のdiffusion weighted image (DWI)

a：脳梗塞発症時のDWIである．このとき，運動麻痺はBrunnstrome stageにて上肢Ⅴ，手指Ⅴ，下肢Ⅵであった．
b：神経症状が増悪した後のDWIである．レンズ核線条体動脈の穿通枝領域における脳梗塞が明瞭化している．またこのとき，運動麻痺はBrunnstrome stageにて上肢Ⅱ，手指Ⅱ，下肢Ⅲと麻痺の増悪を認めた．

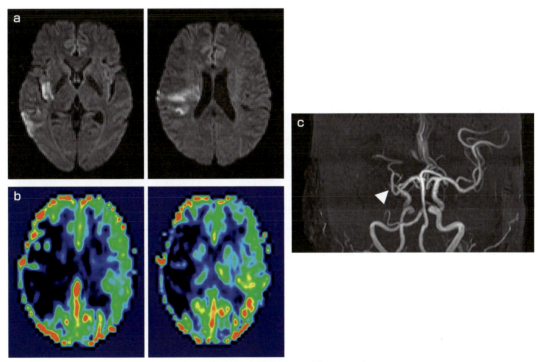

図3　梗塞巣と灌流低下領域の不一致

aのDWIにおける高信号域と，bのarterial spin labeling（ASL）における低信号域とに不一致を認める（diffusion-perfusion mismatch）．またcのMRAにて右中大脳動脈起始部（矢頭）の閉塞を認める．MRIとMRAの所見から，脳梗塞が進行する可能性を有している．

-based strategy）が求められる．

2）関節を保護する

　急性期の片麻痺患者は弛緩性麻痺を呈することが多いため，関節可動域運動などにより医原性の関節痛を生じさせないことが重要である．特に肩痛は脳卒中発症後1年以内に20％前後の症例に発生することが報告されている[12,13,29]．そのため肩関節の関節可動域運動を行う際は，上腕骨頭を把持し，上腕骨頭を関節窩に押しつけるようにしながら愛護的に行うこと必要がある．またpulley（滑車）の使用や，肩の90°以上の屈曲や外転を避けることも強く推奨されている[12,29]．脳卒中患者は意識障害や失語症，感覚障害を呈し，疼痛を訴えることが困難な場合もある．そのため関節可動域運動をはじめ，麻痺肢の取り扱いには十分注意する必要がある．

　その他にも，脳卒中の発症直後は他の疾患と比較して，膝や肘を中心に偽痛風が発生しやすいことが報告されている[30]．脳卒中後の脳内では損傷領域の修復に向けて免疫機能が高まる[31]一方で，全身の免疫機能はリンパ球減少症や単球の不活性化により低下することが報告されている[32]．このような免疫機能の変化と，不動による血流不全が易炎症性を引き起こしている可能性があると筆者は考えている．また筆者の経験ではあるが，変形性膝関節症を有している症例に関節炎が起こりやすく，1〜2週間程度にて消失するようである．脳卒中後の関節炎への対応は確立されていないが，当該部位の消炎（消炎鎮痛薬や寒冷療法）と血流の改善（活動性の向上）が対症療法として考えられる．

　疼痛は運動療法を阻害する因子の一つであり，患者の予後を左右する．そのため急性期にて疼痛の発生を予防し，また発生した場合には速やかに解消することが患者の予後を最良にするために不可欠である．

● 効果を高めるために必要な活動量とは？

　ガイドラインにおいて，急性期から可能な限りの活動を積極的に行うことが強く推奨されている[11〜15,33]．しかしその具体的な量は明確ではなく，回復の見込みに応じて個別に設定することが推奨されている[12,13]．AVERT Trial Collaboration groupはRCT研究の報告[19]を行った後，同様のサンプル2,104名を用いて，良好な結果を3ヵ月後のmRS 0〜2としたclassification and regression tree（CRAT）による決定木解析を行っている[34]．その結果，1回10分程度の少量のアプローチを1日10回程度頻回に実施することは有効であるが，1回当たりの実施時間を増やすことは3ヵ月後のmRSに悪影響を与える可能性があることを報告している．また先にも述べたとおり，Yagiらは脳梗塞発症後3日以内のリハビリテーションの開始と1日40分以上のアプローチが，バーセルインデックスの向上に良好な影響を及ぼすことを報告している[9]．Kinoshitaらは日本リハビリテーション・データベースを基に，入院翌日から週7日アプローチする群（1,075名）と週5日または6日アプローチする群（1,997名）とを比較し，週7日アプローチを行った群において有意に良好な結果（mRS 0〜2）を認めたことを報告している[35]．以上から，現時点においては1回10分程度を1日40分以上毎日といった，少量頻回のアプローチが妥当であると考えられる．

理論的背景を用いた取り組み・実践

● 当院における取り組み

　これまで述べてきた理論的背景を実践応用し，かつ理学療法士間の治療内容に大きな差が生じないようにするために，当院ではマニュアルやフローチャートを用いて業務の可視化を行っている．中でも急性期理学療法における代表的なものをいくつか紹介する．

　まず，離床を行う際には開始基準や中止基準を頭に入れる必要がある．しかし「脳卒中治療ガイドライン2015」に指摘されているように，開始基準や中止基準について，エビデンスに基づく明確な基準は存在していない[36]．そのため当院では，医師部とリハビリテーション部の共同によりリスク管理マニュアルを作成した（図4）．本マニュアルをポケットに入れて，ベッドサイドで確認しながら理学療法を実践している．

　次に離床の方法について紹介する．離床の方法は，ヘッドアップを段階的に行う方法や，臥位からいきなり端座位にするなどさまざまな方法が試みられているが[37]，いまだに一定の見解は得られていない．当院では安全性を配慮しつつ，積極的な離床を実践するために図5のフローチャートの手順にて離床を行っている．当院ではout of bedに向けた一連のかかわり（in bed）も含めて離床と表現している．これらの手順の有用性を検討するために，起立性低血圧（30mmHg以上の低下）の発生率と初回車椅子座位までの日数について調査した[38]．その結果，当院の脳梗塞患者における起立性低血圧の発生率は7.1%，車椅子座位が必要であった症例における発症から初回車椅子座位までの中央値は3.0日であった．脳卒中急性期における起立性低血圧の発生率は19〜52%[39〜41]と報告されている．また八木らは発症から初回車椅子座位までの日数の平均値を自宅退院群では2.0日，回復期転院群では3.9日と報告している[42]．そのため先行研究と比較して当院の離床手順は，早期かつ安全な離床の実施に有用であることを確認した．

　離床の安全性を確認した後は，立位・歩行練習を行う．効果的な理学療法を実践するためには，個々の患者に応じて難易度を「適切」に見極め，「調整」するスキルが求められる．難易度を調整するために必要な要素を表2にまとめた．これらの要素に基づき，当院では立位・歩行練習におけるフローチャートを作成し，運用している（図6）．難易度の見極めとして，静的立位では見守りにて30秒，動的立位では見守りにて3回可能になった時点で次の難易度へと移行する．またこの30秒や3回という値は，当院スタッフの経験を基に設定している．まず手掌支持での立位から始め，困難であれば前腕支持，tilt tableへと難易度を下げる．手掌支持が見守りにて30秒可能になった時点で，ステップ練習さらには片手すり歩行練習の併用を開始する．ステップ練習では麻痺側立脚後期を再現し，麻痺側股関節伸展および足関節底屈機能の改善を目指す．歩行練習では麻痺側立脚後期の股関節伸展，麻痺側立脚初期での踵接地を重要視して行う．動的立位練習は体幹筋や股関節周囲筋の筋活動を促すために，非麻痺側上肢の屈曲・外転運動や頭頸部の屈曲・伸展運動などを行う．また，麻痺側肩関節の亜脱臼がある場合は三角巾を装着し，頭頸部の保持が困難

○開始基準

【共通】
- 神経症状,意識障害の進行はないか.
  (特に要注意：①入院3日以内,②血糖値が高値,③脳幹病変,④血栓溶解療法・血栓回収療法後)
- JCS Ⅲ-100以下.
- 37.5～37.9℃の発熱は負荷を減らし病室内訓練にとどめる.
- 38.0～38.4℃の発熱はヘッドアップまでの離床とする.
- 38.5℃以上の発熱はベッド上のROM運動とポジショニング中心に実施する.または中止する(離床する場合は医師に確認).
- 60<脈拍/分<140(運動時を含む).
- 10<呼吸数/分<40.
- 動悸,狭心痛はないか.
- 危険な不整脈がないか(*1).
- 疲労感はないか(修正Borg Scale 7以下　足と体).
  0：なにも感じない　3：ちょうどいい　5：きつい　7：非常にきつい
- 心エコー検査で駆出率50％以下,弁閉鎖不全Ⅱ度以上.
  心胸郭比50％以上の場合は心機能の増悪に注意.

【脳内出血】
- 発症後24時間経過しているか.
- 収縮期血圧<160mmHg.
- 血腫の増大,水頭症,脳浮腫の増強などはないか.

【脳梗塞】
- 100mmHg<収縮期血圧<200mmHg.
- ラクナ梗塞は診断日から開始.
- アテローム血栓性,心原性脳梗塞は発症24時間後から開始.
- ★再開通後は血圧の上昇に注意(収縮期血圧<160mmHg).
- ★出血性梗塞の発現に注意.

【くも膜下出血】
- スパイナルドレナージをクランプしたか(看護師へ依頼).
- ★医師に確認のもと,病態に応じて可能な限り積極的に離床.
- ★血圧は動脈瘤処置,スパズムによって異なるため要注意.

○一時中断する場合【共通】
- 収縮期血圧30mmHg以下の変化.
  ＊5分間様子を観察した後,30mmHg以上の変化があれば中止,それ以下であれば継続.
- めまい,嘔気,狭心痛の出現.

○中止する場合【共通】
- SpO₂<90%・140<脈拍/分・収縮期血圧<80mmHg.
- 収縮期血圧30mmHg以上の変動(主に低下)
  ＊瞬間的な変化は除く.
- 危険,または新たな不整脈の出現.
  ＊新たに出現した心房細動,3連発以上の心室性期外収縮,RonT,モービッツⅡ型ブロック,完全房室ブロック.
  心室細動,心室粗動が出現時は応援を呼びAEDの準備を指示する.
- 息切れ,倦怠感,疼痛が強く出現した場合.

○当院の安静度
- 穿頭ドレナージ後,L-P/V-Pシャント後,血管造影後は翌日から離床.
- 造影CT・MRI後は,午前中に検査を行った場合はその日の午後の後半から離床可能.午後に検査を行った場合は次の日から離床.

☆あくまでもマニュアルであるため医師に確認する.

図4　河野脳神経外科病院におけるリスク管理マニュアル

本マニュアルにおける離床はヘッドアップ30°以上と定義されている.
L-Pシャント：lumber-peritoneal shunt(腰椎クモ膜下腔-腹腔シャント),V-Pシャント：ventriculo-peritoneal shunt(脳室-腹腔シャント).

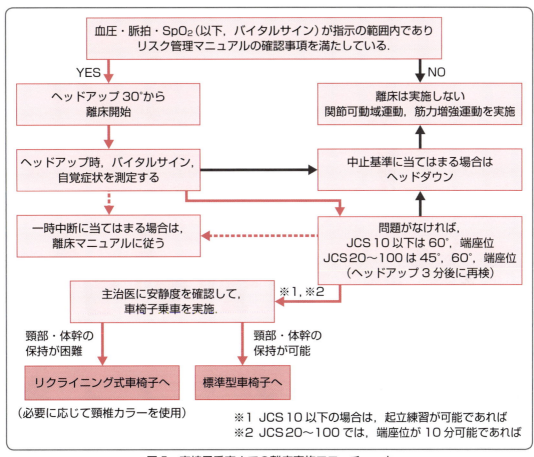

図5 車椅子乗車までの離床実施フローチャート
本チャートにおける離床はヘッドアップ30°以上と定義されている.

表2 課題の難易度を設定するために必要な要素と具体例

要素	具体例
情報量	開眼,閉眼,課題の数など
重心の高さ	臥位,座位,膝立ち位,立位など
関節の自由度	長下肢装具,短下肢装具など
支持基底面	広さ,重心移動,新たな支持面など

な場合は頸椎カラーの装着を検討する.

　当院では運動機能の再建に向けて電気刺激療法を積極的に行っている.電気刺激療法はその臨床的な効果について世界的に広く研究されており,運動機能の再建に向けた治療法として有用である.対象時期も急性期から生活期まで広く認められている.自動運動による筋力増強効果が望めない場合は,機能的電気刺激療法が有効である.また電気刺激療法

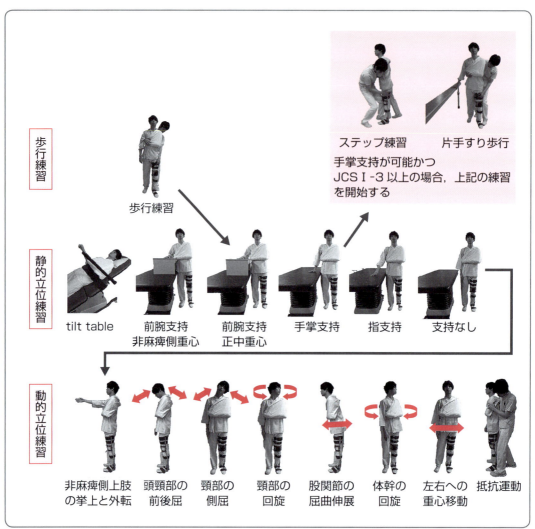

図6 立位・歩行練習における段階的運動負荷設定マニュアル
静的立位は見守りにて30秒，動的立位は見守りにて3回可能になった場合，次の難易度を移行する．

の治療機器は比較的安価で導入しやすい．そのため，電気刺激療法は脳卒中に対する理学療法において必要不可欠である．

● 実践例

1）症例①―意識障害を有した患者―

　左内頸動脈サイフォン部の狭窄による血行力学性の脳梗塞（左前頭・側頭・頭頂葉）にて入院した60歳代の女性の患者である（図7）．意識レベルはJapan Coma Scale（JCS）にてⅡ-30，Glasgow Coma Scale（GCS）にてE2 V1 M5，失語症により意思の疎通も困難であり，また右上下肢の随意運動は困難であった．意識障害と嚥下障害のため経鼻経管栄養を開始した．理学療法は発症2日目から開始した．広範な脳梗塞であることと，主幹動脈に高度の狭窄を認めることを主治医と確認し，収縮期血圧140mmHg以上を維持した状態で

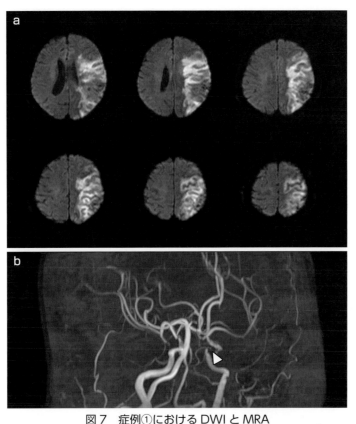

図7　症例①におけるDWIとMRA
a：発症2日目のDWI所見にて左大脳半球に広範な高信号域を認める.
b：MRAにて左内頸動脈サイフォン部（矢頭）に高度の狭窄を認める.

離床フローチャートに沿って離床を実施した．MRIにて脳梗塞の拡大を認めていないことを確認したうえで，発症6日目からリクライニング車椅子に乗車した．発症7日目にJCS Ⅱ-10へ改善した．発症10日目から立位・歩行練習フローチャートに沿い，tile tableを用いた立位練習から開始した．発症14日目にJCS Ⅰ-3となり，長下肢装具を用いて立位・歩行練習を開始した．また標準型車椅子への乗車が可能となった．発症20日目から標準型車椅子に乗車したまま経鼻経管栄養を開始した．またゼリーを用いた嚥下練習を開始した．発症25日目から端座位が最小介助で可能となった．発症33日目からペーストゼラチン食の摂取を開始した．発症38日目に回復期リハビリテーション病院へ転院となった．退院時の意識レベルはJCSにてⅠ-3（運動性失語のため），GCSにてE4 V3 M6であった．

　本症例はJCS Ⅱ桁の意識障害を有していた．種々のガイドラインにおける早期活動の推奨は，自発開眼が可能なレベルを対象とした研究に基づいている．そのため意識障害を有している患者は，過負荷による症状の増悪を発見することができないとの理由から，積極的な活動の対象とはなっていない．しかし，意識障害を有するという理由だけで安静を強いてしまうと，不要な廃用症候群が進行し，患者の未来を最大化することはできない．そ

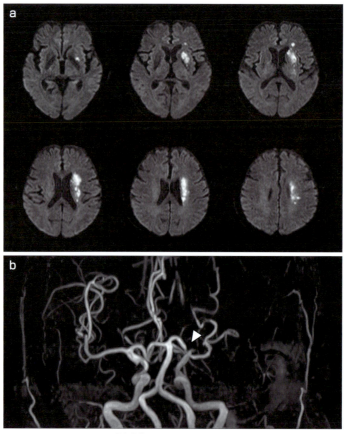

図8 症例②におけるDWIとMRA
a：発症初日のDWI所見にて右基底核から放線冠にかけて高信号域を認める．
b：MRAにて左中大脳動脈起始部（矢頭）に閉塞を認める．

のため先述したdiffusion-perfusion mismatchの有無やフォローアップMRIなどによる病巣の変化を評価しながら病態を適切に評価したうえで，意識障害の改善に向けた活動を積極的に促す必要があると筆者は考えている．当然ながら理学療法の実施中は血圧をはじめとしたバイタルサインのモニタリングを行うことが必須である．**今後は意識障害を有する重度脳卒中患者を対象とした急性期理学療法の進め方について，さらなる研究が求められる．**

2）症例②—プッシャー現象を認めた患者—

　左中大脳動脈起始部の閉塞によるアテローム血栓性脳梗塞（深部白質）にて入院した70歳代の男性の患者である（図8）．意識レベルは清明，右上下肢の随意運動は上田12段階グレード上肢0：手指0：下肢1であった．発症2日目から理学療法を開始した．広範な脳梗塞であることと，主幹動脈の閉塞を認めることを主治医と確認し，収縮期血圧140mmHg以上を維持した状態で離床フローチャートに沿って離床を実施した．発症3日

目に端座位とベッドサイドでの起立練習を実施した．この時点におけるScale of Contraversive Pushing（SCP）は6点であり，Bacciniら[43]の報告に従いプッシャー現象（pushing behavior：PB）ありと判定した．MRIにて脳梗塞の拡大を認めていないことを確認したうえで，発症4日目に車椅子へ乗車し，立位・歩行練習フローチャートに従い，前腕支持での立位練習から開始した．また姿勢鏡を使用して，視覚代償による姿勢の修正を図った．発症7日目に座位・立位ともにSCPにて修正への抵抗が0点となったため，PBは消失したと判定した．

PBは座位や立位などで，非麻痺側上下肢の過剰な伸展により麻痺側へ"押す"結果，身体が麻痺側へ"傾き"，正中への修正に対して"抵抗する"現象である[44]．急性期脳卒中患者では，14.2％がPBを有している[45]．またPBを有する患者はそうでない患者と比較して，ADL（Barthel Index）が約半分となることが報告されている[46]．このようにPBは患者の予後を大きく左右する因子であるため，早期の改善が求められる．Abeらの報告に本症例のPB消失時期を当てはめた場合，PBの残存率は約75％である[45]．本症例はPB改善群の約25％に入っているため良好な経過とみなすことができ，われわれのアプローチが有用であった可能性が示唆された．

予後予測

一般的に予後を予測する手段として回帰式が用いられており，機能的自立度評価法（Functional Independent Measure：FIM）の合計点をその指標とすることが多い[47,48]．またFIM運動項目（motor FIM：M-FIM）の合計点から，食事や更衣といった下位項目の自立度も予測することができる[49]．そのためFIMを予後予測の指標として用いることは，臨床上有用である．また病型の違いも予後（ADL）に影響を及ぼすことが報告されている．発症から30日程度を対象とした梅木ら[50]と，100日程度までを対象としたTokunagaら[51]およびPaolucciら[52]の報告から，発症30日目頃までは脳梗塞と脳内出血の回復過程に違いはきわめて小さいが，その後発症100日目頃までは脳内出血が有意に改善するという直線的ではない回復過程が示されている．

以上のような予後予測が一般的に使用されている．しかし，急性期での加療を経ても自宅退院または職業復帰が困難な患者については，速やかに回復期病院などへ転院することが望まれる．そのため急性期病院では自宅退院の可否や回復期病院への転院の適応など，急性期病院における転帰先の決定が入院後早期に必要となる．一方でその判断は，患者とその家族の意思はもちろんであるが，医師や療法士，看護師などの経験的な判断に委ねる場面を臨床上多く経験する．そこで当院では図9のフローチャートに従って，転帰先の決定にかかわる情報を医療チームに提供している．中でも改善の見込みと転院による治療継続の必要性については，八木ら[42]の報告にならい，当院のデータを用いて解析を行った．その結果，脳梗塞では開始時のFIM 85点，NIHSS 3点，初回車椅子乗車時のRevised

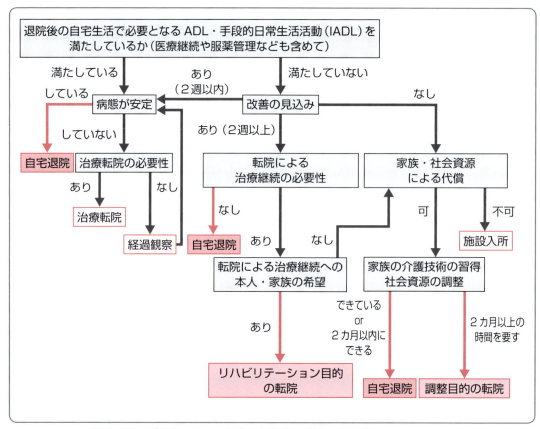

図9 リハビリテーションからの転帰先の報告に向けたフローチャート

Ability for Basic Movement Scale (ABMS Ⅱ)[53] 21点, 脳内出血では開始時のNIHSS 3点, 初回車椅子乗車時のABMS Ⅱ 22点をカットオフ値として得ることができた[54]. さらにこれらの基準とフローチャートを用いて自宅退院または回復期転院した症例の経過を追跡し, その有用性を確認した. その結果, 自宅退院後3ヵ月以内の施設入所や介護サービスの調整, 回復期転院後1ヵ月以内の退院といった転帰先が不適切であったと考えられる症例の割合は約2.2%（223名中5名）であった[55,56]. そのため当院の地域特性における結果ではあるが, 転帰先の予測チャートは有用であることを確認した.

適切に問題点を抽出するためにはゴールの設定が不可欠である. ただし, 予後予測はあくまでも過去のデータに基づいた予測である. すなわち理学療法の内容も予後予測にかかわる研究を行った時点のものである. そのため予測した予後が的中したことを満足してはいけない. 予測した予後を上回る効果を示すことが, 理学療法効果の発展に欠かすことができない.

回復期の理学療法士に望むこと

　急性期では病態が不安定な時期から十分なリスク管理によって果敢にアプローチを行うことにより，回復期における集中的アプローチの土台を作ることに取り組んでいる．また急性期という短い期間では，基本動作やADLが目に見えて改善し，患者とともに喜ぶ場面を多く経験できるわけではない．しかも急性期は患者の脳内も不安定であり，かかわった理学療法士を記憶していないこともある．まるで黒子のようにして土台作りに取り組んでいるのが急性期理学療法の一面でもある．急性期では廃用症候群を可能な限り予防し，回復期では急性期で作られた土台を最大限に活かして社会復帰を目標とした集中的アプローチを行うという互いの役割を完遂し，よりよいケアサイクルをともに構築していきたい．

▶若手理学療法士へひとこと◀

　急性期理学療法は対象者の未来を左右する第一歩であり，取り返しのつかない事態を招いてしまうこともある．病態も不安定であるが，脳卒中後うつ（post stroke depression：PSD）も報告されているように[57]心理的にもまた不安定である．そのような大切な時期にある急性期理学療法の疫学的な根拠はまだまだ不十分である．そのため基礎研究によるメカニズムの解明ももちろん重要ではあるが，まずは臨床研究による疫学的なデータの積み重ねが急務である．1人でも多くの理学療法士の知識と知恵と知性が必要である．先人たちが積み重ねてきた知見に自らの知見を積み重ね，それらを最大限に活かし，対象者とその家族のQOLの向上を具現化していただきたい．

Further Reading

ニューロリハビリテーション，道免和久（編），医学書院，2015
- ▶脳卒中に対する理学療法に必要な神経科学的基盤について詳しく，かつわかりやすくまとめられている．神経科学に基づく理学療法は急性期においても当然ながら必要な知識である．

最新物理療法の臨床適応，庄本康治（編），文光堂，2012
- ▶物理療法の臨床適応を具体的に提示してくれている．本項でも取り扱った機能的電気刺激療法についても詳しくまとめられている．治療機器の発展はめざましく，物理療法の必要性が急速に高まっている．

脳卒中機能評価・予後予測マニュアル，道免和久（編），医学書院，2013
- ▶機能評価の重要性とその使い方，さらには具体的な予後予測法についてわかりやすくまとめられている．中でも機能評価の使い方については，予後予測法のさらなる発展に寄与する内容となっている．

● 文献

1) Evidence-Based Medicine Working Group：A new approach to teaching the practice of medicine. JAMA. 268(17)：2420-2425, 1992
2) Sackett DL, Rosenberg WM, Gray JA, et al：Evidence based medicine：what it is and what it isn't. BMJ. 312(7023)：71-72, 1996
3) Xu T, Yu X, Ou S, et al：Efficacy and Safety of Very Early Mobilization in Patients with Acute Stroke：A Systematic Review and Meta-analysis. Sci Rep. 7(1)：6550, 2017
4) Oldenbeuving AW, de Kort PL, Jansen BP, et al：Delirium in acute stroke：a review. Int J Stroke. 2(4)：270-275, 2007
5) Swayne OB, Rothwell JC, Ward NS, et al：Stages of motor output reorganization after hemispheric stroke suggested by longitudinal studies of cortical physiology. Cerebral Cortex. 18(8)：1909-1922, 2008
6) Nudo RJ, Milliken GW：Reorganization of movement representations in primary motor cortex following focal ischemic infarcts in adult squirrel monkeys. J Neurophysiol. 75(5)：2144-2249, 1996
7) Barbay S, Plautz EJ, Friel KM, et al：Behavioral and neurophysiological effects of delayed training following a small ischemic infarct in primary motor cortex of squirrel monkeys. Exp Brain Res. 169(1)：106-116, 2006
8) McDonnell MN, Koblar S, Ward NS, et al：An investigation of cortical neuroplasticity following stroke in adults：is there evidence for a critical window for rehabilitation？. BMC Neurology. 15：109, 2015
9) Yagi M, Yasunaga H, Matsui H, et al：Impact of Rehabilitation on Outcomes in Patients With Ischemic Stroke：A Nationwide Retrospective Cohort Study in Japan. Stroke. 48(3)：740-746, 2017
10) Liu N, Cadilhac DA, Andrew NE, et al：Randomized controlled trial of early rehabilitation after intracerebral hemorrhage stroke：difference in outcomes within 6 months of stroke. Stroke. 45(12)：3502-3507, 2014
11) 園田　茂ほか：1-4 急性期リハビリテーション．脳卒中治療ガイドライン2015，日本脳卒中学会 脳卒中ガイドライン委員会（編），pp277-278，協和企画，東京，2015
12) Hebert D, Lindsay MP, McIntyre A, et al：Canadian stroke best practice recommendations：Stroke rehabilitation practice guidelines, update 2015. Int J Stroke. 11(4)：459-484, 2016
13) Winstein CJ, Stein J, Arena R, et al：Guidelines for Adult Stroke Rehabilitation and Recovery：A Guideline for Healthcare Professionals From the American Heart Association/American Stroke Association. Stroke. 47(6)：e98-e169, 2016
14) Teasell R, Foley N, Hussein N, et al：The Elements of Stroke Rehabilitation. Evidence-Based Review of Stroke Rehabilitation, http://www.ebrsr.com/evidence-review/6-elements-stroke-rehabilitation, Canadian Partnership for Stroke Recovery（2018年3月20日閲覧）
15) Clinical Guidelines for Stroke Management 2017, https://informme.org.au/Guidelines/Clinical-Guidelines-for-Stroke-Management-2017, Stroke Foundation（2018年3月22日閲覧）
16) Bowen A, James M, Young G：Early mobilization. National clinical guideline for stroke National Guideline, pp50-51, https://www.strokeaudit.org/SupportFiles/Documents/Guidelines/2016-National-Clinical-Guideline-for-Stroke-5t-(1).aspx, Royal College of Physicians（2018年3月20日閲覧）
17) Taub E, Uswatte G, Elbert T：New treatments in neurorehabilitation founded on basic research. Nat Rev Neurosci. 3(3)：228-236, 2002
18) Nudo RJ, Milliken GW, Jenkins WM, et al：Use-dependent alterations of movement representations in primary motor cortex of adult squirrel monkeys. J Neurosci. 16(12)：785-807, 1996
19) AVERT Trial Collaboration group：Efficacy and safety of very early mobilisation within 24 h of stroke onset（AVERT）：a randomised controlled trial. Lancet. 386(9988)：46-55, 2015
20) Lynch E, Hillier S, Cadilhac D：When should physical rehabilitation commence after stroke：a systematic review. Int J Stroke. 9(4)：468-478, 2014
21) Astrup J, Siesjö BK, Symon L：Thresholds in

cerebral ischemia - the ischemic penumbra. Stroke. 12(6)：723-735, 1981
22) Zazulia AR, Diringer MN, Videen TO, et al：Hypoperfusion without ischemia surrounding acute intracerebral hemorrhage. J Cereb Blood Flow Metab. 21(7)：804-810, 2001
23) Muhl L, Kulin J, Dagonnier M, et al：Mobilization after thrombolysis(rtPA)within 24 hours of acute stroke：what factors influence inclusion of patients in A Very Early Rehabilitation Trial(AVERT)?. BMC Neurol. 14：163, 2014
24) Regenhardt RW, Das AS, Stapleton CJ, et al：Blood Pressure and Penumbral Sustenance in Stroke from Large Vessel Occlusion. Front Neurol. 8：317, 2017
25) Eames PJ, Blake MJ, Dawson SL, et al：Dynamic cerebral autoregulation and beat to beat blood pressure control are impaired in acute ischaemic stroke. J Neurol Neurosurg Psychiatry. 72(4)：467-472, 2002
26) 山本康正：Branch atheromatous diseaseの概念・病態・治療. 臨床神経学. 54(4)：289-297, 2014
27) 梅村敏隆, 松井克至, 新美芳樹, 他：Branch Atheromatous Disease(BAD)の進行と予後に関連する因子の臨床的検討. 脳卒中. 30(3)：462-470, 2008
28) 山田浩史, 加藤文太, 髙石 智, 他：穿通枝領域梗塞における急性期の症候増悪因子に関する検討. 脳卒中. 30(1)：50-54, 2008
29) Bowen A, James M, Young G：Shoulder pain and subluxation. National clinical guideline for stroke National Guideline, p81-p82, https://www.strokeaudit.org/SupportFiles/Documents/Guidelines/2016-National-Clinical-Guideline-for-Stroke-5t-(1).aspx, Royal College of Physicians(2018年3月28日閲覧)
30) 眞木崇州, 中村道三, 末長敏彦：脳卒中急性期に合併する偽痛風の検討. 臨床神経. 48(8)：563-567, 2008
31) Bonaventura A, Liberale L, Vecchié A, et al：Update on Inflammatory Biomarkers and Treatments in Ischemic Stroke. Int J Mol Sci. 17(12)：pii：1967, 2016
32) Dirnagl U, Klehmet J, Braun JS, et al：Stroke-induced immunodepression：experimental evidence and clinical relevance. Stroke. 38(2 Suppl)：770-773, 2007
33) Bowen A, James M, Young G：Rehabilitation approach-intensity of therapy. National clinical guideline for stroke National Guideline, pp24-25, https://www.strokeaudit.org/SupportFiles/Documents/Guidelines/2016-National-Clinical-Guideline-for-Stroke-5t-(1).aspx, Royal College of Physicians(2018年3月30日閲覧)
34) Bernhardt J, Churilov L, Ellery F, et al：Pre-specified dose-response analysis for A Very Early Rehabilitation Trial(AVERT). Neurology. 86(23)：2138-2145, 2016
35) Kinoshita S, Momosaki R, Kakuda W, et al：Association Between 7 Days Per Week Rehabilitation and Functional Recovery of Patients With Acute Stroke：A Retrospective Cohort Study Based on the Japan Rehabilitation Database. Arch Phys Med Rehabil. 98(4)：701-706, 2017
36) 園田 茂, 他：1-5 病型別リハビリテーション（特に急性期）. 脳卒中治療ガイドライン2015, 日本脳卒中学会 脳卒中ガイドライン委員会（編）, pp279-280, 協和企画, 東京, 2015
37) 國枝洋太, 三木啓嗣, 松本 徹, 他：急性期脳梗塞患者における段階的ベッドアップ負荷を含む離床の影響. 脳卒中. 37(3)：149-151, 2015
38) 幸和 貴, 梅木駿太, 佳元寿枝, 他：当院における早期離床の実践―起立性低血圧の発生率―. 第16回大分県理学療法学会, 大分, 2014
39) Kong KH, Chuo AM：Incidence and outcome of orthostatic hypotension in stroke patients undergoing rehabilitation. Arch Phys Med Rehabil. 84(4)：559-562, 2003
40) Panayiotou B, Reid J, Fotherby M, et al：Orthostatic haemodynamic responses in acute stroke. Postgrad Med J. 75(882)：213-218, 1999
41) 堀 智彦, 西丸雄也, 延原幸嗣：起立性発症の脳虚血患者にみられた脳動脈高度狭窄と起立性血圧低下の意義. 脳卒中. 18(3)：155-160, 1996
42) 八木麻衣子, 川口朋子, 吉岡 了, 他：急性期病院の脳梗塞患者における退院先に関連する因子の検討―自宅退院群と回復期病院群における検討―. 理学療法学. 39(1)：7-13, 2013
43) Baccini M, Paci M, Nannetti L, et al：Scale for contraversive pushing：cutoff scores for diag-

44) nosing "pusher behavior" and construct validity. Phys Ther. 88(8)：947-55, 2008
44) Davies PM：体軸のずれ（プッシャー症候群）．ステップス・トゥー・フォロー 改訂第2版，冨田昌夫（監訳），額谷一夫（訳），p341, 丸善出版，東京，2005
45) Abe H, Kondo T, Oouchida Y, et al：Prevalence and length of recovery of pusher syndrome based on cerebral hemispheric lesion side in patients with acute stroke. Stroke. 43(6)：1654-1656, 2012
46) Krewer C, Luther M, Müller F, et al：Time course and influence of pusher behavior on outcome in a rehabilitation setting：a prospective cohort study. Top Stroke Rehabil. 20(4)：331-339, 2013
47) Koyama T, Matsumoto K, Okuno T, et al：A new method for predicting functional recovery of stroke patients with hemiplegia：logarithmic modelling. Clin Rehabil. 19(7)：779-789, 2005
48) Jeong S, Inoue Y, Kondo K, et al：Formula for predicting FIM for stroke patients at discharge from an acute ward or convalescent rehabilitation ward. Jpn J Compr Rehabil Sci. 5：19-25, 2014
49) Koyama T, Matsumoto K, Okuno T, et al：Relationships between independence level of single motor-FIM items and scores in patients with hemiplegia after stroke：an logistic modeling study. J Rehabil Med. 38(5)：280-286, 2006
50) 梅木駿太, 西田昂平, 秋好雄貴, 他：急性期脳梗塞と脳出血における Functional Independent Measure の変化の比較―傾向スコアを用いたマッチング―．脳卒中．40：2018 (in press)
51) Tokunaga M, Watanabe S, Nakanishi R, et al：The influence of stroke type, gender, and age on FIM improvement. Jpn J Compr Rehabil Sci. 5：136-140, 2014
52) Paolucci S, Antonucci G, Grasso MG, et al：Functional outcome of ischemic and hemorrhagic stroke patients after inpatient rehabilitation：a matched comparison. Stroke. 34(12)：2861-2865, 2003
53) Tanaka T, Hashimoto K, Kobayashi K, et al：Revised version of the ability for basic movement scale（ABMS Ⅱ）as an early predictor of functioning related to activities of daily living in patients after stroke. J Rehabil Med. 42(2)：179-181, 2010
54) 長岡典幸，梅木駿太，幸　和貴，他：当院脳梗塞・脳出血者における介入後早期からの転帰先の予測に向けた試み―自宅退院群と回復期転院群における検討―．大分県理学療法学．9：5-9, 2016
55) 長岡典幸，梅木駿太，後藤順司，他：当院における転帰先の予測に向けたフローチャートの有用性の検討―回復期リハビリテーション病院転院患者を対象として―．大分県理学療法学．10：6-9, 2017
56) 長岡典幸，梅木駿太，甲斐玲奈，他：当院における転帰先の予測に向けたフローチャートの有用性の検討―当院自宅退院患者を対象として―．第34回大分県病院学会，大分，2017
57) De Ryck A, Brouns R, Geurden M, et al：Risk factors for poststroke depression：identification of inconsistencies based on a systematic review. J Geriatr Psychiatry Neurol. 27(3)：147-158, 2014

ラクナ梗塞における理学療法のポイント

北山哲也

1. 臨床症状

　ラクナ梗塞の症状は多種多様である．脳のどの部分に発生するかによって違いがあり，軽い上下肢の運動麻痺や感覚障害，言語障害や眼球運動障害なども出現することがある．また，多発性であれば小さな梗塞でも感覚情報の統合が困難となり，運動麻痺の重度化や高次脳機能などにも問題が起こる可能性がある．そのため，SIAS (Stroke Impairment Assessment Set) などを用いて包括的な評価を行い，さまざまな問題が生じていないか把握することが必要である．また，運動麻痺が軽い場合でも質的な評価を行い，高度なバランス能力を要求すると体幹などの選択的運動が乏しい対象者も存在する．そのため，プロアクティブバランス（予測的バランス）だけではなくリアクティブバランス（反応的バランス）を促す必要がある．

2. 動作分析のポイント（一例）

　立ち上がる前から非対称性が助長される．骨盤-股関節の運動性が乏しくなり，非麻痺側肩甲帯の代償が確認できる（図1a）．また，立ち上がり直後にタンデム肢位をとらせると麻痺側足関節や股関節の動的安定性が得られず，頭頸部・上肢・体幹でのバランス戦略を選択することが多い（図1b）．ここで着目してほしいことは，随意運動は比較的保たれていても端座位で十分な体幹の伸展活動が得られていないことである．端座位での問題は立位や歩行にも影響を及ぼしている可能性がある．そのため，課題遂行が可能であったとしてもどのように遂行しているのかを思慮深く観察する必要がある．

3. 四肢近位部と体幹の評価

　麻痺側体幹の伸展活動を得るためには，非麻痺側体幹機能との相互関係を評価することも重要である．また，非麻痺側上肢などが代償的に出力を強めていると適切な求心性情報は得られない（脊髄小脳路よりも脊髄視床路や視蓋脊髄路，辺縁系，前頭前野などが過度に働く可能性がある）．四肢遠位部の運動麻痺は目視で容易に評価することができるが，四肢近位部や体幹機能の評価は意外と難しい．そのため，触診による評価も重要となる．

　図2に，具体的な評価方法を紹介する．まず上肢をテーブル上に置き，上肢の重みなどの影響を少なくしたうえで肩甲帯周囲の運動性を評価する．広背筋の中部線維や僧帽筋の下部線維の長さやアライメントを確認する．拮抗筋である大胸筋や小胸筋なども遠心性収縮の活動ができるかを確認する（図2a）．

　次に骨盤の高さを左右均等にするために右側殿部にタオルを入れる．骨盤の高さが均等になることで腰椎-胸椎の伸展が容易になるのであれば，右股関節周囲の不安定性（殿筋

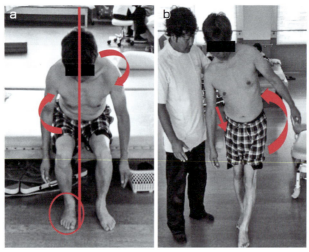

図1 評価（立ち上がり，ステッピング）

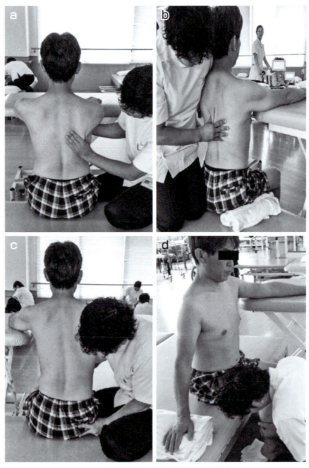

図2 評価（四肢近位部と体幹）

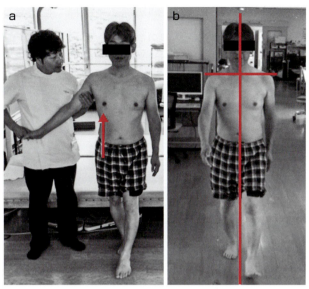
図3　アプローチ後の評価（ステッピング，歩行）

群やハムストリングなどの低緊張）が問題となる（図2b）．

　そして骨盤のラテラリティ（左右傾斜）と体幹の側方伸展活動を確認する．この活動は立位でのステッピングなどに必要な運動である．殿筋群や腹斜筋群などに筋活動が得られているかを触診する．このときに肩の平衡が保たれているかどうかに注意することが重要である（図2c）．

　最後に体幹の抗重力伸展活動を保ちながら下肢運動性を保証することができるかどうかを確認する．また，二関節筋である腓腹筋の活動と単関節筋であるヒラメ筋の長さを確認する．このときに体幹が屈曲位となり，肩甲帯周囲の代償活動が助長されないように注意が必要である（図2d）．

4. 末梢部からの誘導によるバランスの促通

　上半身の平衡を保ちながら下肢の動的安定性が得られるかどうかを評価する．仮に下肢の抗重力伸展活動に伴う体幹の伸展活動が得られていなければ，理学療法士の持っている上肢は抵抗感などを感じることもある．または反対側の上肢に外転反応などが生じるか，もしくは体幹や頭頸部に側屈などの代償活動が生じる可能性がある（図3a）．上肢誘導に対する抵抗感や依存感および代償活動が軽減したら自律的な歩行につながっているかどうかを確認する．特に両脚支持期におけるバランスは下肢からの運動連鎖が効率的に行われているかどうかを表している（図3b）．

5. おわりに

　大切なことを以下にまとめた．
①運動麻痺，感覚障害の度合いをチェックする．その他，高次脳機能の影響を確認する．
②四肢の随意運動を発現する前の姿勢制御に着目する（体幹・四肢近位部のていねいな評価）．

MINI LECTURE

③末梢部のプロパティを評価する(足部や下腿の筋の柔軟性,足関節の運動性など).
④反応的バランス制御(徒手誘導によるリアクション)を評価する.
⑤自律的な歩行につながっているかを確認する(二重課題などが可能かどうか).

MINI LECTURE

回復期における脳卒中理学療法

PART III

1 基本動作に対する理学療法

長野　毅

> 　脳卒中片麻痺患者は，さまざまな機能障害により動作遂行時に介助を要す患者が多く，その場合は動作の自立度を改善することが目標となる．ただ，動作が自立している片麻痺患者でも，動作遂行時に非麻痺側での過剰努力がみられ，安楽性が低下している場合も多い．片麻痺患者の動作能力改善には，動作自立度の改善だけでなく，非麻痺側の努力性についてもアプローチすることが必要となる．本項では，片麻痺患者における基本的動作のうち，寝返り・起き上がり・起立動作の特徴について，先行研究と筆者らが得た知見を基に概説し，動作能力障害に対するアプローチについてのフローチャートを紹介する．

基本的動作に対する理学療法

　1965（昭和40）年に公布された「理学療法士及び作業療法士法」では，理学療法とは，「身体に障害のある者に対し，**主としてその基本的動作能力の回復を図るため**，治療体操その他の運動を行わせ，および電気刺激，マッサージ，温熱その他の物理的手段を加えることをいう」と規定されている．基本的動作の回復は理学療法の目的であり，**基本的動作能力を改善させることで，日常生活活動（ADL）の自立，そして社会参加を促すことが理学療法士の責務である**．

　基本的動作障害に対してアプローチする際，筆者が常に頭に入れているのは，**動作は運動によって実行されている**ということである．中村ら[1]は，人間の運動行動（motor behavior）は，運動（movement），動作（motion），行為（action, conduct）の3つの側面から分析され，記述されるとしている．運動は姿勢（体位と構え）が時間的に連続して変化したもので，身体軸と重力の関係（体位：position）で，身体の動きの方向，身体の各部位の相対的な位置関係（構え：attitude）の変化として記述される．**動作は，運動によって具体的に行われる仕事（work），課題（task）との関係で行動を分析するときの単位となる**としている．よって，動作を抽象的に捉えるのではなく，動作を構成している関節や各部位の運動を観察することを心がけている．

　動作を観察そして分析し，実際にアプローチするときは，以下の項目が重要である[2]．
①理学療法士自身が治療目標である**動作遂行に必要な運動課題の理想型を表象化できる**．
②対象者も練習を行う前に動作遂行に必要な運動課題を言語-認知段階の学習として表象

化すること．そのために理学療法士は**動作遂行に必要な運動課題に関する十分な説明と，イメージ化しやすいようにデモンストレーションやビデオなどの手段を使って理想的運動課題を提示することが必要である．**

③実際の練習場面では対象者が動作遂行に必要な運動練習は内外受容器からの情報をフィードバックしている過程であり，特に運動学習には運動感覚に基づく内在的フィードバックが重要である．理学療法士の行うハンドリングは理想型の運動パターンや姿勢変化の情報を付与する源となる．

④適切なハンドリングによる反復練習は運動の正確性の誤差を修正しながらより適切な理想型へと誘導し，**宣言的記憶から手続き記憶へと記憶形式を変換させる運動感覚の情報媒体となる．**これはいわゆる「教師あり学習」である．

⑤学習段階の後半にあたる適応性を獲得するためには理想型に近い運動パターンで課題遂行が可能になった時点で，**具体的な生活環境下での課題解決型学習へと進め，運動戦略の多様化と意思決定能力の向上を目指していく．**これはいわゆる「教師なし学習」である．

> **メモ 宣言的記憶と手続き記憶とは？**
>
> 学習とは，「一定場面におけるある経験が，その後，同一または類似の場面における個体の行動あるいは行動の可能性に変容をもたらすこと」と定義づけることができる[3]．学習は宣言的記憶によるものと手続き記憶によるものに分けられ，**宣言的記憶による学習とは，意識を顕在化（顕在的意識）し，知識や記憶を用いながら注意や思考といった認知的プロセスを経て学習することであり，実行されたプロセスを言語的に表現する能力のことである．手続き記憶による学習とは，顕在的な注意や意識（潜在的意識）なしに動作課題を行い学習することであり，身体で覚えることである**[3]．

①で挙げた動作遂行に必要な運動課題の理想型を抽出するには，当然であるが各関節，各部位の運動（動作の質）を観察する必要がある．理学療法士は動作を観察し，動作の遂行を阻害している箇所（運動）を患者に明示し，その問題箇所を理学療法士と患者とが共有し，動作能力改善のために，それぞれの役割を全うすることで相乗効果が得られることが望ましいと考える．

回復期の片麻痺患者における動作の特徴

運動麻痺回復の視点から，Swayneら[4]による運動麻痺回復ステージ理論によると，運動麻痺には3つの回復ステージがある．1st stage recoveryは発症から3ヵ月の期間であり，この時期は残存する皮質脊髄路の興奮性に依拠する回復，2nd stage recoveryは3～6ヵ月までの期間であり，この時期は皮質間ネットワークの興奮性に依拠する回復であるとしている．そして3rd stage recoveryは6ヵ月以降も持続するもので，シナプスの伝達効率向上に依拠する回復であると考えられている．1st・2nd・3rd stageはそれぞれわが国の脳卒中医療体制における急性期・回復期・生活期リハビリテーションに該当するとい

えるが，急性期リハビリテーションの時期は短縮してきているため，1st stage後半から2nd stageが回復期リハビリテーションの時期といえる[5]．

> **POINT**
>
> 2nd stageは皮質間のネットワークの興奮に依拠する回復で，皮質間の抑制が解除され，残存している皮質脊髄路の機能効率を最大限に引き出し，大脳での組織的再構築がなされる時期と考えられている[4]．しかし，この時期は好ましくない可塑性が形成される時期であり，その代表が痙縮の出現であるとされる[5]．痙縮の出現により運動障害の増強を生じさせる可能性もあり，回復期にあたる罹患期間4～5ヵ月の時期は動作が自立していても異常な運動（代償運動や非麻痺側の過剰努力など）が顕著に出現する可能性がある．回復期における理学療法では，基本的動作が自立していればよいというわけではなく，動作遂行時の運動機能（動作の質）に着目することも重要と考えられる．

基本的動作の評価方法

臨床場面で基本的動作を評価する場合，定量的評価と定性的評価の2つの側面から総合的に評価することが求められる[6]．定量的評価は，10m歩行時間や歩行率，6分間歩行テスト，timed up and go testなど計測によって数値化できる評価である．一方，定性的評価は動作観察に基づく動作分析である．動作分析はADLや基本的動作などの合目的な動作を安定性，協調性（動作様式），持久性，速度性，応用性という実用性の要素に分解して，それぞれの実用性の要素別に動作の特性を明らかにすることである[7]．

> **Advice** 観察に基づく動作分析（定性的評価）の手順は，以下のとおりである．
> ①問題となる基本的動作の実用性の要素を明確にする．
> ②異常な部分はどこか，動作のどの相で異常が起きているかを観察する．
> ③観察（①②）で抽出された問題（活動レベル）の原因を心身機能・構造レベルで予測する．
> ④予測された心身機能・構造障害を客観的に捉えるために必要な検査測定項目を選択し実施する．
> ⑤実際の検査結果から問題となる基本的動作の原因をまとめる．

以上のように，動作分析では，まず動作の観察が行われるが，それは，動作の実用性の要素を明確にすることが目的となる．

内山[8]は，動作遂行は機能性と安楽性の2つの視点に大別することができ，機能性にのみにとらわれることなく，安楽性にかかわる分析を進めることが介入志向的な点からも重要であるとしている．そして動作水準には階層性があり，機能性（特定の条件で姿勢保持

や動作ができる）→安定性（姿勢・動作が再現性を持ってできる）→安全性（動作遂行に危険がない）→安楽性（動作の実施に身体および精神的苦痛を伴わない）→安住性（環境に適応した実用性がある）とし，動作がどの水準にあるのか判断するとしている．このことから自力で動作遂行が困難な片麻痺患者には速度性や持久性そして不整地歩行など環境に適応する能力よりも，まず動作を自力で安全に行わせることが先決となる．

POINT

動作観察では実用性の要素だけでなく，動作の自立度を判定し，介助を要しているのならどの相でどのような介助が必要なのか把握することも必要となる．片麻痺患者で多く観察される非麻痺側での努力性を伴った動作では安楽性が低下していると判断されるが，安楽性は動作水準において上位に位置する．

メモ 基本的動作能力を評価するバッテリーは？

基本的動作の評価表として，Rivermead Mobility Index（RMI）[9]やModified Motor Assessment Scale（MMAS）[10]，Functional Movement Scale（FMS）[11]などがあり，その信頼性や妥当性が報告されている．

わが国では評価表（定量的評価）の利用はきわめて少なく，特に中枢神経疾患患者の評価は，観察に基づく定性的な評価が重視されていることが多い．定性的評価（動作観察に基づく動作分析）については，動作における問題箇所が具体的に把握できる，結果を直ちに治療に活用できるなどの利点があるが，熟練を要する，観察者によって観察内容にばらつきがあるなどの欠点がある．理学療法で目的としている基本的動作の改善に関して，その観察が主観的で経験的な要素が多いことは大きな問題であり，定性的評価の客観的定量化を図ることが求められる．

この問題に対して筆者らは，動作観察に基づく動作分析に着目し，起居動作（寝返り，起き上がり，起立）遂行時の各関節および部位の運動機能を観察にて評価する評価表（Functional Assessment for Hemiplegic Bed mobility：FAHB）を開発し，動作の質を点数化する取り組みを積極的に行っている[12〜14]．

● FAHBとはどのような評価表なのか？

FAHBは26項目31点満点である（表1）[12]．内訳は，非麻痺側方向への寝返り動作6項目8点，非麻痺側下側臥位からの起き上がり動作8項目8点，端座位からの起立動作12項目15点である．判定には具体的な観察の観点（判定基準）を設け2〜3段階で採点する．各項目は寝返り・起き上がり・起立各動作遂行に必要な各関節および部位（体幹，骨盤）の位置関係の変化（運動）である．FAHBにおける寝返り動作は，麻痺側肩関節亜脱臼を考慮し，非麻痺側方向への寝返り動作とした．起き上がり動作については，幅広い片麻痺患者に対応できる片肘つき側臥位パターン（非麻痺側下側臥位からon elbowそしてon handへ移行し端座位となる動作）を採用した．起立動作は，端座位から立位までの動作とし，

表1 FAHB

動作	部位	運動方向	判定基準	判定	点数	項目
寝返り動作	眼球	寝返る方向への注視	指示された方向を注視することができるか	□注視している □注視していない	1 0	1
	頭部	頭部離床	頭がベッドから持ち上がるか	□離床している □離床していない	1 0	2
	体幹	体軸内回旋（胸郭と骨盤のねじれ）	麻痺側上肢もしくは下肢どちらかが先行し，胸郭と骨盤にねじれがみられるか	□体軸内回旋している □体軸内回旋していない	1 0	3
	麻痺側肩甲帯	前方回旋 protraction	肩甲帯の前方回旋がみられるか	□前方回旋している □前方回旋していない	1 0	4
	麻痺側肩関節	屈曲	上肢がベッドに接地した状態から，肩関節屈曲し肘が胸郭まで持ち上がるか	□屈曲し肘が胸郭まで持ち上がる □不十分（肘が胸郭まで至らない） □まったく屈曲していない	2 1 0	5
	麻痺側股関節	屈曲	股関節屈曲し，足部がベッドから持ち上がるか	□屈曲し足部が持ち上がる □不十分（足部がベッドから持ち上がらない） □まったく屈曲していない	2 1 0	6
起き上がり動作	眼球	起き上がる方向（上方）への注視	指示された方向（上方・天井）を注視することができるか	□注視している □注視していない	1 0	7
	麻痺側上肢	体重支持	麻痺側上肢での体重支持がみられるか	□体重支持している □体重支持していない	1 0	8
	麻痺側下肢	ベッドから下ろす	麻痺側下肢をベッドから下ろせるか（非麻痺側下肢での代償を用いてもよい）	□下肢を下ろしている □下肢を下ろしていない	1 0	9
	頭頸部	上方への側屈	起き上がる方向（上方）への頭頸部の側屈運動がみられるか	□上方向へ側屈している □上方へ側屈していない（頭部が中間位・下方への側屈）	1 0	10
	体幹	上方へ持ち上がる	体幹が起き上がる方向（上方）へ持ち上がるか	□上方へ持ち上がる □上方へ持ち上がらない	1 0	11
		屈曲	体幹の屈曲運動がみられるか	□屈曲している □屈曲していない	1 0	12
		非麻痺側への回旋	on elbow移行に伴い体幹が非麻痺側方向（下方）へ回旋し，麻痺側肩部が非麻痺側肩部より前方へ移動するか	□非麻痺方向へ回旋している □非麻痺側方向へ回旋していない（回旋していない・麻痺側へ回旋）	1 0	13
	座位保持		上肢の支持，または介助なしで座位保持が可能であるか	□座位保持が可能 □可能でない（転倒傾向を示す）	1 0	14

表1 つづき

動作	部位	運動方向	判定基準	判定	点数	項目
起立動作	麻痺側上肢	立位で下垂	立位で麻痺側上肢が屈曲することなく，下垂しているか	□上肢屈曲せず，立位で下垂している □立位で上肢屈曲している	1 0	15
	非麻痺側上肢	支持の有無	非麻痺側上肢を膝やベッドに支持せず立ち上がっているか	□支持しないで立ち上がる □支持して立ち上がる（ベッド・膝を支持）	1 0	16
	屈曲相：端座位→殿部離床					
	体幹	前傾	非麻痺側足関節背屈反応（足趾伸展）が出現せず，つま先が接地している状態で，体幹前傾しているか	□つま先が接地したまま体幹前傾している □体幹前傾しているがつま先が離床している □まったく前傾していない	2 1 0	17
	骨盤	前傾	体幹前傾に伴い，骨盤前傾しているか	□前傾している □まったく前傾していない	1 0	18
	体幹	左右側屈中間位維持	体幹が左右側屈（左右短縮）せず，中間位で前傾しているか	□中間位で体幹が前傾している □側屈（短縮）して体幹が前傾している〔麻痺側・非麻痺側側屈（短縮）〕	1 0	19
	麻痺側膝関節部	内外側中間位維持	膝関節が内側・外側へ偏移せず，中間位であるか	□中間位である □中間位でない（内側・外側へ偏移）	1 0	20
	体幹	回旋中間位維持	体幹回旋がみられず，中間位であるか	□中間位である □回旋している（左・右）	1 0	21
	骨盤	回旋中間位維持	骨盤回旋がみられず，中間位であるか	□中間位である □回旋している（左・右）	1 0	22
	伸展相：殿部離床→立位					
	体幹	伸展	体幹伸展し，立位では中間位であるか	□中間位まで伸展している □不十分（伸展するが中間位まで至らない） □まったく伸展していない	2 1 0	23
	麻痺側膝関節	伸展	膝関節伸展し，立位では伸展位まで伸展するか	□伸展位まで伸展している □不十分（伸展するが伸展位まで至らない） □まったく伸展していない	2 1 0	24
	麻痺側足部	足底接地	立位で足底全面が接地しているか	□足底全面接地している □足底全面接地していない（踵が浮く・つま先が浮く）	1 0	25
	立位保持		上肢の支持または，介助なしに立位保持が可能か	□立位保持が可能 □立位保持できない（転倒傾向を示す）	1 0	26

「長野 毅，堺 裕：機能的片麻痺起居動作評価表（FAHB）の開発と信頼性及び妥当性の検証．理学療法福岡．（29）：44-50, 2016」より引用

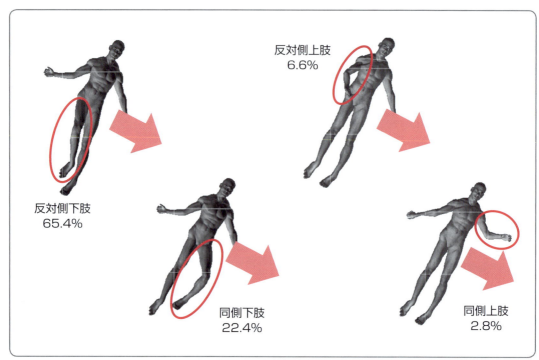

図1　健常者における寝返り動作開始部位の割合

動作全般，屈曲相（端座位から殿部離床），伸展相（殿部離床から立位），立位保持能力のカテゴリーに分類した．なお，FAHBの信頼性の確認は行っている[12]．

先行研究から確認されている寝返り動作（背臥位から非麻痺側方向への寝返り）の特徴 ―健常者と片麻痺患者―

健常者の寝返り動作の開始部位としては寝返る方向とは反対側の下肢が65.4％，同側下肢が22.4％，反対側上肢が6.6％，同側上肢が2.8％であったとの報告がある[15]（図1）．健常者は下肢から開始する割合が高いが，これは上肢よりも下肢の質量が大きいので，まず質量の大きい下肢を運動（股関節屈曲内転）させることで骨盤を回旋させ，その後は体から起こり頭部に作用する立ち直り反射にて寝返り動作を行っていると考えられる．

メモ　健常者の寝返り動作時の筋活動の特徴は？

健常者の寝返り時の体幹筋の筋活動は，まず寝返る側の外腹斜筋が活動し対側上下肢が運動しやすいように土台を形成した後，上側外腹斜筋が活動し，体幹回旋運動が行われている[16]（図2）．

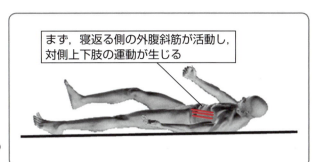

図2 健常者における寝返る方向と同側の腹斜筋群の筋活動

POINT

片麻痺患者を対象にした報告[16]では，弛緩性麻痺で座位保持が困難な片麻痺患者は，寝返り時に外腹斜筋と脊柱起立筋の活動は認められず，重度片麻痺患者は脊柱起立筋のみが活動し，中等度麻痺患者は外腹斜筋の活動はあるが，左右の分離した活動は困難であった．このことから片麻痺患者の寝返り動作の特徴は体幹前面筋群の活動性の低下であると思われる．

Advice

片麻痺患者の体幹前面筋群は低緊張を呈していることが多いことから，その筋収縮が得られにくいことが予想される．特に重症例では，随意運動の低下が認められにくい頭部の運動を活用させることが重要で，背臥位にて，頭部屈曲を利用し，体幹前面筋の筋収縮を促し，能動的な胸郭と骨盤の連結を得ることで，寝返り動作へとつなげることが必要と思われる．

FAHBを用いた研究から確認された片麻痺患者における起居動作遂行時の運動学的特徴—53名を対象として—

対象者の内訳として，回復期リハビリテーション病院（38名）とデイケアセンター（15名）で理学療法を受けている脳卒中片麻痺患者53名である．脳出血32名，脳梗塞20名，クモ膜下出血1名，左麻痺26名，右麻痺27名，平均上肢Brunnstrom stage（BRS）3.8±1.4（Ⅰ：1名，Ⅱ：10名，Ⅲ：15名，Ⅳ：7名，Ⅴ：13名，Ⅵ：7名），平均下肢BRS 3.8±1.2（Ⅱ：8名，Ⅲ：16名，Ⅳ：12名，Ⅴ：12名，Ⅵ：5名），平均年齢62.1±10.9歳代，平均罹患期間19.6±43.6ヵ月であった．

● 非麻痺側方向への寝返り動作

動作自立度は53名中43名自立（修正自立2名含む），非自立が10名（監視レベル1名，口頭指示レベル6名，要介助レベル3名）であった．麻痺側上下肢，頭部の開始部位としては，

自立43名では頭部が15名,麻痺側上肢が11名,麻痺側下肢が17名であった.非自立10名では,頭部が5名,麻痺側下肢が5名で麻痺側上肢は0名であった(表2).自立者の開始部位はさまざまであったが,非自立者は麻痺側上肢から開始する患者はみられず,自立と非自立者とで開始部位に違いがみられた.これは麻痺側上肢のBRSも影響があり,自立者43名の自立43名の上肢BRSの平均値は4.1,非自立10名の上肢BRSの平均値は2.7で1%未満の危険率で有意差がみられ,麻痺側上肢の運動機能が開始部位に影響を及ぼすことが予測される.

POINT

自立43名の開始部位別のFAHB寝返り点数の平均点は頭部先行5.6±2.2点,麻痺側上肢先行7.1±0.8点,麻痺側下肢先行4.5±1.6点であり,先行部位により1%未満の危険率で有意差が認められ,麻痺側上肢先行は麻痺側下肢先行よりも1%未満で,麻痺側上肢先行は頭部よりも5%未満の危険率で有意にFAHB点数が高かった(図3).FAHBは動作の質を点数化するものであり,点数が低かった麻痺側下肢先行の患者は動作が自立しているものの,動作の質が低下していることがうかがわれる.

メモ 寝返り動作が自立していても課題はあるの?

寝返り動作が自立している片麻痺患者の中で,麻痺側下肢先行で寝返りを行っている患者17名の特徴としては,麻痺側肩関節の屈曲運動が困難な患者は15名(93.3%),麻痺側肩甲骨の前方回旋が困難な患者は14名(82.4%)であり,さらに体軸内回旋が困難であったのは11名(64.7%)であった.

Advice

これらの結果から,寝返り動作では,麻痺側上肢のBRSの影響も大きいが,麻痺側下肢先行の場合は重たい下肢を持ち上げるのに努力性となり,連合反応により肩関節屈曲運動と肩甲骨の前方回旋運動が阻害される可能性があると思われる(図4).よって,片麻痺患者の寝返り動作に対するアプローチとして,麻痺側下肢先行の患者は,まず麻痺側上肢の運動〔肩関節屈曲内転・肩甲骨の前方回旋(麻痺が重度の場合は非麻痺側で麻痺側上腕を把持させる)〕を先行するように動作指導し,胸郭の回旋を促し,頭部から生じる体幹の立ち直り反射を用いて骨盤を回旋させ,努力性を軽減させるようにアプローチすることが必要と考える(図5).

表2 寝返り動作時の開始部位

寝返り自立度	寝返り開始部位		
	頭部	麻痺側上肢	麻痺側下肢
自立群（43名）	15名	11名	17名
非自立群（10名）	5名	0名	5名

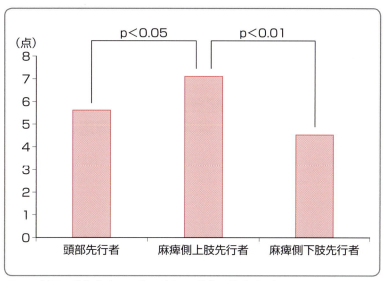

図3 寝返り動作自立45名の寝返り動作開始部位別のFAHB寝返り点数の比較

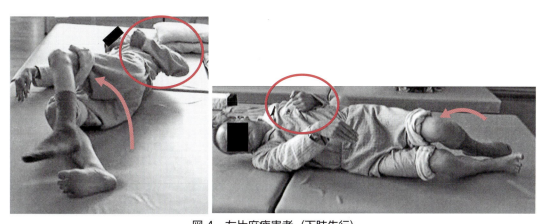

図4 左片麻痺患者（下肢先行）
動作が自立していても麻痺側肩関節屈曲・麻痺側肩甲帯前方回旋運動がみられず努力性となっている．

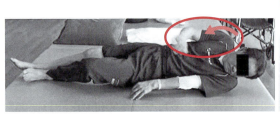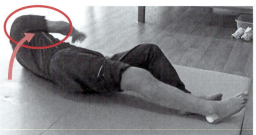

図5　右片麻痺者（上肢先行）
麻痺側肩関節屈曲内転・肩甲帯前方回旋運動がみられ，胸郭が回旋し，頭部から生じる体幹の立ち直り反射を用いて骨盤を回旋させ努力性がみられない．

先行研究から確認されている起き上がり動作（背臥位および側臥位→長座位および端座位）の特徴―健常者と片麻痺患者―

　起き上がり動作パターンは，①片肘つき側臥位パターン：背臥位から一度側臥位になり肘を伸展する（on elbow→on handへと移行），②片肘つき半側臥位パターン：背臥位から半側臥位になり腹筋を使用し肘を伸展する，③腹筋利用パターン：背臥位から腹筋を利用してダイレクトに起き上がる，④下肢反動利用パターン：背臥位から下肢を挙上しその落下の反動を利用する），⑤四つ這い経由，⑥その他：①～⑤以外の方法，の6つのパターンに分類され[17]，この中でも①片肘つき側臥位パターンは，片麻痺患者の典型的な起き上がりパターンとされている．この片肘つき側臥位パターンは，側臥位→on elbow→on handと支持点が前方へ移行されるため，on elbow→on handを有効に用いるには体幹の屈曲と下方への回旋運動が必要となる（図6）．

メモ　健常者の起き上がり時の筋活動にどんな特徴があるの？

　健常者の片肘つき側臥位パターン時の筋活動に関しては，胸鎖乳突筋→腹直筋→外腹斜筋→大腿直筋と頭側から尾側へと筋活動が生じ[18]，頭頸部そして体幹が上方へ側屈して起き上がっている（図7）．側臥位で頭頸部が上方へ側屈するには，寝返り動作同様に頭部の重さに対し，胸郭と骨盤を連結させて十分な重みを提供しなければならず，体幹側腹筋群の活動が必要となる．

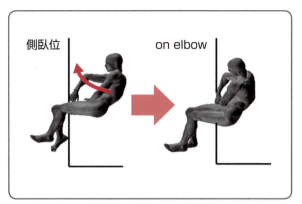
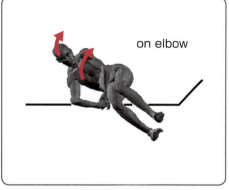

図6 肘への体重移動を有効にする側臥位からの体幹の屈曲と下方回旋運動

図7 側臥位からの起き上がり動作時に重要な頭頸部と体幹の上方への側屈運動（立ち直り反射）

> **Advice** 起き上がり動作は，さまざまな動作パターンがあるが，片麻痺患者の上肢BRSと動作パターンのクロス集計では，上肢BRSのステージが低い片麻痺患者は，側臥位からon elbowそしてon handに移行する片肘つき側臥位パターンで行っており，BRSステージが高く随意運動が回復している片麻痺患者は腹筋利用で背臥位から肢位を変えずに体幹屈曲させ，ダイレクトに起き上がっている片麻痺患者が多かったと報告がある[17]．これは，寝返り動作同様に，重度片麻痺患者は体幹前面筋の活動性が低下していることを反映していると考えられる．よって，重度片麻痺患者は非効率的ではあるが，まず非麻痺側上肢を用いた片肘つき側臥位パターンを指導そしてアプローチすることが先決と思われる．

FAHBを用いた研究から確認された片麻痺患者における起き上がり動作（片肘つき側臥位パターン）の運動学的特徴―53名を対象として―

動作自立度は自立46名（修正自立8名含む），非自立7名（口頭支持1名，要介助6名）であった．自立群と非自立群間の比較で有意差がみられたFAHB項目は下肢をベッドから下ろすことができるという項目のみであった（Welch test 5％未満）（図8）．下肢をベッドから下ろすことができず介助を要する患者が多いことが示唆された．

> **メモ** 起き上がり動作が自立していても課題はあるの？
> 動作が自立している46名の患者であっても起き上がり時に頭頸部の上方への側屈運動が困難であった患者は27名（58.7％），体幹非麻痺側への回旋運動が困難であった患者が26名（56.5％）であった（図9）．

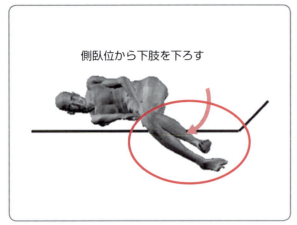

図8 起き上がり動作非自立者は下肢をベッドから自力で下ろすことができず介助を要す場合が多い

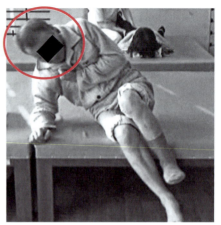

図9 起き上がり動作は自立していても頭部上方への側屈運動(立ち直り反射)がみられない患者が多い

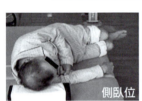 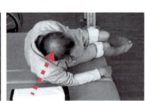 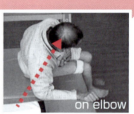 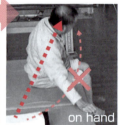

図10 起き上がり動作は自立しても体幹下方への回旋がみられず,頭部は直線的な移動軌跡となっている

POINT

頭頸部の上方への側屈運動に関しては,松岡ら[19]は,片麻痺患者を対象に起き上がり可能群と不可能群の起き上がり時の頭部運動の加速度について検証している.結果,起き上がり可能群は,頭部の上方への側屈運動加速度が有意に高値を示し,起き上がり可能群は頭部を正中位へ戻す連続した頭部の立ち直りが出現したとしている.運動観察と加速度計なので純粋に比較することできないが,起き上がり動作における頭頸部の側屈運動に着目することも重要ではないかと思われる.

体幹回旋運動に関しては側臥位からon elbowへの移行時に肘に支点を得るために,体幹の屈曲と非麻痺側への回旋運動にて容易に肘への体重移動が可能となる.この体幹運動がみられないと非麻痺側上肢の過剰努力(肩関節外転・伸展運動)が出現し,麻痺側上下肢に連合反応が出現する可能性があると思われる(図10).

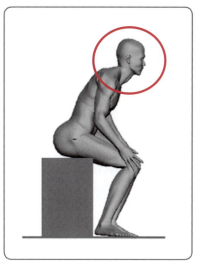

図11　健常者による起立動作
脊柱が中立位に固定された状態で，股関節のみが屈曲し骨盤が前傾する．体幹前傾の際には，頭頸部は伸展し頭部は正中位で維持されている．

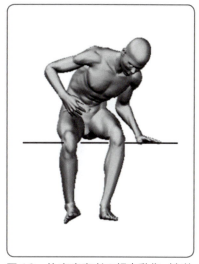

図12　片麻痺患者の起立動作（右片麻痺）

先行研究から確認されている起立動作（端座位→立位）の特徴—健常者と片麻痺患者—

　起立動作を第1相（端座位〜殿部離床），第2相（殿部離床〜最大前傾），第3相（最大前傾〜立位）と3つの相に分けた際，第1相では，体重のほとんどを殿部で荷重している状態（端座位）から，下肢（足底面）へ体重移動するために体幹前傾が必須となる．この体幹前傾は腰部多裂筋の活動により脊柱が中立位に固定された状態で，股関節のみが屈曲し，骨盤が前傾することで生じる[20]．この体幹前傾の際には，頭頸部は伸展し頭部は正中位で維持されている（ゆっくりと起立する場合には頭頸部伸展はみられない，図11）．殿部離床後の体幹伸展相では，大殿筋は股関節伸展に作用し，身体重心を上方へ押し上げる作用をすると同時に，脊柱起立筋は腓腹筋とともに姿勢を直立位に調整するように活動すると推察される．

　片麻痺患者の座位姿勢は，体幹屈曲，骨盤後傾を呈し，身体重心と足部の圧中心が非麻痺側へ偏移していることが多く，起立動作の第1相（端座位〜殿部離床）では脊柱中間位での体幹前傾が困難で体幹が屈曲してしまい，また第3相（最大前傾〜立位）では体幹の抗重力伸展活動が不十分な場合が多い[21]．脊柱中間位で体幹前傾するためには腰部多裂筋の活動が必要であるが，片麻痺患者の多くは，多裂筋の筋活動が不十分で，体幹側屈および麻痺側骨盤後方回旋位での体幹屈曲となることも多いと思われる（図12）．

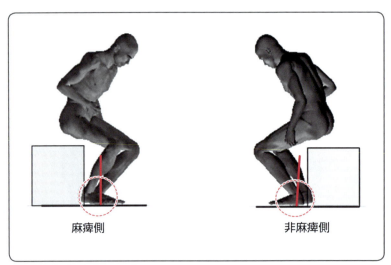

図13 片麻痺患者の殿部離床時の麻痺側および非麻痺側下肢のCOPの位置関係
健常者のCOPの位置は外果より15〜21mm前である.

メモ 片麻痺患者における起立動作の運動学的および運動力学的特徴は？

経時的変化を追った研究では，起立動作が不安定であった時期は，重心軌跡は動作開始から殿部離床までは殿部中心にあり，離床後急激に非麻痺側へ向かって偏移し，圧中心（center of presser：COP）の左右方向の振幅は殿部離床後に大きかった．この結果から，起立動作の安定性は非麻痺側優位であっても，麻痺側・非麻痺側の荷重量の割合が一定になることが重要であると報告されている[22]．また，殿部離床時のCOP位置を計測した研究では，片麻痺患者は麻痺側ではCOPはつま先寄り，非麻痺側では過度に後方に寄り，床反力は麻痺側では後方へ傾いていない（図13）ことから，殿部離床時に麻痺側下肢は身体重心の前後方向の制御には積極的には関与していないと報告している[23]．筆者が計測した殿部離床時の足圧分布の結果も，麻痺側はつま先，非麻痺側は踵荷重であった（図14）．

> **Advice** 片麻痺患者の起立動作の特徴として，非対称的な座位姿勢で，非麻痺側優位であり，殿部離床時の非麻痺側のCOPは後方（踵部）に位置し，骨盤の前傾も困難なため重心が後方に残ったままでの起立動作となり，後方への不安定性を示す患者が多いことが示唆される．よって，座位姿勢の矯正と起立動作では骨盤前傾に伴った体幹前傾を促し，前方への体重移動に対しアプローチすることが重要と考える．

FAHBを用いた研究から確認された片麻痺患者の起立動作（端座位→立位）の運動学的特徴—53名を対象に—

動作自立度は自立者35名，非自立者は18名（監視4名，要介助14名）であった．自立群と非自立群間で，非麻痺側上肢の支持の有無（1％未満），矢状面骨盤前傾運動（5％未満），

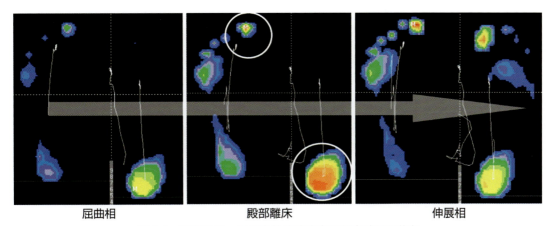

図14 発症後3ヵ月の左片麻痺患者の起立時足圧分布
下肢BRS：Ⅲ，起立動作自立度：監視レベル，歩行自立度：T字杖と短下肢装具（ankle foot orthosis：AFO）使用にて軽度介助レベル．殿部離床時の高圧部分は，麻痺側は母趾部分，非麻痺側は踵部分である．

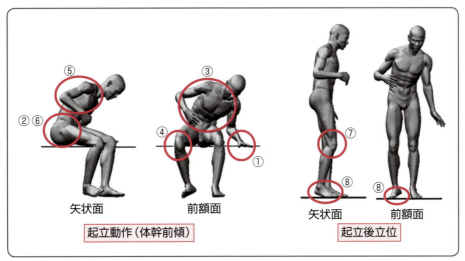

図15 起立動作自立群と非自立群で有意差がみられたFAHB項目
非自立群は自立群と比べて，①非麻痺側上肢を支持する，②骨盤前傾が不足している，③体幹が非麻痺側へ側屈している，④麻痺側膝が内外側へ偏移する，⑤体幹が回旋している，⑥骨盤が回旋している，⑦麻痺側膝関節が屈曲している，⑧足底全面接地ができない．

前額面体幹中間位維持（5%未満），前額面膝関節内外側中間位維持（5%），水平面体幹および骨盤回旋中間位維持（5%未満），矢状面膝関節伸展運動（1%未満），矢状面足関節足底全面接地（1%），立位保持（1%）の項目に有意差があり，すべての項目で自立群の点数が高かった（図15）．

メモ 起立動作が自立していても課題はあるの？

起立動作が自立している患者35名中，前額面体幹中間位維持が困難であった患者は20名（71.4％），前額面膝関節内外側中間位維持が困難であった患者は29名（82.9％）であり，左右非対称性が強い患者が多かった．膝関節内外側中間位保持については，膝が外側（股関節外旋）に偏移するもの26名と内側（股関節内旋）に偏移するもの9名という内訳であった．膝が外側に偏移する患者は下肢筋緊張の高い（足関節底屈筋群やハムストリング）患者が多く，内側に偏移する患者は全般的に下肢筋緊張の低いものと失調症状を呈するものが多い印象がある．麻痺側膝関節が起立時に内外側に偏移すると麻痺側下肢への体重移行が難しくなり，非麻痺側優位の起立動作となることが予測され，自立していても麻痺側下肢での体重支持が不十分な患者が多いことが推測される．

メモ 片麻痺患者の寝返り・起き上がり・起立動作障害に対するフローチャートの活用

先行研究，そしてFAHBより得られた知見より，寝返り（背臥位から非麻痺側方向）（図16）・起き上がり（側臥位から座位）（図17）・起立動作（端座位から立位）（図18）障害に対するフローチャートを示す．なぜ動作遂行ができないのか分析することも必要だが，どうすれば動作が遂行できるのか，課題指向的にアプローチすることも重要と思われる．

Advice 起立動作の自立者と非自立者間では，麻痺側膝関節や麻痺側足関節だけでなく骨盤や体幹運動にも大きな差がみられたため，非自立者では，麻痺側膝関節や足関節そして骨盤や体幹運動に着目しアプローチすることが重要と思われる．

Advice 起居動作遂行障害に対しるアプローチの流れとして，
①動作の自立度を観察する．
②自立していても実用性（特に安楽性）に問題がないか観察する．
③動作が非自立の患者，そして安楽性の低下がみられれば，口頭指示にて再度動作を観察する．口頭指示の内容については，各動作で片麻痺患者に特徴的な運動を口頭にて修正できるか確認する．
④口頭指示でも動作遂行ができなければ，運動観察にてどの運動が困難であるか具体的に把握する．
⑤遂行が困難であった運動を課題指向的に反復練習する．重要なのは，一連の過程の中で，患者に問題の箇所（運動）を明示し，患者自ら運動を改善するよう心がけてもらうことが重要である．

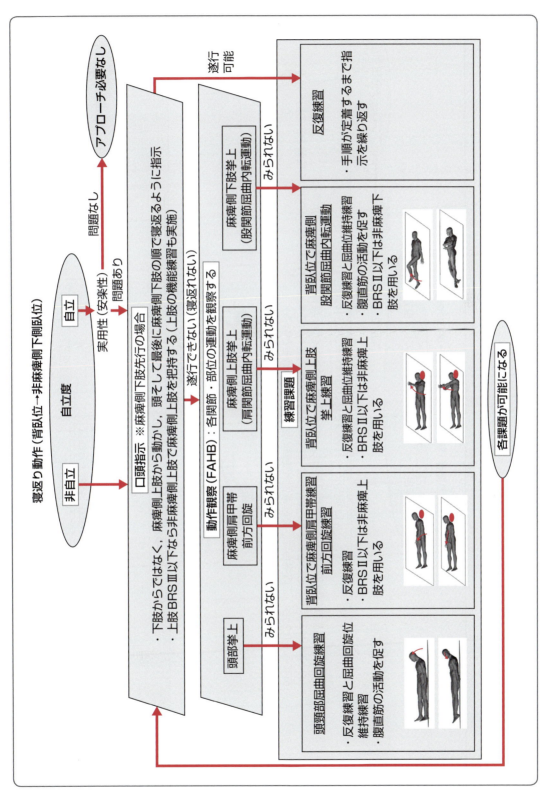

図16　片麻痺患者の寝返り動作におけるフローチャート

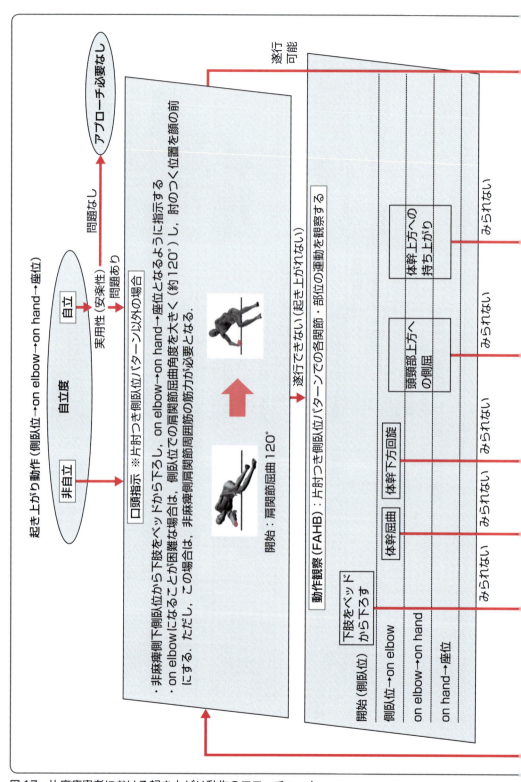

図17　片麻痺患者における起き上がり動作のフローチャート

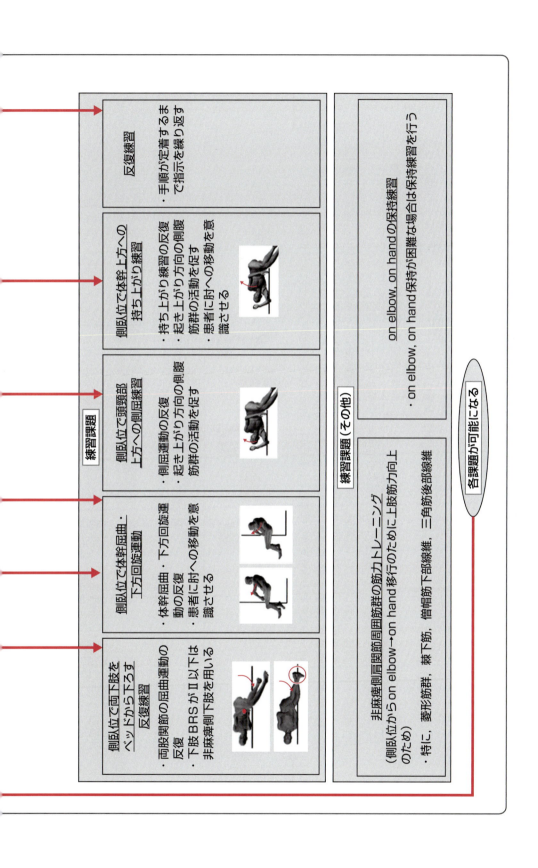

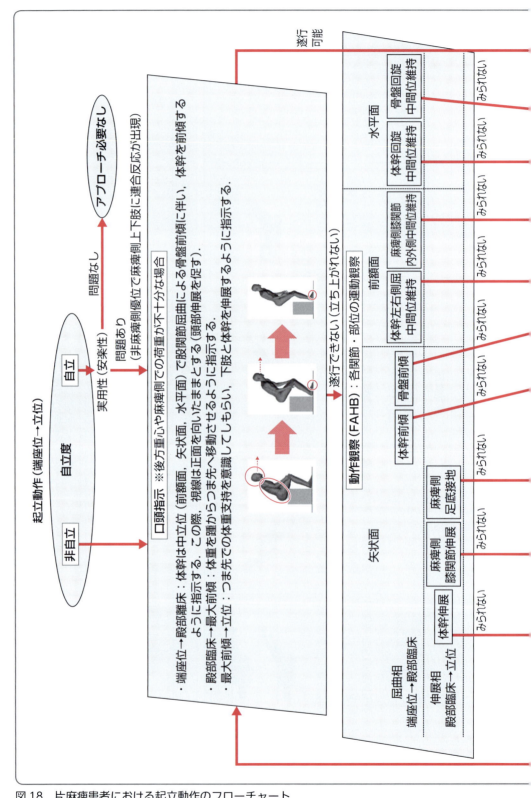

図18 片麻痺患者における起立動作のフローチャート

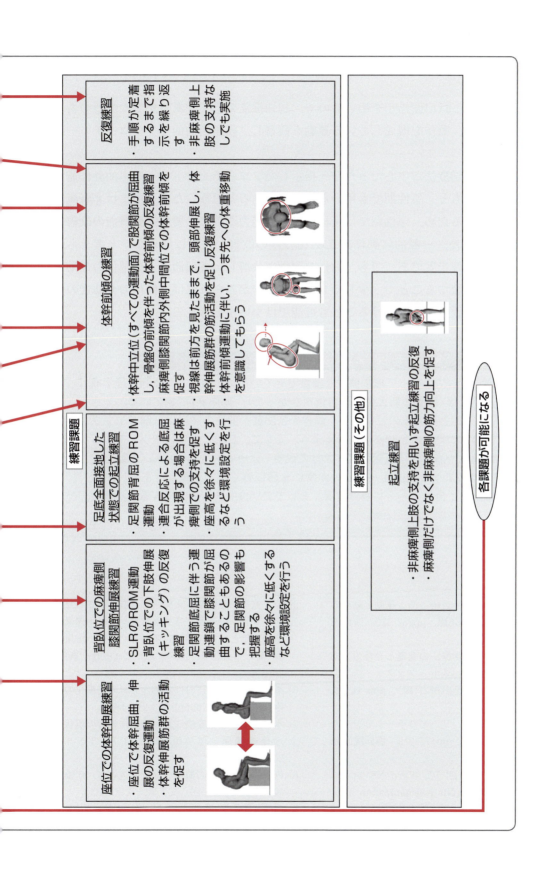

練習課題

座位での体幹伸展練習
- 座位で体幹屈曲、伸展の反復運動
- 体幹伸展筋群の活動を促す

背臥位での麻痺側膝関節伸展練習
- SLRのROM運動
- 背臥位での下肢伸展(キッキング)の反復練習
- 足関節底屈に伴う運動連鎖で膝関節が屈曲することもあるので、足関節の影響も把握する
- 座高を徐々に低くするなど環境設定を行う

足底全面接地した状態での起立練習
- 足関節背屈のROM運動
- 連合反応による底屈が出現する場合は麻痺側での支持を促す
- 座高を徐々に低くするなど環境設定を行う

体幹前傾の練習
- 体幹中立位(すべての運動面)で、骨盤の前傾を伴った体幹前傾の反復練習
- 麻痺側膝関節内外側中間位での体幹前傾を促す
- 視線は前方を見たままで、頭部伸展し、体幹伸展筋群の筋活動を促し反復練習
- 体幹前傾運動に伴い、つま先への体重移動を意識してもらう

反復練習
- 手順が定着するまで指示を繰り返す
- 非麻痺側上肢の支持なしでも実施

練習課題(その他)

起立練習
- 非麻痺側上肢の支持を用いず起立練習の反復
- 麻痺側だけでなく非麻痺側の筋力の向上を促す

各課題が可能になる

おわりに

　このフローチャートは口頭指示を用いるので，認知機能の低下がある患者や失行のある患者には不適合だが，動作を構成している運動を観察し，課題指向的なアプローチの一助となれば幸いである．

　本項は回復期の理学療法が中心だったが，提示したフローチャートは，基本的動作能力の改善という目標のもと，急性期でも用いることができると思う．ただ，中には非麻痺側の代償運動も含まれるため，急性期では積極的に動作能力改善に必要な運動機能の改善を促す必要がある．また，一般的に動作自立度（能力）の改善が大幅に望めないと考えられている生活期の片麻痺患者であっても，動作を運動に分解し，各関節および部位の運動を課題指向的に反復練習することで，少しでも運動に改善がみられれば，動作の介助量の軽減そして，努力性の改善に結びつけることも可能ではないかと考える．

▶若手理学療法士へひとこと◀

　もし，患者に自信をもって理学療法を提供できていないと感じている若手理学療法士の方がいれば（筆者も新人の頃は自信がなかった），動作が「できている・できていない」と漠然と捉えるのではなく，動作を各関節・部位の運動に分解してアプローチする癖をつけることが必要と考えよう．そして，日頃，患者に提供している関節可動域運動や筋力増強運動などによって改善しようとしている機能（運動）が，動作障害とどのような関連性があるのか常に念頭に置くことが重要である．本項が，患者に対して自信をもって動作指導，そしてアプローチを提供できる理学療法士となるための一助となれば幸いである．

●文献

1) 中村隆一, 齋藤　宏, 長崎　浩：運動と動作の分析. 基礎運動学 第6版, pp287-329, 医歯薬出版, 東京, 2003
2) 星　文彦：脳卒中理学療法の変遷と今後の方向性. 脳卒中理学療法ベスト・プラクティス, 奈良　勲, 松尾善美, 土山裕之（編）, pp9-41, 文光堂, 東京, 2014
3) 森岡　周：私は知る. リハビリテーションのための神経生物学入門, pp177-212, 協同医書出版社, 東京, 2013
4) Swayne OB, Rothwell JC, Ward NS, et al：Stages of motor output reorganization after hemispheric stroke suggested by longitudinal studies of cortical physiology. Cereb Cortex. 18(8)：1909-1922, 2008
5) 原　寛美：急性期から開始する脳卒中リハビリテーションの理論とリスク管理. 脳卒中理学療法の理論と技術 改訂第2版, 原　寛美, 吉尾雅春（編）, pp158-187, メジカルビュー社, 東京, 2016
6) 潮見泰蔵：臨床における動作分析の定量化の試み. 理療学. 23(suppl-3)：21, 1996
7) 木村貞治：理学療法における動作分析の現状と今後の課題. 理学療法学. 33(7)：394-403, 2006
8) 内山　靖：動作の観察・分析の進め方. 症候障害学序説, pp19-29, 文光堂, 東京, 2006
9) Collen FM, Wade DT, Robb GF, et al：The Rivermead mobility index：a further development of the Rivermead motor index. Int Disabil Stud.

13(2)：169-175, 1995
10) Lowen SC, Anderson BA：Reliability of the Modified Motor Assessment Scale and the Barthel Index. Phys Ther. 68(7)：1077-1081, 1988
11) 臼田　滋：脳卒中片麻痺患者における機能的動作尺度Functional Movement Scale(FMS)の信頼性と妥当性の検討．理学療法学．31(6)：375-382, 2004
12) 長野　毅，堺　裕：機能的片麻痺起居動作評価表(FAHB)の開発と信頼性及び妥当性の検証．理学療法福岡．(29)：44-50, 2016
13) 長野　毅，堺　裕：脳卒中片麻痺患者の歩行自立度と起居動作自立度及び起居動作遂行時運動との関連性―機能的片麻痺起居動作評価表(FAHB)を用いて―．理学療法福岡．(30)：68-72, 2017
14) 長野　毅，堺　裕：脳卒中片麻痺患者の歩行自立度の違いからみた起居動作自立度及び起居動作遂行時運動機能の差の検証．理学療法福岡．(31)：106-113, 2018
15) 角　博行，米村一幸，多々納善広，他：健常成人の寝返り動作における検討．理学療法学．22(suppl 2)：455, 1995
16) 寺林大史，前田大助，内田成男，他：寝返り動作における外腹斜筋と傍脊柱筋の筋活動の検討．理学療法学．26(suppl 1)：88, 1999
17) 江口英範，植松光俊，西村　敦：脳卒中片麻痺患者の起き上がり動作パターン―動作パターンと他の因子との関係―．臨床福祉ジャーナル．4(1)：50-57, 2007
18) 江原皓吉，鈴木　徹，福田敬三，他：起き上がり動作における筋活動様態．リハ医学．21(6)：377-377, 1984
19) 松岡達司，関本満義，前田英児，他：脳卒中片麻痺患者の起き上がり動作に必要な頭部の運動特性について．理学療法学．24(suppl 2)：60, 1997
20) 石井慎一郎：起立・着座動作の分析．動作分析臨床活用講座，pp122-166, メジカルビュー社，東京，2013
21) 諸橋　勇：脳卒中片麻痺患者の立ち上がり動作時のボディメカニクスと理学療法．理学療法．32(1)：28-37, 2015
22) 斎藤　均，溝部朋文，石間伏彩，他：脳卒中片麻痺者の立ち上がり動作分析――症例の経時的変化―．理学療法学．34(suppl 2)：48, 2007
23) 尾﨑　寛，萩原章由，北川敦子，他：脳卒中片麻痺者の立ち上がり動作分析―離殿時の足圧中心・床反力の傾きに着目して―．理学療法学．suppl-O1-055, 2010

2 歩行に対する理学療法

大田瑞穂

　回復期段階における脳卒中片麻痺患者の歩行に対する理学療法は，理学療法士としてかかわることが多い事象であるが，回復期段階では歩行に関連する機能回復と運動学習の促しが混在している時期であり，理学療法アプローチへの思考過程が複雑化されやすい．また回復期リハビリテーション病棟に勤める理学療法士の大半は若手理学療法士であり，多くの病院が採用している担当制であれば，1年で担当する脳卒中片麻痺患者の人数は少なく，経験を積み重ねること自体が困難である．複雑であり経験が少ない回復期脳卒中片麻痺患者の歩行に対する理学療法を解決するための糸口は，常に歩行の自立度や速度，効率性といった基本特性に着目した方針を基にして，評価・プログラム立案・アプローチ・再評価のサイクルを繰り返し行うことである．本項ではこの基本特性に重点を置いた理論的背景や問題，アプローチ実践を紹介したい．

回復期脳卒中患者の歩行に対する機能回復と運動学習

　急性期段階を経て，回復期リハビリテーション病棟に入院する脳卒中片麻痺患者の多くは覚醒レベルや全身状態が安定しており，積極的な歩行練習を行うことが比較的容易となる．急性期と同様に回復期においても早期から積極的な歩行練習が推奨されるが[1]，廃用性筋萎縮の予防や早期自立歩行の獲得だけではなく，生活期に向けて歩行速度などの機能性や非対称性や効率性などの歩容といった観点から機能回復や運動学習の必要度も高くなってくる．立位姿勢制御である安定性に関しては，歩行動作そのものを行うための第一条件であるが，自立度・機能性・歩容のどの点から取り組んでいくべきか明確な基準はない．中枢神経の可塑性をベースとする運動機能の回復・改善のためには，課題志向的・自動的な反復運動が必要である点や[2,3]，運動学習に必要となる練習時間の確保を考えると，自ら歩行練習を行う機会を増やす自立度を優先されるべきである．また，Swayneら[4]が提唱する機能回復のステージ理論では，発症後3ヵ月までの1stステージでは残存している皮質脊髄路の興奮性を高めることで運動麻痺の回復を促しやすい時期，発症後3ヵ月をピークに6ヵ月までの2ndステージでは皮質間の新しいネットワークの興奮性が高まりやすく機能的再組織化と半球間の抑制も解除されやすい時期としていることから，早期から非損傷側身体を積極的に使用した歩行パターンで運動学習を促すとことが理想的であることがうかがえる．そこで，自立度を優先しつつも機能性の低下や代償的な歩容の学習を是

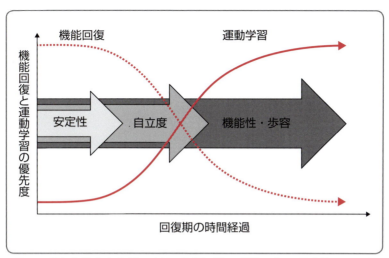

図1　脳卒中片麻痺患者の歩行の課題手順と機能回復・運動学習の関係

正するためには，装具や杖などの歩行補助具や電気刺激装置やロボットなどの歩行支援機器を用いて，機能回復を最大限引き出しつつも最適な運動学習を促すプロセスが重要と考えられる．上記の点を踏まえて，筆者が考える回復期段階における脳卒中片麻痺患者の歩行に対する取り組むべき課題の手順と機能回復と運動学習の関係を図1に示す．

歩行の安定

歩行の安定と移動に対する理論的背景

歩行動作の第一条件は姿勢の安定と移動である．立位姿勢そのものが保てなければ歩行動作は困難であり，移動がなければ移動手段として確立されない．通常の歩行時に身体重心（center of mass：COM）は上下運動と進行方向への加速と減速を繰り返しながら移動をしているが，COMの位置は両脚支持期で下降，単脚支持期で上昇する．また，進行方向速度は両脚支持期で加速し，単脚支持期で減速する．歩行の6決定因子理論（six determinants of gait theory）からすれば，重心の上下動を繰り返しながら進行方向へ移動を行うことは非効率な方法である[5]．しかし，重力環境下においては，この上下動が重力を利用するという観点で効率的な運動となる．われわれは重力環境下にいる限り，身体質量に高さと重力加速度を乗じた位置エネルギーを有しており，このエネルギーは落下することで運動エネルギーに変換することが可能になる．これはCavagnaら[6]が提唱した倒立振子理論（inverted pendulum theory）と一致しており，昨今のリハビリテーション業界においてスタンダードセオリーとして普及している（図2）．Cavagnaらが同様に提示した力学的エネルギー変換効率は位置エネルギーと運動エネルギーの変換効率を表し，倒立振子理論の精度を評価することが可能であるが，算出方法がCOMの位置情報を基に算

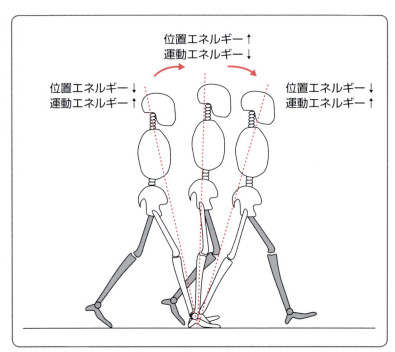

図2　倒立振子理論に基づく立脚期のエネルギー変換

出しているため，後脚の推進力と前脚の制動力がペアとなって形成していることに留意しておかなければならない．すなわち，単純に麻痺側下肢の影響だけでは説明できないものだということである．脳卒中片麻痺患者の多くは，麻痺側単脚支持期でCOMの位置が低く，非麻痺側単脚支持期で高い特徴を示し，進行方向速度は両側支持期での加速が少なくなる．進行方向の運動エネルギーとCOMの位置エネルギーの関係は，COMの高さ・進行方向速度と同様の変化を示し，麻痺側単脚支持期の位置エネルギーと，前遊脚期の運動エネルギーは低値となる．また，力学的エネルギー変換効率は健常高齢者と比較して低値を示し，効率性が悪い（図3）．このように多くの脳卒中片麻痺患者は荷重応答期において，運動エネルギーを巧みに前方および上方への推進ベクトルへベクトルを変更できず，COMが上昇しないため，立脚終期から前遊脚期にかけてCOMを落下させる幅がない状態となり，位置エネルギーそのものが小さいうえに，うまく運動エネルギーに変換することができない状態に陥る．

　健常高齢者と脳卒中片麻痺患者の力学的エネルギー変換効率を計測し，移動自立度別に分析した結果を図4に示す．脳卒中片麻痺患者は健常高齢者と比較して力学的エネルギー変換効率が低いことが明白であり，移動自立度が低下するにつれて，力学的エネルギー変換効率が低下している点も特徴的である．さらに，Fugel-Myer Assessment（FMA）の運動項目（100点満点）を，重度群（50点未満），中等度群（50点以上84点未満），軽度群（84点以上）とした場合の，麻痺側荷重応答期および前遊脚期の力学的エネルギー変換効率を

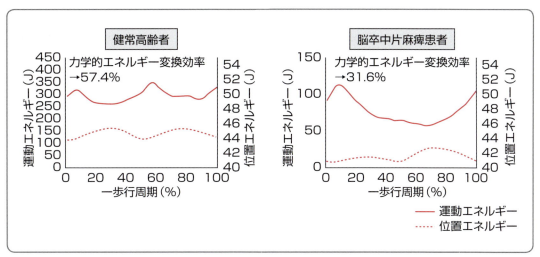

図3 健常高齢者と脳卒中片麻痺患者における一歩行周期の運動エネルギーと位置エネルギー

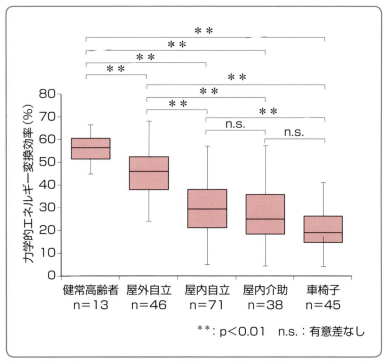

図4 脳卒中片麻痺患者における移動レベル別の力学的エネルギー変換効率（健常高齢者を含む）

重症度別に比較した結果（図5），荷重応答期では重症群と中等度群で差がなく，前遊脚期では中等度群と軽度群で差がないという特徴が示される．ここから，回復期初期に相当する重症～中等度の身体機能障害を呈する脳卒中片麻痺患者では，荷重応答期における前方推進とCOMを上方へ移動させるエネルギー変換の効率が困難に陥りやすいため，立脚

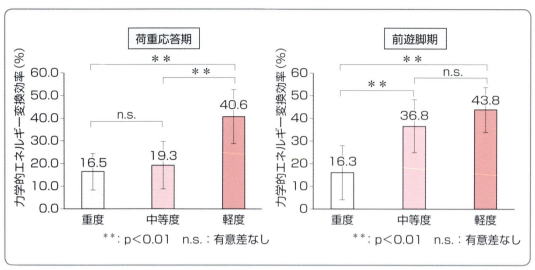

図5　重症度別の荷重応答期・前遊脚期の力学的エネルギー変換効率の比較

期の再建を図るプロセスとして前半の初期接地・荷重応答期に着眼してアプローチしていく必要がある．

次に倒立振子理論を形成する因子として重要な点は，Perryら[7]が提唱するrocker functionである．rocker functionは，立脚期に身体がロッキングチェアのように回転しながら前方へ移動していく動きであり，回転中心は踵骨から足関節，前足部，つま先と前方移動していき，これらをheel rocker, ankle rocker, forefoot rocker, toe rockerと呼ぶ（図6）[7]．臨床場面でrocker functionを評価する際に注意するべき点としては，足部や足関節・下腿の動きばかりにとらわれるのではなく，上位にある膝関節・股関節・体幹などの運動が連動してこそ，倒立振子の働きとなることを忘れてはならないということである．

POINT

heel rocker functionは踵を軸に落下する足部を前脛骨筋で制動しながら脛骨を前方傾斜させて，衝撃吸収と前方推進に寄与する機能である．ankle rocker functionは足部が床面に固定され，床反力作用点が足関節から前足部へ移動しながら下腿三頭筋が下腿を制動しながら前傾させる機能，forefoot rocker functionは回転軸を前足部として，踵を挙上させながら下腿がより前傾・前進して身体全体が前方へ推進する機能であり，その際に下腿三頭筋の活動は最も強力となる．toe rocker functionは前足部内側の前縁と母趾を軸に，下腿三頭筋の筋腱複合体とアキレス腱の弾性反跳によって下腿と足部を前方推進させる機能である．

● 歩行の安定と移動にかかわる問題

立脚期前半，特に荷重応答期にかかわる脳卒中片麻痺患者で多くみられる現象を述べていく．まずは，初期接地で踵接地が困難な患者が圧倒的に多く，踵接地を可能とするのは足関節背屈角度とは限らない点に注意する必要がある．回復期段階の脳卒中片麻痺患者を

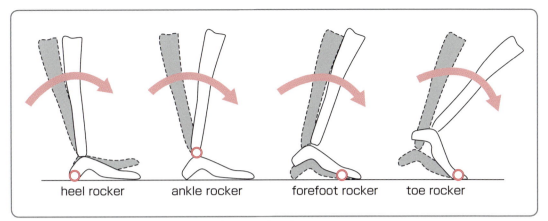

図6 rocker function

「Perry J, Burnfield JM：第3章 基本的な機能．ペリー歩行分析 原著第2版，武田 功（総監訳），p20，医歯薬出版，東京，2012」より引用

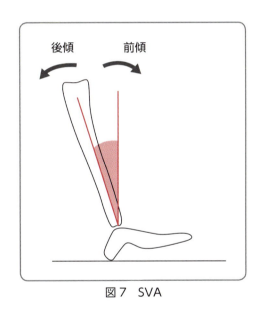

図7 SVA

対象に，踵接地が可能な群（初期接地時に床反力作用点が足関節より後方に出現する群）と踵接地が不能な群（初期接地時に床反力作用点が足関節ないし足関節前方に出現する群）にて，初期接地時の足関節背屈角度と下腿傾斜角度（shank to vertical angle：SVA）（図7）を計測した結果，踵接地群と踵接地不能群で足関節背屈角度に有意差はないものの，SVAでは踵接地群でより後方傾斜となり，踵接地不能群ではより垂直となる有意差を認めている（図8）．すなわち，踵接地を可能とするためにはSVAがより後方傾斜する必要性があり，背屈角度だけで解決しない可能性がある．初期接地時のSVAが垂直に近くなるのは遊脚中期～終期における膝関節伸展運動が減少していることが原因であり，二重振

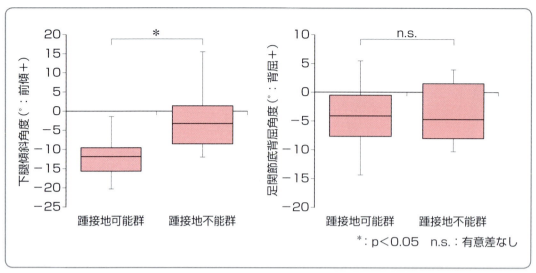

図8　麻痺側初期接地時に踵接地可能群と踵接地不能群の下腿傾斜角度と足関節角度の比較
踵接地可能群と踵接地不能群で初期接地時の足関節背屈角度に差はみられないが，踵接地可能群では下腿傾斜角度がより後傾しており，踵接地不能群では垂直に近い状態で初期接地を迎えている．

子の原理に基づいた遊脚期の分析が必要となる．主には遊脚初期における股関節の振り出し速度の低下そのものも原因となる場合や，ハムストリングの過剰な緊張や短縮などの直接的原因となる場合が考えられる（図9）．

　次に荷重応答期や単脚支持期の問題として，De Quervainらは立脚期で膝関節が過剰に伸展するextension thrust pattern，膝関節が過剰に屈曲するbuckling knee pattern，一歩行周期を通して膝関節が固定されるstiff knee patternの3つが脳卒中片麻痺患者における異常歩行パターンとして分類されやすいとしており（図10）[8]，特に荷重応答期で問題となりやすいextension thrust patternとbuckling knee patternはrocker functionとの結びつきが強い．extension thrust patternではheel rocker functionによる下腿前傾角度の低下により出現しやすく[9]，buckling knee patternはheel rocker functionの際に大腿四頭筋の筋力の弱化，もしくはankle rocker functionの底屈筋による制動低下により出現しやすくなる．これらの問題は下肢の問題にとどまらず，extension thrust patternでは前方推進の代償として体幹前傾，buckling knee patternでは膝関節伸展筋に求められる筋出力を減少させるために体幹前傾などの代償運動を引き起こしやすくなり（図11），さらに荷重応答期から単脚支持期における力学的エネルギー変換効率を低下させる．加えて，荷重応答期では前額面における運動方略が前方推進に影響を及ぼす．Hsiaoら[10]は歩行速度が0.8m/sec以上のfast群と0.8m/sec未満のslow群に分類し，荷重応答期の前額面上の分析を行った結果，slow群では麻痺側足部位置がより外側に位置しており，股関節外転モーメントの低下と荷重応答期時間が長くなることを報告している．荷重応答期における側方制動力である股関節外転筋の低下がある場合，足部を外側に位置することで代償的

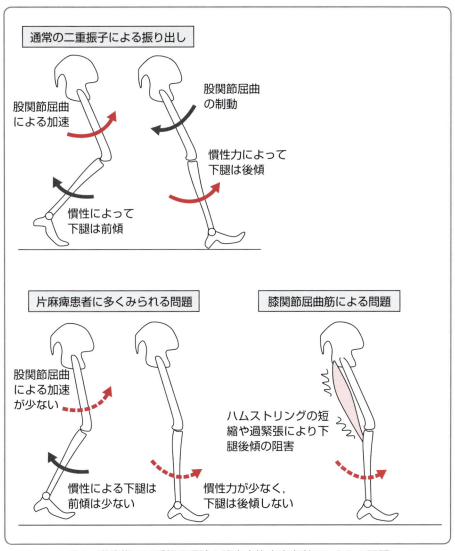

図9 遊脚期の二重振子理論と脳卒中片麻痺患者にみられる問題

に側方制動を行うとこが可能となるが[11,12]，前方推進は低下しやすくなるため改善の必要がある．

●歩行の安定と移動の改善に向けた実践

　heel rocker functionの再現として行うべき実践としては，まず踵接地〜立脚期を開始することが必要となる．先に述べたとおり，SVAを遊脚中期〜後期にかけて後傾させるためには二重振子の原理に基づいた運動方略が適切であり，慣性を利用するためには高い歩行速度で歩行練習を行うことが重要となる．次に，立脚期のトレーニングとして近年多く用いられているのは長下肢装具を用いた方略である．長下肢装具を積極的に用いたアプローチと通常の歩行練習を比較した効果検証の研究報告はないが，extension thrust

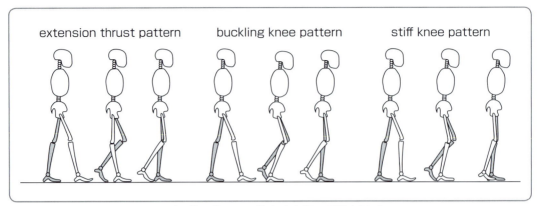

図10 膝関節に着目した片麻痺歩行の異常歩行パターン

「De Quervain IAK, Simon SR, Leurgans SUE, et al：Gait pattern in the early recovery period after stroke. JBJS. 78（10）：1510, 1996」より引用

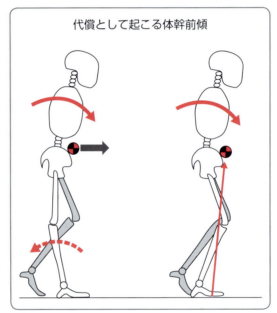

図11 立脚期の異常歩行パターンによる体幹の代償運動

patternやbuckling knee patternのように下肢筋出力が原因で身体全体の歩容に悪影響を及ぼしている場合は，足関節だけではなく膝関節の自由度も制限したうえで直立姿勢を保ちながら歩行練習を行うことが望ましい（図12）．また，リズミカルに下肢を振り出し荷重する二足前型歩行は，歩行の神経生理学的基盤となっている中枢パターン発生器（central pattern generator：CPG）により得られる自動的な運動パターンに類似した歩行様式で練習を可能とし，脊髄損傷例の報告ではあるが，歩行動作に模した下肢交互運動に伴う求心感覚入力とCPGの連関によって，随意運動が困難な患者においても自動的な下

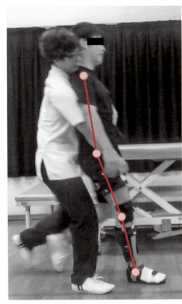 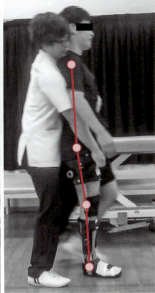 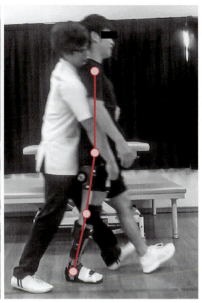

荷重応答期　　　　　　　　立脚中期　　　　　　　　立脚終期

図12　長下肢装具を用いた後方介助による二足前型歩行

　肢筋活動を促すことが可能であると考えられる[13]．同様に短下肢装具もrocker functionを再現しつつ，下肢の筋活動を適切に引き出すツールとして用いやすい道具である．
　heel rocker functionが破綻している回復期脳卒中片麻痺患者に対して，装具なし条件とゲートソリューションデザイン着用条件にて計測した麻痺側一歩行周期の足関節モーメント，膝関節角度，膝関節モーメントを図13に示す．装具なし条件では前足部接地となり初期接地から足関節底屈モーメントを呈しているため，heel rocker functionは破綻している．また，荷重応答期後半からextension thrust patternとなり，膝関節伸展モーメントは出現せずに屈曲モーメントを呈している．しかし，ゲートソリューションデザイン着用条件では，初期接地から足関節背屈モーメントが出現することでheel rocker functionの再現が可能となり，膝関節過伸展は消失，さらに荷重応答期で膝関節伸展モーメントも出現するようになっている．
　このように，heel rocker functionを装具で再現することにより，使用してくる膝関節方略が異なってくる．同じ歩行課題であったとしても患者の残存機能を発揮できる課題設定で運動学習を促すためには，後者の方法が適切である．しかし，装具やロボットなどの歩行支援機器の多用はその補助に頼ってしまい，逆に患者自身の筋活動を低下させるという報告もある[14]．この問題は常に一定の介助量・補助量で歩行練習を行うのではなく，身体機能の向上に合わせて介助量や補助量を減少させていくことで解決できる問題である．また，同一期間内であっても，介助量・補助量を変動させていくことも重要である．例えば，長下肢装具を使用しているのであれば膝継手のロックを解除して歩行練習を行う，短

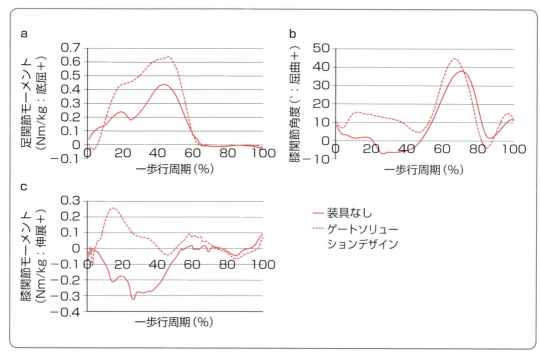

図13 装具なし条件とゲートソリューションデザイン着用条件における足関節モーメント・膝関節角度・膝関節モーメント

a：足関節モーメント．装具なし条件では初期接地から底屈モーメントを呈しているが，ゲートソリューションデザイン装着条件では荷重応答期で背屈モーメントが出現しheel rockerを再現している．単脚支持期での底屈モーメントピークも装具を用いた方が大きくなる．
b：膝関節角度．装具なしでは荷重応答期の終盤から膝関節が過伸展する．ゲートソリューションデザイン着用条件では荷重応答期で膝関節が軽度屈曲で保たれ，単脚支持期でなだらかに伸展していく．
c：膝関節モーメント．装具なしでは荷重応答期・単脚支持期ともに常に屈曲モーメントが働いているが，ゲートソリューションデザイン着用条件では荷重応答期・単脚支持期中盤まで伸展モーメントが働き，膝関節の運動方略が大きく異なる．

下肢装具を使用しているのであれば裸足歩行練習を行う．後方介助からの二足前型歩行を行っているのであれば，介助を最小限にして自身で行える歩幅・速度で歩行練習を行うなど，**自己では困難なことや介助・補助があれば行えることなどをフィードバックしながら姿勢・運動制御の学習につなげることが，次の歩行自立へのプロセスとして重要な因子となる．**

歩行自立

● 歩行自立に対する理論的背景

脳卒中片麻痺患者がリハビリテーション施設に入院する最も一般的な理由は，身体援助なくして安全な歩行をすることが困難なためであり[15]，自立した歩行機能の再獲得を目標とすることが多い[16,17]．永井ら[18]が回復期リハビリテーション病棟に入棟した初発脳卒中片麻痺患者1,479名を対象として行った調査では，退院時の歩行自立者は50％程度である

表1 代表される歩行自立度評価一覧

評価スケール	評価内容
Barthel Index	「できるADL」を評価 介助や監視の有無，歩行可能距離で判断
Functional Ambulation Category	介助量や監視の程度，不整地歩行の自立度を判断
Functional Independence Measure	「しているADL」を評価 介護量ならびに歩行可能距離で判断
modified Rivermead Mobility Index	10m歩行時の介助量や監視の程度で判定

が（屋内自立・屋外自立含めて），入棟した時点での歩行自立者は13%程度であると報告している．つまり，回復期リハビリテーション病棟に入棟した歩行非自立者の約半数は入棟中に独立した歩行機能を再獲得することとなる．さらに，脳卒中片麻痺患者における歩行能力の経過に関する報告においても[19〜21]，発症後6ヵ月以内，特に3ヵ月以内での回復が大きいことが明らかとなっており，回復期リハビリテーション病棟において歩行機能の再建に携わる理学療法士の働きが重要になるとことは明白である．また，歩行自立度判断は一般的に担当した理学療法士が行うことが多く，若手の理学療法士は「どう判断するべきなのか」「どうすれば自立した歩行が獲得できるのか」と悩むことも多い．本項では，歩行自立度判断とその関連因子から自立した歩行機能を再建するために必要となる基本的特性，アプローチ実践について解説する．

自立度評価には機能的自立度評価表（Functional Independence Measure：FIM）やBarthel Index，modified Rivermead Mobility Index[22]，Functional Ambulation Category[23]などが直接的に歩行動作を評価するものとして挙げられる（表1）．これらの自立度評価は信頼性・妥当性・応答性が高いが，あくまでも自立度の結果を評価するものであり，そこに非自立に至る要因は判別されていない．脳卒中片麻痺患者の歩行自立にかかわる因子として，客観的評価としては麻痺側下肢の運動機能や歩行速度，片脚立位保持時間，麻痺側下肢荷重量，半側空間失認などが関連すると報告されているが[24]，一方で，Osadaら[25]の報告ではバランス評価などの客観的な情報に加えて，実際場面で理学療法士が評価する主観的着目点として，「ふらつき（歩きはじめや方向転換時も含む）」や「著明な麻痺側上肢の上肢連合反応」「注意の配分性」を含めた複合的な判別方法を用いることで，自立可否の判別精度が増すことを報告している（図14）．先に述べた大多数の評価バッテリーは歩行機能の一部しか評価しておらず，環境や課題が変容する実際場面での主観的評価が最終判断には必要となることを担当理学療法士は留意しなければならない．

また，身体機能・環境の変動性を考慮するため，あらゆる時間帯での評価が必要となる．したがって筆者の働く回復期リハビリテーション病棟では看護師と連携し，①理学療法士

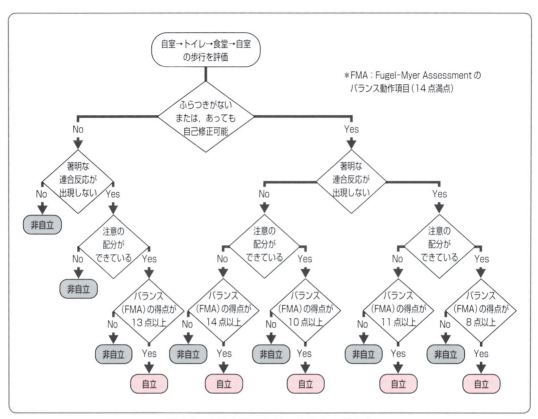

図14 病棟生活における歩行自立判定表

誠愛式自立判定表：「Osada Y, Shimabukuro M, Iwasaki Y, et al：Development of an independent ambulation rating chart for poststroke hemiplegic patients in the recovery stage：at what level is patients free to walk within rehabilitation ward. Jpn J Compr Rehabil Sci. 6：148, 2015」より引用．筆者訳

との練習期間，②理学療法士・看護師による実際場面での練習期間，③理学療法士・看護師による実際場面での評価期間を経て最終的な自立判断を行っている．特に夜間帯などの理学療法士がかかわりにくい時間帯や浴室での移動などは看護師などの多職種と積極的にコミュニケーションを図りながら自立判断を進めなければならない．

> **Advice**　病棟場面の歩行評価へつなげていく際には，看護師などに「歩行移動を評価してください」と依頼するのではなく，歩行動作のどのような問題に着目して評価をしていくのか，具体的な現象を説明したうえで依頼する必要がある．また，日中で病棟場面などの双方がかかわれる時間帯・場所で実際の歩行動作や介助方法を見てもらい，歩行動作の視覚的な目標提示が有効的な指針となる．

● 歩行自立にかかわる解決すべき問題

　Osadaら[25]の報告でさらに着目すべき点は，主観的評価として最も回答数が多い「ふら

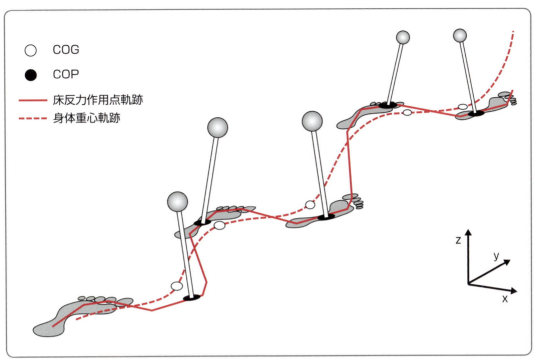

図15 歩行時の身体重心(COG)と床反力作用点(COP)の関係

つき」である．明らかに歩行場面で姿勢保持・定位が困難で介助を要する対象は自立と非自立を判断する際に迷うことはないが，「一見歩けるが手が離せない」といわれるような軽度介助〜近位見守りを要する対象は，この「ふらつき」のために自立に至らないことが多く，歩行非自立状態から自立状態へ至る際に必ず通るハードルである．この「ふらつき」に関しては，一般的に安定性が低下しているという表現で解釈されることが多いが，さらに掘り下げると，「平衡状態を保てない状態」を力学的不均衡，「突発的な動揺」を周期性の変動として解釈することができる．歩行はCOMが左右の足部の上にのることなく左右動揺を繰り返す力学的に不均衡な状態であるが，これは静的な力学的な解釈であり，動的な力学的解釈では慣性力が加わることで，次の前脚である支持基底面(base of support：BOS)へCOMが押し出され，また次の前脚であるBOSへ押し出されることを繰り返す力学的均衡を保っている(図15)．この際にCOMを加速・制動する床反力(ground reaction force；GRF)と床反力作用点(center of pressure：COP)が移動できる範囲を安定性限界(margin of stability：MOS)と呼び，慣性力が加わったCOMがMOSの外縁から逸脱した場合に力学的不均衡な状態となる．Hofら[26〜28]は，慣性力が外挿されたCOM(extrapolated center of mass：XCOM)とCOPまでの距離を動的安定性の指標として示し，健常者と比較して下腿義足の患者は麻痺側立脚期における側方の動的安定性が低下していると報告している．筆者らは，回復期リハビリテーション病棟入棟中であり，歩行が軽度介助から見守りを要する脳卒中片麻痺患者と，歩行が自立して可能な脳卒中片麻痺患

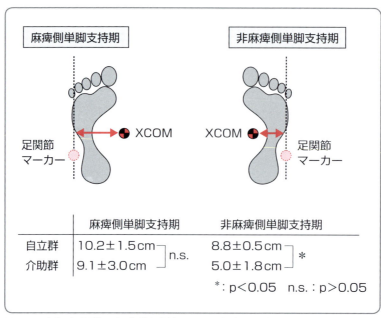

図16 歩行自立群と介助群を対象とした麻痺側・非麻痺側単脚支持期における側方安定性限界の比較

者における歩行時の麻痺側・非麻痺側単脚立脚期のXCOMと支持脚足関節外果までの距離を計測し比較検討を行った結果，麻痺側単脚立脚期における側方への動的安定性は自立群・介助群で差はないものの，興味深いことに非麻痺側単脚立脚期において自立群と比較して介助群ではXCOMと足関節外果までの距離が短く，介助群は非麻痺側単脚立脚期において側方への動的安定性が低下しやすいことが示された（図16）．これは，一般的に脳卒中片麻痺患者は麻痺側へ転倒しやすいという概念と異なる結果となるが，歩行が軽度介助から見守りを要するレベルの脳卒中片麻痺患者では非麻痺側単脚立脚期，すなわち麻痺側遊脚期の振り出し方略の代償として骨盤挙上や対側股関節外転などCOMを非麻痺側へ過剰に移動させなければならない運動方略を用いることが多いため[29,30]，結果として非麻痺側への動的安定性低下が生じやすくなると考えられる．

　一方で，"ふらつき"を周期性の変動として捉えた場合に，1歩行周期時間の標準偏差を平均値で除した値である変動係数（stride time coefficient of variation：STCV）を用いることで歩行の不安定性の指標とすることができる[31]．高杉ら[32]は歩行自立レベルと見守りレベルを対象に10m歩行時間の変動係数を比較した結果，見守りレベルの対象者は変動係数が高いことを報告しているが，さらにBalasubramanianら[33]は，麻痺側下肢機能が中等度〜重症な患者は非麻痺側遊脚時間と比較して，麻痺側遊脚時間の変動性が大きくなると報告している．これまでの情報を集約すると脳卒中片麻痺患者の歩行自立度の可否には，麻痺側遊脚期のトゥクリアランスとステップリズムの問題が大きく関与していることがうかがえる．これは単に麻痺側立脚期に着目する必要性がないということではないが，

麻痺側立脚期は後に述べる歩行速度や効率性をないがしろにしてしまえば，自立レベルの歩行機能を獲得するために必要となる安定性に関して，幅広い代償方略を用いることが可能だからである．例えば，姿勢保持のためには足関節や膝関節に対して装具やrocker functionを用いることで安定化することが可能であり，麻痺側方向への側方制動に関しては，麻痺側足部を外側に位置すること（歩隔を大きくする）で安定化することが可能となる[10～12]．また，これらの代償方略は骨盤や体幹・頭部などの質量が大きい上半身を垂直位に保ちながらCOMを偏移させずに実行可能である点で有用的な手段といえる．一方で，**麻痺側遊脚期に関しては先に述べた骨盤挙上や対側股関節外転などCOMを偏移させなければ実行不可能な方略が多く，動的安定性が欠如しやすい点で代償方略の是正が必要な課題であると考えられる．**

● 歩行自立に向けたアプローチ実践

麻痺側下肢のトゥクリアランスとステップリズムの問題に対するアプローチ実践としては，まず下肢装具を用いることが有効であり，短下肢装具の使用は直接的に自立度の向上につながることが，Tysonら[34]が報告したシステマティックレビューにも記載されている．また小宅ら[35]は，歩行が見守りレベルである回復期脳卒中片麻痺患者を対象に短下肢装具の使用が歩行速度・歩行率・重複歩距離の向上だけでなく，一歩行周期時間の変動性を減少させると報告している．短下肢装具の使用は運動学習の観点からも難易度設定を容易にし，歩行練習量を確保しやすくする道具である．

次に遊脚期のアプローチ実践として機能的電気刺激（functional electrical stimulation：FES）を用いたアプローチが挙げられる．FESは電気刺激を用いて下肢の筋活動を制御して歩行練習を行う手法であり，近年ではさまざまなFES機器が普及している．FESによるアプローチ研究の多くは発症後6ヵ月以上の生活期脳卒中片麻痺患者を対象としているため，回復期脳卒中片麻痺患者に対する効果検証は少ない現状であるが，前脛骨筋および総腓骨神経に対する機能的電気刺激療法は背屈筋力の増加，下腿三頭筋の痙縮軽減，下肢運動機能の改善は図られやすいとされており[36]，前脛骨筋に対する運動誘発電位の増加も認められている[37]．一方で，発症後2週間以内の急性期脳卒中片麻痺患者に対して，側臥位で麻痺側下肢をスリングした状態にて歩行周期を模したタイミングで前脛骨筋，内側腓腹筋，大腿四頭筋，ハムストリングへの電気刺激を1日30分，週5日を3週間行った結果，プラセボ群やコントロール群（標準的なアプローチ）と比較して，背屈筋力・底屈筋力の改善，背屈筋と底屈筋の同時収縮の減少を認め，セッション終了5週後も効果が継続していることが報告されているため[38]，回復期段階における機能的電気刺激療法の有効性も考えられる．また，歩行時のトゥクリアランスを改善する手法として，Kesarら[39]は歩行時に，遊脚期の背屈筋のみならず立脚期の底屈筋へ電気刺激を併用して行うことで遊脚期の膝関節屈曲角度最大値が増加すると報告している．これは遊脚期における背屈筋刺激による下垂足の軽減のみならず，前遊脚期における底屈筋によるpush-offの増加により，離床直前の膝関節屈曲角度と屈曲角速度を増加させており，遊脚期の足部引っかかりの原因

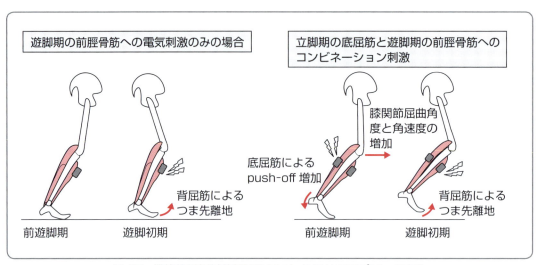

図17　機能的電気刺激装置を用いた2通りのアプローチ方法

が前遊脚期の膝関節屈曲角速度の低下が関与するという報告[40]を加味すると，振り出し運動を円滑に行う手法として有効であると考えられる（図17）．

課題志向的な部分練習としては歩行時における下肢振り出し方略には底屈筋によるpush-offに加えて股関節屈曲筋によるpull-offも重要であることも考慮して行う必要があり[41]，特に腸腰筋は遊脚期の股関節屈曲運動のみならず膝関節屈曲角度の増加に関与する筋として考えられている[42]．腸腰筋の活動を発揮させるためには，立脚中期から起こる股関節伸展運動によって股関節前面に付着する軟部組織を伸長させ，ストレッチショートニングサイクルの原理に基づいた股関節屈曲運動が効率的であるため，前遊脚期〜遊脚期の部分練習を行うためには麻痺側股関節が伸展位である必要がある．さらに足関節底屈および股関節屈曲運動に伴い膝関節屈曲運動が起こるが，膝関節前面筋の過剰な活動は遊脚期の膝関節屈曲運動を阻害しやすいため[43,44]，膝関節前面筋の過剰な筋活動を抑えた誘導が重要である（図18）．

次に練習量の視点からのアプローチ実践について述べる．回復期における日常生活活動（ADL）や運動機能の改善にはアプローチ時間の増加が望ましいと考えられており[45〜49]，歩行動作の自立という課題志向的観点から考えると運動学習が主体となるため，練習量の確保は原則となる．歩行練習量や難易度の程度に関する明確な判断基準はないが，運動学習を促す場合，目標パフォーマンスに対する70〜80%のパフォーマンスを発揮している時点が最も学習効率が高い点を踏まえて歩行練習量や難易度設定を行うほうが好ましい[50]．また，サーキットクラス練習のようなさまざまな環境における歩行練習が自立度向上に有効であるとされていることから[51]，回復期リハビリテーション病棟入棟中の脳卒中片麻痺患者に対しては，歩行練習量と，バリエーションを確保するうえで病棟生活に歩行練習を組み込むことが重要となる．理学療法士が患者とかかわれる時間は回復期リハビリ

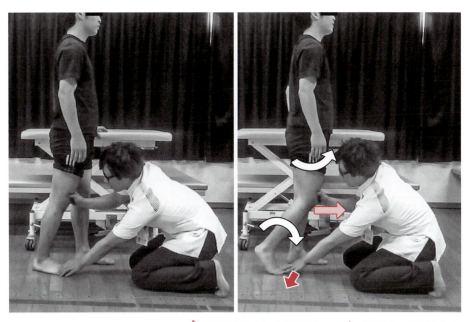

⇨ 理学療法士による誘導　➡ 前足部への感覚入力

図18　前遊脚期から遊脚初期のステップ練習の誘導

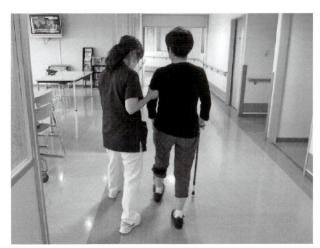

図19　病棟生活での看護師・家族による歩行練習

テーション病棟においても1日3時間を上限とされており，残りの生活場面で歩行練習の機会を設定することは理学療法士のマネジメントに左右される．トイレに行く際や食事に行く際，家族と過ごす時間など一日のスケジュールを把握したうえで，介助者への介助方法を適宜指導することで歩行機会を増やすことが可能となる（図19，20）．その際に，**理学療法士から看護師・家族へとバトンをつなぐように患者の能力変化や介助側のスキルを考慮した課題設定，介助方法，回数を調整してマネジメントするべきである．**

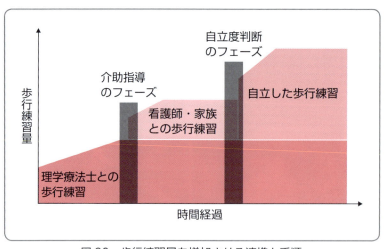

図20　歩行練習量を増加させる連携と手順

> **Advice**　入院中の脳卒中片麻痺患者が複数回転倒する原因として，応用動作や未経験動作で転倒が多いとの報告がある[52]．病棟生活の歩行移動が自立するということは，トイレや整容，入浴などのセルフケア項目と関連した移動手段の獲得であり，そこには方向転換や扉の開閉，椅子への着座・起立動作，物を持った状態での歩行などの応用動作が含まれていることを忘れてはならない．

歩行速度

●歩行速度に対する理論的背景

　脳卒中片麻痺患者の歩行速度に関する報告は古くから散見する．特に有名なのはPerryら[53]が報告した生活期脳卒中片麻痺患者の実用移動レベルと歩行速度の調査であるが，同様の調査をLordら[54]やvan de Portら[55]も行っており，3つの調査結果を踏まえると，自宅内歩行が可能な者は0.28〜0.52m/sec，屋外自立に達する者は0.66〜1.14m/secの歩行速度を有しており，歩行速度が生活空間に直結していることが考えられる．わが国においてもBakerらによって開発された生活空間の評価指標であるLife Space Assessmentを用いて，生活空間と歩行速度に関する研究報告がされており[56]，生活空間の広さに歩行速度は強く関連することが証明されている[57,58]．しかし，これらは地域在住の生活期脳卒中片麻痺患者を対象とした調査報告であり，回復期段階であり入院中の患者とは病状や環境が大きく異なる点について留意しておかなければならない．当院における回復期リハビリテーション病棟入院中の脳卒中片麻痺患者を対象として歩行速度を実用移動レベル別に調査した結果では，平均速度が屋外自立群で0.79m/sec，屋内自立群では0.55m/secとなり，地域在住の生活期脳卒中片麻痺患者の調査報告と同様の傾向を示しているが，回復期

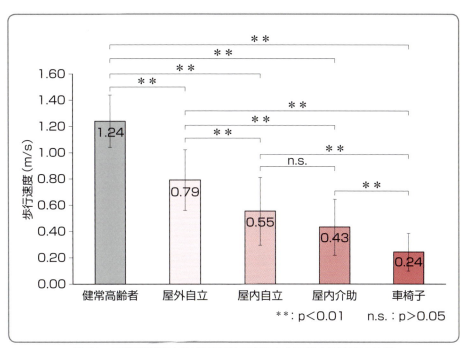

図21　回復期脳卒中片麻痺患者の移動自立度別歩行速度の比較

リハビリテーション病棟のような施設では対象の安全対策を優先するため，歩行速度が屋内自立レベルに達しながらも介助レベルにとどまるケースがある点で相違が生じやすい（図21）．生活空間の拡大には歩行速度が最も重要であるが，その他にも患者の身体機能因子や環境因子によって左右される点で注意が必要である．

●歩行速度にかかわる解決すべき問題

　脳卒中片麻痺患者の歩行速度向上を目標とした理学療法を提供する際には，歩行速度と関連する因子について理解する必要がある．脳卒中片麻痺患者の歩行速度に関連する身体機能としては，下肢筋力の関連が多く報告されており，古くは伸展筋との関連を認める報告がなされていたが[59〜64]，近年では股関節屈曲筋や足関節背屈筋などの筋力が重要であると報告されている[65]．股関節屈曲筋や足関節背屈筋は立脚期において直接的に推進力へ携わる筋活動を呈するとは考えにくいが，立脚期にCOMを円滑に前方移動するために必要となるrocker functionの要素としては非常に重要な筋活動であり，足関節背屈筋はheel rockerで遠心性収縮，股関節屈曲筋はforefoot rockerで遠心性収縮として機能することが求められる．これらの情報から下肢筋力の向上が歩行速度向上のためには必須であると疑う余地はないが，実際は麻痺側および非麻痺側を含めた下肢の筋力増強運動を行うだけでは歩行速度などのパフォーマンスは向上しにくい[66,67]．パフォーマンスの改善には運動学習の要素が重要であり，そこには課題転移性という問題があるためである．これを解決するためには，さらに歩行速度と関連する要素を運動力学的にひもといていく必要性がある．

　運動力学的に歩行速度と関連する要素は立脚期に出現する推進力であり，これは床反力

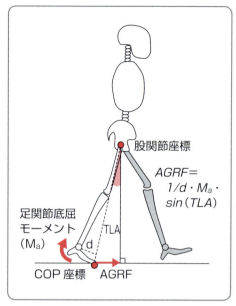

図22 TLAとAGRFの関係
「Hsiao H, Knarr BA, Higginson JS, et al：Mechanisms to increase propulsive force for individuals poststroke. J Neuroeng Rehabil. 12 (1)：3, 2015」より引用，筆者訳

の進行方向成分(anterior ground reaction forces：aGRF)として表される．このAGRFは健常者を含め脳卒中片麻痺患者の歩行速度と強い関係を示し[68,69]，脳卒中片麻痺患者の歩行速度が低下しやすい両脚支持期で出現する床反力である[70]．AGRFは立脚後期の足関節底屈筋による底屈モーメントがかかわっているとされてきたが[71,72]，近年では，**麻痺側立脚後期におけるCOPから股関節への直線と股関節から床面への垂線とのなす角度であるtrailing limb angle (TLA)が大きく関与していると報告されている**[73,74]．これは立脚後期においてCOMが後脚よりも大きく前方へ位置するトレイム肢位を表す指標であり，結果として後脚の足底面から発生するAGRFを大きくすることが可能となる(図22)[74]．この場面で必要となってくる関節モーメントは股関節屈曲モーメント，膝関節伸展モーメントであり，合わせて足関節底屈モーメントの出力を上げることでAGRFが大きくなり，推進力の増加，歩行速度の増加につながると考えられる．

● 歩行速度の改善に向けたアプローチ実践

TLAを大きくして歩行速度の向上を促すアプローチ実践としては，まず股関節や膝関節などの可動域制限がないことや，立脚後期までの推進力を保つために初期接地〜荷重応答期にかけてheel rocker, ankle rockerが形成されていることを前提とするが，「非麻痺側の足をできるだけ前に出して歩いてください」という言語的誘導が非常に簡便で有効である．この手法はAGRFを増加させ，後脚である麻痺側下肢筋力の活動も大きくするという報告があるが[75]，脳卒中片麻痺患者としては非麻痺側足部という認識しやすい身体部位であるうえに，歩幅という外部参照が自己フィードバックを行いやすくするため，自主練習としても用いやすい．この際に，体幹や股関節の屈曲，膝関節の屈曲といった運動パターンを呈する場合は理学療法の中で部分練習を要する．転倒のリスクを考慮しながら，

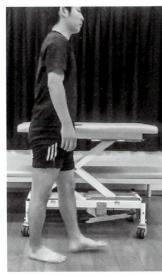 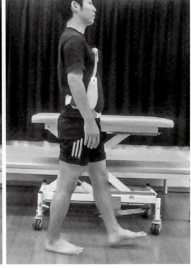 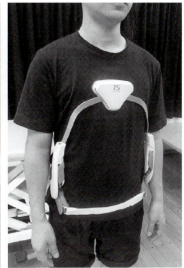

通常のステップで出現しやすい　トランクソリューション®を用いた　　トランクソリューション®
体幹前傾　　　　　　　　　　　　骨盤前傾と脊柱の伸展

図23　歩行速度の改善を目的とした麻痺下肢立脚後期のステップ練習とトランクソリューション®の使用

　麻痺側立脚後期を想定したステップ肢位にて体幹の垂直性と膝関節屈曲運動の制動を行いながら非麻痺側下肢を大きく前に出すステップ練習を行い段階的に行うことが重要であるが，体幹垂直位を保つことが難しいようであれば，トランクソリューション®のような体幹装具を用いることで骨盤前傾位と体幹垂直位が促しやすくなる．勝平ら[76,77]はトランクソリューション®を用いた歩行ではステップ長と麻痺側股関節屈曲モーメントが増加すると報告しており，臨床場面では歩行時だけでなくステップ練習でも，より簡便・安全かつ効率的なアプローチを行うことが可能となる（図23）．加えて，ゲートソリューションデザインを併用した歩行ではrocker functionとの相乗効果により，単脚支持期の足関節底屈モーメントも増加するためより歩行速度の向上を促すことが可能となる[78]．その他にもTLAに加えて麻痺側立脚後期の底屈筋活動を促すことによりさらに歩行速度を向上させやすいという報告もあることから[79〜81]，FESを用いた部分練習や歩行練習もより有用であると考えられる．

> **Advice**　脳卒中片麻痺患者の歩行速度を改善するアプローチ方法として，歩行タイムのフィードバックが効果的であると報告されており，歩行練習後に毎日10m歩行タイムを計測し，タイムをフィードバックして適切な声かけ（報酬）を与えることで強化学習につながると考えられている[82]．安定感や歩容など数値化しにくいパラメーターに関しても，家族や医師・看護師などの患者を取り巻く人たちからの肯定的なフィードバックを適時行うことで，強化学習を促すことが可能である．

歩行の対称性

● 歩行の対称性の理論的背景

　脳卒中片麻痺患者の歩行の効率性に関して，立脚期の力学的エネルギー変換効率を考慮した倒立振子理論と振り出し方略である二重振子理論から効率的な運動を促すことは重要である．加えて脳卒中片麻痺患者特有の問題として対称性は歩行に大きくかかわる．脳卒中片麻痺患者は歩行速度が遅いほど歩行時のエネルギーコストが高く，遊脚時間の非対称性が大きくなることで歩行時のエネルギーコストが高くなると報告されており，加えて遊脚時間の非対称性が大きい状態で歩行速度を向上させると，より歩行時のエネルギーコストが高くなるといわれている[83]．つまり，いくら歩行速度を向上させても非対称性が大きいままで効率性がより低下するため，必然的に移動範囲の拡大は望めない．またPattersonらは，回復期脳卒中片麻痺患者を対象に歩行の非対称性とその他の身体因子の改善度合いを調査した結果，入院初期から非対称性が大きい患者では身体機能，歩行速度，歩行自立度，バランス能力の改善は大きく図られたが，時間的・空間的対称性の改善は低かったと報告しており[84]，さらに発症後48ヵ月まで追跡調査した縦断研究では，歩行速度，下肢機能障害，神経症状は維持されているが，歩行時の非対称性は悪化する傾向にあると報告している[85]．上記の内容を含めて，それ以外にも非対称性はバランス低下や非麻痺側下肢への筋骨格障害の危険性，および麻痺側下肢における骨密度の喪失などの多くの否定的な結果を招く可能性を考慮すると，**回復期段階で歩行の安定や移動・自立度・速度の改善を図りつつも，対称性の問題を調整する新たなアクションが必要である．**

> **メモ**
>
> 歩行対称性の指標にはさまざまな指標を用いられているが，時間的対称性としてはSymmetry Ratio：麻痺側時間÷非麻痺側時間，Symmetry Index：（麻痺側時間－非麻痺側時間）÷（0.5×（麻痺側時間＋非麻痺側時間），Gait Symmetry Ratio：麻痺側歩行周期比（麻痺側遊脚時間÷麻痺側立脚時間）÷非麻痺側歩行周期比（非麻痺側遊脚時間÷非麻痺側立脚時間）などが用いられることが多い．

● 歩行の対称性にかかわる解決すべき問題

　脳卒中片麻痺患者の歩行時における非対称性に関する報告では，静的な課題よりもBerg Balance Scaleなど動的課題との関連性が高いことが示唆されているが[86]，より詳細な分析では，遊脚期では麻痺側足関節背屈筋力と足関節の関節位置覚との関連，立脚期では痙縮が関連していると報告されている[87,88]．麻痺側足関節背屈筋力はheel rocker functionとしての働きではなく，遊脚期におけるトゥクリアランスの確保としての機能であり，下垂足を呈する患者では骨盤挙上や分回し歩行などの代償戦略により遊脚時間の延長を余儀なくされるため，時間的非対称性が生じると考えられる．足関節の関節位置覚に関しては，位置覚低下に伴い初期接地で強く踏み込むことが困難となるため，遊脚中期～

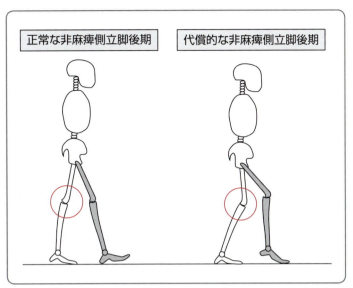

図24 麻痺側遊脚中期から終期にかけて出現しやすい非麻痺側下肢の代償方略

終期にかけて非麻痺側下肢で制動しながら麻痺側足部を置きにいく動作となり，時間的非対称性が生じると考えられる．この代償戦略は下垂足を呈する患者などの足関節機能が低下している状態で出現しやすい代償戦略であり，特徴として非麻痺側立脚後期で過剰に膝関節が屈曲している（図24）．次に痙縮の問題であるが，ほとんどの臨床場面では初期接地が前足部となってしまい，その結果として荷重応答期時間が延長する印象が多い．荷重応答期の初期から下腿三頭筋が過剰に活動することでheel rocker functionが破綻して下腿前傾が起こりにくくなることを考えると，遊脚終期からの初期接地における下腿三頭筋の過剰な活動が立脚時間の延長を引き起こす原因として考えられる．

● 歩行の対称性改善に向けたアプローチ実践

　脳卒中片麻痺患者の対称性を改善する手法としては，ステップ長の視覚フィードバックを用いた歩行練習やスプリットベルト式トレッドミルなどを用いた手法が近年は報告されている[89～91]．前者はフィードバックなどの認知過程を踏まえた運動学習であり，後者は無自覚に学習される潜在的学習である．歩行のような自動化された運動パターンの学習には長期的効果が得られやすい潜在的学習が適切であると報告があることからも[92,93]，非対称性が是正された運動パターンで反復した歩行練習が望ましい．そのためには杖や短下肢装具などの歩行補助具を用いた歩行練習が最もポピュラーな手法である．図25は回復期脳卒中片麻痺患者の裸足歩行とゲートソリューション継手付き短下肢装具を用いた歩行場面における前脛骨筋と腓腹筋内側頭の筋活動を計測した結果である．裸足歩行では麻痺側初期接地の直前より腓腹筋内側頭の活動が出現しており，前脛骨筋との共同収縮パターンを呈しているが，短下肢装具着用時には初期接地直前から出現していた腓腹筋内側頭の活

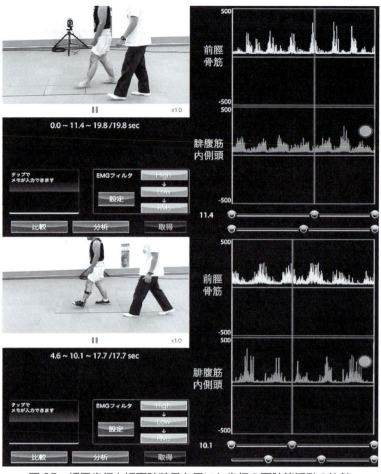

図25 裸足歩行と短下肢装具を用いた歩行の下肢筋活動の比較
上は裸足歩行条件，下はゲートソリューション継手付き短下肢装具着用条件での歩行．筋電図は上が前脛骨筋で下が腓腹筋内側頭を表し，タイムバーは麻痺側初期接地直前の位置となる．

動が減少しており，より前脛骨筋と腓腹筋内側頭の活動が分離した筋活動を呈している．このように短下肢装具などを用いて立脚期と遊脚期の難易度を調整することで，同時収縮などの過剰な筋活動を是正しながら対称的な歩行練習を行うことが可能となる．次にFESを用いた遊脚期に対するアプローチであるが，先に述べたとおりFESを使用することで遊脚期の振り出しは円滑に行えるようになる．筆者が回復期の脳卒中片麻痺患者13名に対して，遊脚期の前脛骨筋に対してFESを用いて電気刺激を行いながら1ヵ月間歩行練習をした群と，通常の歩行練習を行った脳卒中片麻痺患者13名（コントロール群）における遊脚期時間の対称性の変化を比較した結果を図26に示すが，FESを用いた群では有意に遊脚時間の対称性が改善していることがわかる．この他にはロボットなどによる外部抵抗・アシストを用いた遊脚期の非対称性や麻痺側ステップ長の増加に対するアプローチ報告があるが[94,95]，要点としては，前遊脚期の下腿前傾（膝関節屈曲）と遊脚終期の膝関節

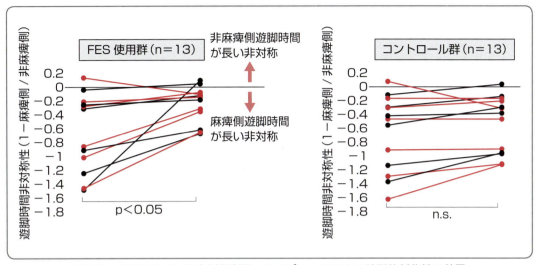

図26 FESを用いた麻痺側遊脚期へのアプローチによる時間的対称性の効果

伸展を促すことが重要だということである．また，立脚時間を含めたGait Symmetry Ratioに関する報告では，遊脚期の前脛骨筋と立脚期の中殿筋へのFESを行った歩行練習で非対称性の改善が図れやすいと報告されており[96]，荷重応答期における側方動揺に対する運動療法も効果的であると考えられる．

回復期脳卒中患者の歩行の予後予測

回復期リハビリテーション病棟では，入院後1週間程度で関連専門職種によるカンファレンスを開催し，入院期間で達成し得る目標設定を各専門職種が個別に設定して，チームとしてアプローチ方針を立てて患者へ提案する．そこで担当理学療法士は移動手段に関する目標設定を考えなければならないが，ここで歩行動作の帰結予測が必要となってくる．本邦では二木[97]による早期自立度予測が有名であり，発症後1ヵ月の時点でベッド上生活（起座・座位維持）が自立している患者では歩行自立が可能であると報告している．しかし，報告があった時代とはリハビリテーション医療の体制が大きく異なるため，そのままの予測を鵜呑みにすることはできない．歩行動作に影響する運動機能の予後予測に関しては，近年の画像解析の進歩によりMRI拡散テンソル法画像（diffusion tensor imaging：DTI）と運動機能予後予測の報告が多数なされており[98〜100]，また，経頭蓋磁気刺激（transcranial magnetic stimulation：TMS）を用いて運動誘発電位（motor evoked potential：MEP）を評価することにより，皮質脊髄路の残存を確認して運動機能の予後予測を正確に行うことが可能であると報告されている[101,102]．しかしながら，これらの手法は高額な機器を用い，多くの回復期リハビリテーション病棟では普及が困難な現状である．そこで，回復期リハビリテーション病棟入院時の年齢や疾患名といった基礎情報や臨床評

価指標を用いた重回帰分析や決定木分析による歩行動作の予後予測が有用となる．

　われわれが当院回復期リハビリテーション病棟に入院した初発脳卒中片麻痺患者343名（テント上病変・歩行機能に影響を及ぼす運動器疾患を呈さない症例であり，発症前歩行動作が自立していた患者）を対象に，退院時移動自立度を1点：車椅子移動，2点：介助歩行移動，3点：屋内歩行自立，4点：屋外歩行自立と点数化し，退院時歩行自立度を従属変数，入院時のFMA各項目とFIM各項目を独立変数とした重回帰分析を行った結果，得られた予測式は，退院時移動自立度＝（FMA下肢機能項目×0.023）＋（FIM排泄管理項目×0.05）＋（FIMセルフケア項目×0.017）＋（FIM移乗項目×0.030）＋（FIM社会的認知項目×0.031）＋（年齢×－0.011）＋（FMAバランス×0.032）＋（発症から入院までの日数×－0.003）＋1.3164となり，決定係数（R^2）は0.73であった．このような研究は本邦では多く報告されるようになったが，各施設間で用いられている評価バッテリーが違うことや，退院までの期間が考慮されていない点で配慮が必要である．入院から3ヵ月と限定された期間の歩行の予後予測に関しては，吉松ら[103]が報告した回復期リハビリテーション病棟に入院した脳卒中片麻痺患者251名を対象とした決定木分析による歩行予後予測の報告があり，Functional Balance Scale（FES）13点以上である者が68.3％の割合で3ヵ月以内に歩行が自立するとされており，FES 13点以下でかつ起居動作に介助を要しない者は30.6％の割合で，FES 13点以下でかつ起居動作に介助を要する症例でも認知機能に低下がない者は22.2％の割合で3ヵ月以内に歩行が自立すると報告されている．実際の臨床場面では，これらの臨床指標を用いた予測や最新の機器を用いた予測をうまく併用していくことが重要であるが，先行研究のほとんどが研究対象に何らかの除外規定を設けており，その除外規定には歩行動作の予後に大きく影響を及ぼすものもある．特に近藤ら[104]が報告している脳卒中片麻痺患者の歩行自立に影響を与える要因は臨床上多く遭遇する要因であり（表2），これらの因子を含めた包括的な予後予測が必要となる．

急性期・生活期理学療法に望むこと

　回復期リハビリテーション病棟協会が毎年実施している回復期リハビリテーション病棟の現状と課題に関する調査報告書[105]によれば，急性期病院と併設されていない回復期リハビリテーション病棟は年々増加しており入棟経路として他病院が圧倒的に多い現状にあるため，急性期病院から送られてくる診療情報提供書は非常に貴重な情報となる．また脳卒中片麻痺患者の回復期リハビリテーション病棟への入棟までの日数は2013年度が平均32.4日であったのに対して，2016年度には平均29.9日，2017年度には平均29.6日となり，2016年度以降は30日をきるようになっている現状がある（図27）．また，患者層としては2002年には平均年齢が71.3歳であったのに対して2017年度には平均79.1歳となり年々高齢化が進んでいる（図28）．そのため，発症後の経過や合併症に基づくリスク管理に関するノウハウが乏しい回復期にかかわる若手理学療法士にとっては，急性期理学療法で

表2 脳卒中片麻痺患者における歩行自立を阻害する要因

背景因子	年齢 既存疾患 　認知症 　変形性関節症 　心疾患 　脳卒中 小刻み歩行 パーキンソン歩行	回復過程で起こってくる問題	廃用による障害 　体力低下 　筋力低下 　認知機能低下 精神症状 疼痛 正常圧水頭症 転倒・骨折
障害の重症度	運動麻痺 体幹機能障害 感覚障害 失調症状 不随意運動 意識障害 高次脳機能障害 　半側空間無視 　病態失認 　pusher症候群 　無為 　意欲発動性低下	医療的管理にかかわる問題	アプローチ方法 合併・不随疾患の服薬・治療 装具・歩行補助具の処方

「近藤和泉,橋本賀乃子,相馬正始:自立歩行を阻害する要因はなにか. 総合リハ. 27(12):1117-1121, 1999」より引用,一部改変

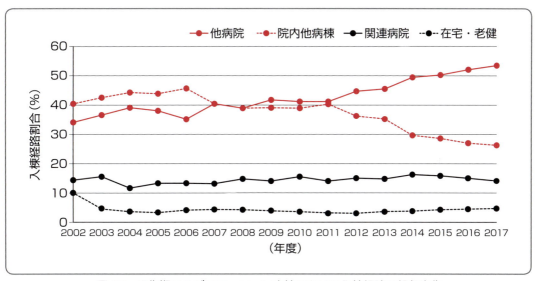

図27　回復期リハビリテーション病棟における入棟経路の経年変化

行っていた負荷量は非常に参考となり，歩行のアプローチ方法や歩行練習量などの診療情報は回復期理学療法を円滑に行うために必要な情報である．また，回復期リハビリテーション病棟では理学療法のアプローチ時間だけでなく病棟生活場面での自発的な活動が多く求められる．そのため，急性期理学療法から早期離床，離床時間拡大，長下肢装具などを用いた早期歩行練習が望ましいと考えられる．一方で回復期リハビリテーション病棟で

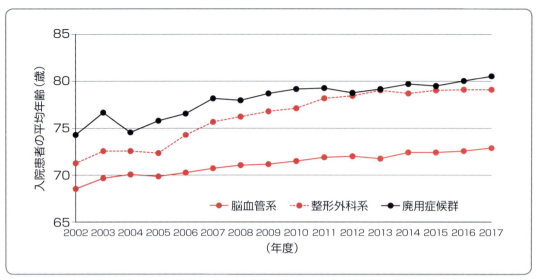

図28　回復期リハビリテーション病棟へ入棟する患者の平均年齢の経年変化

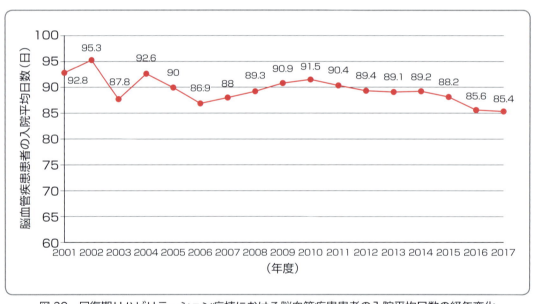

図29　回復期リハビリテーション病棟における脳血管疾患患者の入院平均日数の経年変化

は2016年度よりFIM利得と算定日数・在院日数から計算される実績指数が導入されたことにより，在院日数の短縮が加速されている（**図29**）．これまで以上に，在宅復帰に向けた生活期理学療法との情報の連携は必須となるが，回復期理学療法で行いにくい自宅や自宅周囲のなどの病院外での応用歩行練習に関しては生活期理学療法の中で展開されていくことが望まれる．

> **▶若手理学療法士へひとこと◀**
>
> 回復期理学療法ではどの時期よりも患者にかかわる時間が多いが日数が限られている．また，刻々と患者の身体機能が変化する中で適切な問題点の把握，課題設定，アプローチ方法の選定を行うことは容易ではない．そのため，われわれは患者のQOLを念頭に置いた歩行手段の獲得に向けた思考を常に展開し続けなければならない．本項で紹介した移動と安定性，自立度，速度，対称性のような基本特性に着目した指針を基に回復期脳卒中片麻痺患者の歩行に対する理学療法について適時見直すことが重要であり，そのサイクルは短く頻回に行うことが推奨される．

●文献

1) 園田　茂，他：急性期リハビリテーション．脳卒中治療ガイドライン2015，日本脳卒中学会脳卒中ガイドライン委員会（編），pp277-278，協和企画，東京，2015
2) Lotze M, Braun C, Birbaumer N, Anders S, Cohen LG：Motor learning elicited by voluntary drive. Brain. 126(4)：866-872, 2003
3) Krakauer JW：Motor learning：its relevance to stroke recovery and neurorehabilitation. Curr Opin Neurol. 19(1)：84-90, 2006
4) Swayne OB, Rothwell JC, Ward NS, et al：Stages of motor output reorganization after hemispheric stroke suggested by longitudinal studies of cortical physiology. Cerebral cortex. 18(8)：1909-1922, 2008
5) Saunders JB, Inman VT, Eberhart HD：The major determinants in normal and pathological gait. J Bone Joint Surg Am. 35(3)：543-558, 1953
6) Cavagna GA, Saibene FP, Margaria R：External work in walking. J Appl Physiol. 18(1)：1-9, 1963
7) Perry J, Burnfield JM：第3章　基本的な機能．ペリー歩行分析　原著第2版，武田　功（総監訳），pp9-30，医歯薬出版，東京，2012
8) De Quervain IAK, Simon SR, Leurgans SUE, et al：Gait pattern in the early recovery period after stroke. JBJS. 78(10)：1506-1514, 1996
9) 田中惣治，山本澄子：片麻痺者の歩行パターンの違いによる歩行時の筋電図・運動力学的特徴．バイオメカニズム．23(0)：107-117，2016
10) Hsiao H, Gray VL, Creath RA, et al：Control of lateral weight transfer is associated with walking speed in individuals post-stroke. J Biomech. 60：72-78, 2017
11) Kim CM, Eng JJ：Magnitude and pattern of 3D kinematic and kinetic gait profiles in persons with stroke：relationship to walking speed. Gait Posture. 20(2)：140-146, 2004
12) Balasubramanian CK, Neptune RR, Kautz SA：Foot placement in a body reference frame during walking and its relationship to hemiparetic walking performance. Clin Biomech. 25(5)：483-490, 2010
13) Kawashima N, Nozaki D, Abe MO, et al：Alternate leg movement amplifies locomotor-like muscle activity in spinal cord injured persons. J Neurophysiol. 93(2)：777-785, 2005
14) Reinkensmeyer DJ, Akoner OM, Ferris DP, et al：Slacking by the human motor system：computational models and implications for robotic orthoses. In Engineering in Medicine and Biology Society, 2009. EMBC 2009. Conf Proc IEEE. Eng Med Biol Soc. 2129-2132, 2009
15) Dobkin BH：Rehabilitation after stroke. New Engl J Med. 352(16)：1677-1684, 2005
16) Bohannon RW, Andrews AW, Smith MB：Rehabilitation goals of patients with hemiplegia. Int J Rehabili Res. 11(2)：181-184, 1988
17) Harris JE, Eng JJ：Goal priorities identified through client-centred measurement in individuals with chronic stroke. Physiother Can. 56(3)：171-176, 2004
18) 永井将太，奥山夕子，園田　茂，他：回復期脳卒中片麻痺患者における入院時重症度別のFIM運動細項目の経過解析．理療科．25(1)：1-6，

19) Mayo NE, Korner-Bitensky NA, Becker R：Recovery time of independent function post-stroke. Am J Phys Med Rehabil. 70(1)：5-12, 1991

20) Jørgensen HS, Nakayama H, Raaschou HO, et al：Recovery of walking function in stroke patients：the Copenhagen Stroke Study. Arch Phys Med Rehabil. 76(1)：27-32, 1995

21) Kollen B, Van De Port I, Lindeman E, et al：Predicting improvement in gait after stroke：a longitudinal prospective study. Stroke. 36(12)：2676-2680, 2005

22) Lennon S, Johnson L：The modified rivermead mobility index：validity and reliability. Disabil Rehabil. 22(18)：833-839, 2000

23) Holden MK, Gill KM, Magliozzi MR, et al：Clinical gait assessment in the neurologically impaired：reliability and meaningfulness. Phys Ther. 64(1)：35-40, 1984

24) 高橋純平, 高見彰淑, 若山佐一：脳卒中片麻痺者における歩行の自立判定方法ならびに関連要因の検討. 理療科. 27(6)：731-736, 2012

25) Osada Y, Shimabukuro M, Iwasaki Y, et al：Development of an independent ambulation rating chart for poststroke hemiplegic patients in the recovery stage：at what level is patients free to walk within rehabilitation ward. Jpn J Compr Rehabil Sci. 6：143-150, 2015

26) Hof AL, Gazendam MGJ, Sinke WE：The condition for dynamic stability. J Biomech. 38(1)：1-8, 2005

27) Hof AL, van Bockel RM, Schoppen T, et al：Control of lateral balance in walking：experimental findings in normal subjects and above-knee amputees. Gait Posture. 25(2)：250-258, 2007

28) Hof AL, Vermerris SM, Gjaltema WA：Balance responses to lateral perturbations in human treadmill walking. J Exp Biol. 213(15)：2655-2664, 2010

29) Stanhope VA, Knarr BA, Reisman DS, et al：Frontal plane compensatory strategies associated with self-selected walking speed in individuals post-stroke. Clin Biomech. 29(5)：518-522, 2014

30) Matsuda F, Mukaino M, Ohtsuka K, et al：Analysis of strategies used by hemiplegic stroke patients to achieve toe clearance. Jpn J Compr Rehabil Sci. 7：111-118, 2016

31) Hausdorff JM：Gait dynamics, fractals and falls：finding meaning in the stride-to-stride fluctuations of human walking. Hum Mov Sci. 26(4)：555-589, 2007

32) 高杉 栄, 久保 晃, 潮見泰藏, 他：脳卒中片麻ひ患者の歩行自立度の検討—歩行時間の変動係数と片脚立位時間から. 理療科. 15(2)：37-39, 2000

33) Balasubramanian CK, Neptune RR, Kautz SA：Variability in spatiotemporal step characteristics and its relationship to walking performance post-stroke. Gait Posture. 29(3)：408-414, 2009

34) Tyson SF, Kent RM：Effects of an ankle-foot orthosis on balance and walking after stroke：a systematic review and pooled meta-analysis. Arch Phys Med Rehabil. 94(7)：1377-1385, 2013

35) 小宅一彰, 山口智史, 田辺茂雄, 他：短下肢装具の着用が回復期脳卒中患者の歩行変動性に及ぼす影響. 総合リハ. 41(2)：183-186, 2013

36) Sabut SK, Sikdar C, Kumar R：Mahadevappa M. Functional electrical stimulation of dorsiflexor muscle：effects on dorsiflexor strength, plantarflexor spasticity, and motor recovery in stroke patients. NeuroRehabilitation. 29(4)：393-400, 2011

37) Everaert DG, Thompson AK, Chong SL, et al：Does functional electrical stimulation for foot drop strengthen corticospinal connections？. Neurorehabil Neural Repair. 24(2)：168-177, 2010

38) Yan T, Hui-Chan CW, Li LS：Functional electrical stimulation improves motor recovery of the lower extremity and walking ability of subjects with first acute stroke：a randomized placebo-controlled trial. Stroke. 36(1)：80-85, 2005

39) Kesar TM, Perumal R, Reisman DS, et al：Functional electrical stimulation of ankle plantarflexor and dorsiflexor muscles：effects on poststroke gait. Stroke. 40(12)：3821-3827, 2009

40) Burpee JL, Lewek MD：Biomechanical gait

characteristics of naturally occurring unsuccessful foot clearance during swing in individuals with chronic stroke. Clin Biomech. 30 (10):1102-1107, 2015

41) Lewis CL, Ferris DP: Walking with increased ankle pushoff decreases hip muscle moments. J Biomech. 41(10):2082-2089, 2008

42) Akalan NE, Kuchimov S, Apti A, et al: Weakening iliopsoas muscle in healthy adults may induce stiff knee pattern. Acta Orthop Traumatol Turc. 50(6):642-648, 2016

43) Lewek MD, Hornby TG, Dhaher YY, et al: Prolonged quadriceps activity following imposed hip extension: a neurophysiological mechanism for stiff-knee gait?. J Neurophysiol. 98(6):3153-3162, 2007

44) Reinbolt JA, Fox MD, Arnold AS, et al: Importance of preswing rectus femoris activity in stiff-knee gait. J biomech. 41(11):2362-2369, 2008

45) 永井将太, 園田 茂, 筧 淳夫, 他: 脳卒中リハビリテーションの訓練時間と帰結との関係―全国回復期リハビリテーション病棟連絡協議会調査. 総合リハ. 37(6):547-553, 2009

46) 登立奈美, 園田 茂, 奥山夕子, 他: 回復期脳卒中患者における訓練単位数増加と運動麻痺改善との関係. 脳卒中. 32(4):340-345, 2010

47) 川原由紀奈, 園田 茂, 奥山夕子, 他: 6単位から9単位への一日あたりの介入時間増加が脳卒中患者のFIM帰結に与える効果. 理療科. 26(2):297-302, 2011

48) 渡邉 誠, 奥山夕子, 登立奈美, 他: 回復期脳卒中患者における訓練単位増加と年齢別のADL改善との関係. 脳卒中. 34(6):383-390, 2012

49) 徳永 誠, 近藤克則: 脳卒中回復期における訓練時間とFIM利得との関係―日本リハビリテーション・データベースの分析. 総合リハ. 42(3):245-252, 2014

50) Guadagnoli MA, Lee TD: Challenge point: a framework for conceptualizing the effects of various practice conditions in motor learning. J Mot Behav. 36(2):212-224, 2004

51) Veerbeek JM, van Wegen E, van Peppen R, et al: What is the evidence for physical therapy poststroke? A systematic review and meta-analysis. PloS one. 9(2):e87987, 2014

52) 畠中めぐみ, 三原雅史, 矢倉 一, 他: 脳卒中後の歩行再獲得と転倒. バイオメカニズム会誌. 30(3):128-131, 2006

53) Perry J, Garrett M, Gronley JK, et al: Classification of walking handicap in the stroke population. Stroke. 26(6):982-989, 1995

54) Lord SE, McPherson K, McNaughton HK, et al: Community ambulation after stroke: how important and obtainable is it and what measures appear predictive? Arch Phys Med Rehabil. 85(2):234-239, 2004

55) van de Port IG, Kwakkel G, Lindeman E: Community ambulation in patients with chronic stroke: how is it related to gait speed?. J Rehabil Med. 40(1):23-27, 2008

56) Baker PS, Bodner EV, Allman RM: Measuring life-space mobility in community-dwelling older adults. J Am Geriatr Soc. 51(11):1610-1614, 2003

57) 及川真人, 久保 晃: 地域在住脳卒中片麻痺者の歩行能力と生活空間の関係. 理療科. 30(2):183-186, 2015

58) 及川真人, 久保 晃: 都市部在住脳卒中片麻痺者の生活空間を判別する要因. 理療科. 31(5):771-774, 2016

59) Nakamura R, Watanabe S, Handa T, et al: The relationship between walking speed and muscle strength for knee extension in hemiparetic stroke patients: a follow-up study. Tohoku J Exp Med. 154(2), 111-113, 1988

60) Bohannon RW: Selected determinants of ambulatory capacity in patients with hemiplegia. Clinical Rehabilitation. 3(1):47-53, 1989

61) Bohannon RW: Correlation of knee extension force and torque with gait speed in patients with stroke. Physiotherapy Theory and Practice. 7(3):185-190, 1991

62) Bohannon RW: Knee extension power, velocity and torque: relative deficits and relation to walking performance in stroke patients. Clinical rehabilitation. 6(2):125-131, 1992

63) Nadeau S, Gravel D, Arsenault AB, et al: Plantarflexor weakness as a limiting factor of gait speed in stroke subjects and the compensating role of hip flexors. Clinical Biomechanics. 14(2):125-135, 1999

64) Kim CM, Eng JJ: The relationship of lower-

extremity muscle torque to locomotor performance in people with stroke. Phys Ther. 83(1): 49-57, 2003

65) Dorsch S, Ada L, Canning CG, et al: The strength of the ankle dorsiflexors has a significant contribution to walking speed in people who can walk independently after stroke: an observational study. Arch Phys Med Rehabili. 93(6): 1072-1076, 2012

66) Ouellette MM, LeBrasseur NK, Bean JF, et al: High-intensity resistance training improves muscle strength, self-reported function, and disability in long-term stroke survivors. Stroke. 35(6): 1404-1409, 2004

67) Bohannon RW: Muscle strength and muscle training after stroke. J Rehabil Med. 39(1): 14-20, 2007

68) Bowden MG, Balasubramanian CK, Neptune RR, et al: Anterior-posterior ground reaction forces as a measure of paretic leg contribution in hemiparetic walking. Stroke. 37(3): 872-876, 2006

69) Peterson CL, Cheng J, Kautz SA, et al: Leg extension is an important predictor of paretic leg propulsion in hemiparetic walking. Gait Posture. 32(4): 451-456, 2010

70) von Schroeder HP, Coutts RD, Lyden PD, et al: Gait parameters following stroke: a practical assessment. J Rehabil Res Dev. 32(1): 25-31, 1995

71) Olney SJ, Griffin MP, McBride ID: Temporal, kinematic, and kinetic variables related to gait speed in subjects with hemiplegia: a regression approach. Phys Ther. 74(9): 872-885, 1994

72) Neptune RR, Sasaki K: Ankle plantar flexor force production is an important determinant of the preferred walk-to-run transition speed. J Exp Biol. 208(5): 799-808, 2005

73) Hsiao H, Knarr BA, Higginson JS, et al: The relative contribution of ankle moment and trailing limb angle to propulsive force during gait. Hum Mov Sci. 39: 212-221, 2015

74) Hsiao H, Knarr BA, Higginson JS, et al: Mechanisms to increase propulsive force for individuals poststroke. J Neuroeng Rehabil. 12(1): 40, 2015

75) Clark DJ, Neptune RR, Behrman AL, et al: Locomotor adaptability task promotes intense and task-appropriate output from the paretic leg during walking. Arch Phys Med Rehabil. 97(3): 493-496, 2016

76) 勝平純司: 体幹装具 Trunk Solution の開発と装着効果の検証. バイオメカニズム会誌. 39(4): 211-216, 2015

77) Katsuhira J, Miura N, Yasui T, et al: Efficacy of a newly designed trunk orthosis with joints providing resistive force in adults with post-stroke hemiparesis. Prosthet Orthot Int. 40(1): 129-136, 2016

78) Katsuhira J, Yamamoto S, Machida N, et al: Immediate synergistic effect of a trunk orthosis with joints providing resistive force and an ankle-foot orthosis on hemiplegic gait. Clin Interv Aging. 13: 211, 2018

79) Kesar TM, Perumal R, Reisman DS, et al: Functional electrical stimulation of ankle plantarflexor and dorsiflexor muscles: effects on poststroke gait. Stroke. 40(12): 3821-3827, 2009

80) Kesar TM, Reisman, DS, Perumal R, et al: Combined effects of fast treadmill walking and functional electrical stimulation on post-stroke gait. Gait Posture. 33(2): 309-313, 2011

81) Hsiao H, Gray VL, Creath RA, et al: Control of lateral weight transfer is associated with walking speed in individuals post-stroke. J Biomech. 60: 72-78, 2017

82) Dobkin BH, Plummer-D'Amato P, Elashoff R, et al: International randomized clinical trial, stroke inpatient rehabilitation with reinforcement of walking speed (SIRROWS), improves outcomes. Neurorehabil Neural Repair. 24(3): 235-242, 2010

83) Awad LN, Palmer J A, Pohlig RT, et al: Walking speed and step length asymmetry modify the energy cost of walking after stroke. Neurorehabil Neural Repair. 29(5): 416-423, 2015

84) Patterson KK, Mansfield A, Biasin L, et al: Longitudinal changes in poststroke spatiotemporal gait asymmetry over inpatient rehabilitation. Neurorehabil Neural Repair. 29(2): 153-162, 2015

85) Patterson KK, Gage WH, Brooks D, et al:

Changes in gait symmetry and velocity after stroke：a cross-sectional study from weeks to years after stroke. Neurorehabil Neural Repair. 24(9)：783-790, 2010
86) Lewek MD, Bradley CE, Wutzke CJ, et al：The relationship between spatiotemporal gait asymmetry and balance in individuals with chronic stroke. J Appl Biomech. 30(1)：31-36, 2014
87) Lin PY, Yang YR, Cheng SJ, et al：The relation between ankle impairments and gait velocity and symmetry in people with stroke. Arch Phys Med Rehabil. 87(4)：562-568, 2006
88) Hsu AL, Tang PF, Jan MH：Analysis of impairments influencing gait velocity and asymmetry of hemiplegic patients after mild to moderate stroke1. Arch Phys Med Rehabil. 84(8)：1185-1193, 2003
89) Tobar C, Martinez E, Rhouni N, et al：The Effects of Visual Feedback Distortion with Unilateral Leg Loading on Gait Symmetry. Ann Biomed Eng. 46(2)：324-333, 2018
90) Helm EE, Reisman DS：The split-belt walking paradigm：exploring motor learning and spatiotemporal asymmetry poststroke. Phys Med Rehabil Clin N Am. 26(4)：703-713, 2015
91) Lewek MD, Braun CH, Wutzke C, et al：The role of movement errors in modifying spatiotemporal gait asymmetry post stroke：a randomized controlled trial. Clin Rehabil. 32(2)：161-172, 2018
92) Emken JL, Reinkensmeyer DJ：Robot-enhanced motor learning：accelerating internal model formation during locomotion by transient dynamic amplification. IEEE Trans Neural Syst Rehabil Eng. 13(1)：33-39, 2005
93) Malone LA, Bastian AJ：Thinking about walking：effects of conscious correction versus distraction on locomotor adaptation. J Neurophysiol. 103(4)：1954-1962, 2010
94) Savin DN, Tseng SC, Whitall J, et al：Post-stroke hemiparesis impairs the rate but not magnitude of adaptation of spatial and temporal locomotor features. Neurorehabil Neural Repair. 27(1)：24-34, 2013
95) Yen SC, Schmit BD, Wu M：Using swing resistance and assistance to improve gait symmetry in individuals post-stroke. Hum Mov Sci. 42：212-224, 2015
96) Kim JH, Chung Y, Kim Y, et al：Functional electrical stimulation applied to gluteus medius and tibialis anterior corresponding gait cycle for stroke. Gait Posture. 36(1)：65-67, 2012
97) 二木　立：脳卒中リハビリテーション患者の早期自立度予測．リハ医．19(4)：201-223，1982
98) Koyama T, Marumoto K, Miyake H, et al：Relationship between diffusion tensor fractional anisotropy and motor outcome in patients with hemiparesis after corona radiata infarct. J Stroke Cerebrovasc Dis. 22(8)：1355-1360, 2013
99) Koyama T, Marumoto K, Miyake H, et al：Relationship between diffusion tensor fractional anisotropy and long-term motor outcome in patients with hemiparesis after middle cerebral artery infarction. J Stroke Cerebrovasc Dis. 23(9)：2397-2404, 2014
100) Jang SH, Kim K, Kim SH, et al：The relation between motor function of stroke patients and diffusion tensor imaging findings for the corticospinal tract. Neurosci Lett. 572：1-6, 2014
101) Hendricks HT, Pasman JW, van Limbeek J, et al：Motor evoked potentials of the lower extremity in predicting motor recovery and ambulation after stroke：a cohort study. Arch Phys Med Rehabil. 84(9)：1373-1379, 2003
102) Piron L, Piccione F, Tonin P, et al：Clinical correlation between motor evoked potentials and gait recovery in poststroke patients. Arch Phys Med Rehabil. 86(9)：1874-1878, 2005
103) 吉松竜貴，加辺憲人，橋本祥行，他：回復期脳卒中患者の歩行自立予測．理療科．33(1)：145-150，2018
104) 近藤和泉，橋本賀乃子，相馬正始：自立歩行を阻害する要因はなにか．総合リハ．27(12)：1117-1121，1999
105) 一般社団法人 回復期リハビリテーション病棟協会：平成28年度 回復期リハビリテーション病棟の現状と課題に関する調査報告書，2017，http://plus1co.net/d_data/27zitai_book.pdf（2018年9月18日閲覧）

3 装具療法

遠藤正英

> 脳卒中片麻痺患者においては，発症後早期から練習量や頻度を増やした積極的な理学療法を行うことが重要である．しかし麻痺側下肢の支持性の低下などの諸症状が生じやすい脳卒中片麻痺患者において，練習量や頻度を増やした積極的な理学療法を行うことは困難となることが多い．そこで麻痺側下肢の機能を補うことができる下肢装具の使用が重要であるが，下肢装具はただ使用すればよいというものではなく，患者の身体機能，練習内容に合わせた装具の選択・調整が重要である．

装具療法の理論的背景

●急性期での装具療法

脳卒中片麻痺患者には運動麻痺を中心として感覚障害，高次脳機能障害などの諸症状が生じる．特に発症早期の患者においては多くの症状が強く出現しており，自らの身体を動かして日常生活活動（ADL）を行うことは困難な状態となっていることが多い．そのためベッドもしくは車椅子での生活を余儀なくされ，不動による廃用症候群を生じる可能性がある．われわれ理学療法士は発症早期から練習量や頻度を増やした積極的な理学療法を実施することで，不動による廃用症候群を予防しなくてはならない[1]．そのためには安静，安楽な姿勢での時間を極力減らし，抗重力位での運動を行う時間を増やすことが効果的である．しかし運動麻痺が生じ随意性が低下している脳卒中片麻痺患者に対して，開放性運動連鎖で運動を行っても筋収縮が生じにくいことは臨床上よく遭遇する．そこで歩行などの閉鎖性運動連鎖での運動を行い筋収縮を得ることで，廃用症候群の予防につなげることができる[2]．また麻痺の回復ステージ理論において1st stage recoveryは発症から急速に減衰して3ヵ月程度で消失するが，それまでに残存している皮質脊髄路を刺激して興奮性を高めることで麻痺の改善がみられる[3]．つまり発症早期から麻痺側下肢の使用頻度を増やし，皮質脊髄路の興奮性を高めることで麻痺の改善がみられるが，その時期が遅くなればなるほど麻痺の改善がみられにくくなる．

急性期での理学療法は，歩行などの抗重力位での運動を発症早期から積極的に実施することにより麻痺側下肢の筋収縮が出現し，使用頻度も向上するため，廃用症候群の予防と麻痺の回復が可能になる．しかし麻痺側下肢での体重支持が困難な脳卒中片麻痺患者において，発症早期から歩行などの抗重力位での運動を積極的に実施することは介助量の面か

ら困難なことが多い．そのため下肢装具を使用し，麻痺側下肢の支持性を補助することで発症早期からの歩行を積極的に行うことが可能になる．

> **メモ 廃用症候群**[4,5)]
> 廃用症候群は活動性の低下により心肺機能（3日の臥床で最大酸素摂取量が17％低下[6)]），循環調節能（心筋自体の萎縮や心室の伸展性低下により1回拍出量が減少[7)]），骨格筋量（安静により筋収縮が制限されると週当たり10〜15％低下[8)]）の低下などが生じる．運動療法を行うわれわれ理学療法士が廃用症候群を生じさせることはリハビリテーション専門職の恥だということを忘れてはならない．

● 回復期での装具療法

麻痺の回復ステージ理論の2nd stage recoveryは3ヵ月をピークに6ヵ月までには消失するが，皮質間抑制が解除されることにより皮質間ネットワークの興奮性が高まり再構築される．そのため再組織化を促す理学療法を行うことが必要だが，好ましくない動作での可塑性が生じる時期でもあるのでより一層正しい運動を行う必要がある．3rd stage recoveryは2nd stage recoveryで再構築された新しいネットワークにおいてシナプス伝達が効率化し一層強化・確立される[2)]．つまり発症早期においても同様ではあるが，特に3ヵ月頃においては**さらに正しい運動の仕方で反復して動作を行うことで，皮質間ネットワークが再構築・強化され正しい動作の獲得につながる**．また運動学習の観点においても，反復して動作を行うことによりその動作を学習する．つまり間違った動作で反復すると間違った動作を学習してしまうため，理学療法士は患者が正しい動作で反復するように介助したり，補助具を用いたりする必要がある[9〜11)]．中でも歩行は抗重力位での動作であり，理学療法や日常生活において行われる頻度が高いため，間違った動作で頻回に実施されやすい．さらに抗重力位での動作の反復は痙縮の増強が生じるといわれることもある．痙縮は筋短縮位での不動により骨格筋の弾性が低下し，筋紡錘の興奮性が増大することで増強する[12)]．つまり抗重力位での動作の反復よりも，麻痺側の下肢の不動がより痙縮の増加に影響するのである．痙縮を増強させないためにも，ただ反復して歩行を行うのではなく，左右対称で正しい歩行を行うことで麻痺側下肢の不動を防ぐ必要がある．そのため**下肢装具を用いて内反尖足や反張膝などを矯正し，できるだけ正しく左右対称に歩行を反復する必要がある**．

> **メモ** 運動学習[9~11]
>
> 運動学習とは練習や経験に基づく一連の過程で結果として技能的行動を行う能力の比較的永続的な変化をもたらすもので，動機づけ，行動の変化，定着と保持，転移という過程で行われる．他動的に患者が動かされても運動学習が行われることはなく，自動的に患者が動かなくてはいけない．そのため患者が主体的に練習に参加できるように促す動機づけが重要である．行動の変化は一時的に獲得され忘れられるスキルのことであり，運動学習が行われているわけではない．定着と保持は行動の変化の長期的な定着のことで，練習課題の習得を指す．転移は練習課題の成果が基準課題に現れることを指す．定着と保持まで起こることで運動学習されたといえ，ここまで生じるには数十万回の反復が必要であるとされている．

● 生活期での装具療法

前述のように麻痺の回復ステージ理論で3rd stage recoveryは，2nd stage recoveryで再構築された新しいネットワークにおいてシナプス伝達が効率化し一層強化・確立される時期であり，6ヵ月以後も持続して強化される[2]．そのため回復期で確立された正しい動作で生活することでより一層強化されていく．つまり正しい動作が生活の中で反復して実施されることにより，動作の効率化につながる．特に生活の中でよく行われる動作の一つである歩行は，正しい動作で行われれば動作の効率化につながるものの，入院中と比べ医療従事者と接する機会も減少し，正しい歩行を行うための指導もされず間違った歩行で生活を続けていることが多々ある．その結果，間違った歩行の再獲得につながり，正しい歩行を実施することが困難となってしまうことがある．そして痙縮の増強や反張膝の悪化などが生じ，歩行が困難となることもある．そのため下肢装具を適切に用いることで内反尖足や反張膝などを矯正し，正しい歩行を実施する必要があるが，装具の使用方法が不適切であったり，自己判断で装具を使用しなかったりすることがある．本来であれば理学療法士が患者の身体機能に応じて装具の調整にかかわる必要があるが，退院後の患者が装具の調整を理学療法士に依頼するのは2%程度である[13]．正しい歩行を生活の中で継続して実施するために，退院後の患者に理学療法士がかかわる機会を増やし，下肢装具を患者の身体機能に合わせて適切に使用する必要がある．

> **メモ** 生活期の装具の状況[13]
>
> 退院後の患者の歩行において下肢装具はなくてはならないもので，装具を使用する状況として80%が屋内外を歩行する際に使用すると答えていた．しかし装具が合わない，靴が履きにくい，痛いなどの理由で92%の患者が不満を抱えており，その相談相手としては理学療法士は2%で義肢装具士が76%である．入院中に正しい歩行を指導してきた理学療法士は責任を持って退院後の生活にかかわる必要がある．

装具療法の実践

●歩行における装具の使用方法

　脳卒中片麻痺患者の理学療法において，歩行の獲得は命題の一つである．歩行を獲得するためには，前述のように早期から左右対称の歩行を反復して行う必要がある．左右対称の歩行を行うには初期接地〜荷重応答期において股関節中間位で踵接地を行い，立脚期において前期では身体重心の前上方への移動，中期〜終期では股関節の伸展により身体重心を前方へ運ぶ必要がある．そして遊脚期にはクリアランスを良好に保ちながら股関節を中間位で振り出す必要がある．さらに二重課題とならないためにも平行棒などの歩行補助具を使用せず，自動的歩行の神経機構を利用するためにリズミカルな歩行を行うべきである[14]．しかし脳卒中片麻痺患者は諸症状により，このような歩行を行うことは介助があったとしても困難なことが多い．そのため**下肢装具を使用する必要があるが，下肢装具には多くの機能があり，正しい選択と調整がされなければその効果を十分に発揮することはできない**．そして正しい選択と調整がされていない場合，下肢装具は歩行における阻害因子となることもある．そのため理学療法士は患者の身体機能を理解し，患者に応じた下肢装具の正しい選択と調整をするための助言を行うだけの知識を持つ必要がある．

POINT

装具の機能
装具には多くの種類があるが，機能としてはどの方向にも抵抗なく動く"遊動"，どの方向にも動かない"制限"，動かす方向に抵抗が加わりながら動く"制動"，動かす方向に援助が加わりながら動く"補助"がある．

●歩行における長下肢装具の使用方法

　長下肢装具を用いた歩行では介助量を多く必要としている患者が多く，長下肢装具は主に下肢の支持性を補うために使用する．しかし平行棒などの歩行補助具を用いず2動作前型で股関節伸展を伴ったリズミカルな歩行を行うには**長下肢装具をただ使用すればよいというものではなく，患者の身体機能に応じた適切な膝継手，足部の選択と選択に応じた介助方法をしなくてはならない．**

　膝継手には非常に多くの種類があり，その機能も多岐にわたる（図1）．臨床上多く使用されている膝継手はリングロック膝継手に代表される膝継手が伸展位での制限と全可動域での遊動の機能を持った膝継手である．次に多い膝継手はダイヤルロック膝継手に代表される設定角度に応じた遊動と制限の機能を持った膝継手である．リングロック膝継手のように膝継手を伸展位での制限，ダイヤルロック膝継手のように20°まで遊動の2条件で健常者が歩行した際の足関節の角度を比較すると，膝継手を伸展位で制限した方が初期接地〜荷重応答期の底屈が大きくなり，立脚中期まで底屈が大きく生じていた[15]．つまり膝

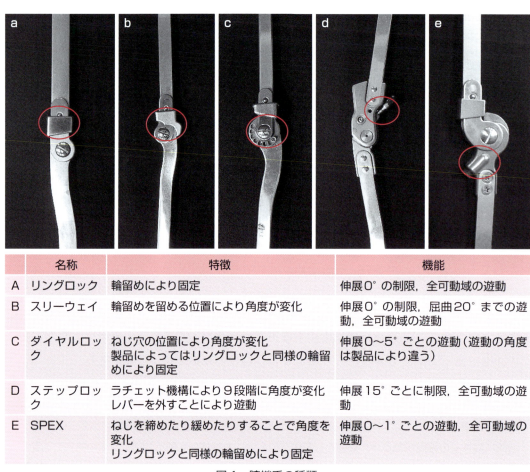

図1 膝継手の種類

	名称	特徴	機能
A	リングロック	輪留めにより固定	伸展0°の制限，全可動域の遊動
B	スリーウェイ	輪留めを留める位置により角度が変化	伸展0°の制限，屈曲20°までの遊動，全可動域の遊動
C	ダイヤルロック	ねじ穴の位置により角度が変化 製品によってはリングロックと同様の輪留めにより固定	伸展0～5°ごとの遊動（遊動の角度は製品により違う）
D	ステップロック	ラチェット機構により9段階に角度が変化 レバーを外すことにより遊動	伸展15°ごとに制限，全可動域の遊動
E	SPEX	ねじを締めたり緩めたりすることで角度を変化 リングロックと同様の輪留めにより固定	伸展0～1°ごとの遊動，全可動域の遊動

継手を伸展位で制限し，足部を底屈遊動もしくは弱い底屈制動のような矯正力の弱いものを選択した長下肢装具を使用すると，初期接地～荷重応答期に内反尖足が生じ全足底接地，もしくは踵接地が出現しても急に底屈するfoot slapが生じる．そして骨盤が後方移動し反張膝となり，extension thrust patternを呈しやすくなる．反対に足部を強い底屈制動もしくは底屈制限するような矯正力の強いものを選択すると，初期接地～荷重応答期に足関節の底屈運動が生じず足部が外転するtoe outが生じる．そして骨盤が後方移動し反張膝となり，extension thrust patternを呈しやすくなる．足部の背屈において強い背屈制動もしくは背屈制限するような矯正力の強いものを選択した長下肢装具を使用すると，立脚中期から終期にかけて背屈が生じないため股関節の伸展が生じにくくなる．そのため骨盤が後方移動し反張膝となり，extension thrust patternを呈しやすくなる．反対に足部を背屈遊動もしくは弱い背屈制動をするような矯正力の弱いものを選択すると，立脚中期から終期にかけて背屈が生じやすいので股関節の伸展も生じやすくなる（図2）．膝継手が伸展位での制限のある膝継手を選択した場合，**足部は初期接地～荷重応答期にかけて**

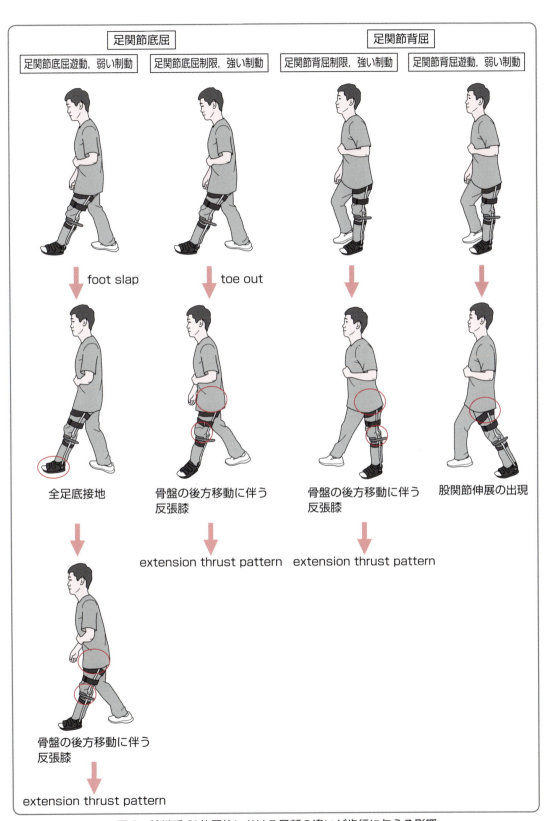

図2 膝継手0°伸展位における足部の違いが歩行に与える影響

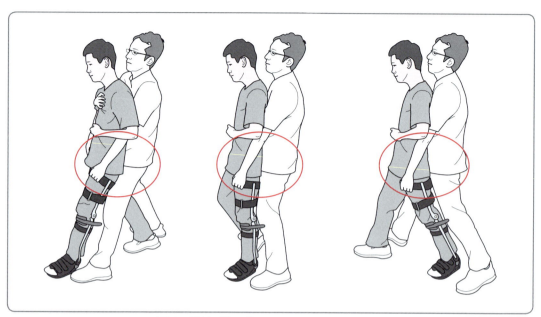

図3 膝継手伸展位における介助のポイント
荷重応答期，立脚中期，立脚後期に骨盤の後方移動が生じ，反張膝が出現するため，骨盤が後方移動しないように介助者の骨盤にて被介助者の骨盤を前方へ押し出すように介助する．その際に体幹が前屈しないように注意する．

円滑な底屈運動と前方への身体重心移動を出現させ，立脚中期〜終期にかけて股関節の伸展を出現させるために，適度な底屈制動と背屈の補助，制動もしくは遊動の機能を持ったものを選択する必要がある． さらに介助においては，荷重応答期〜立脚終期にかけて骨盤を後方移動させないように骨盤を前方に移動することが必要である（図3）．

メモ 脳卒中片麻痺患者の異常歩行[16]

脳卒中片麻痺患者の異常歩行は膝関節が立脚期に伸展するextension thrust pattern，膝関節が立脚期に屈曲するbuckling knee pattern，歩行周期全体にわたり膝関節が屈曲するstiff knee patternの3つに分けられる．

Advice

伸展位で制限機能を持つ膝継手を選択した場合，適切な底屈制動力として初期接地〜荷重応答期にfoot slapが生じる場合は制動力が弱く，toe outが生じる場合は制動力が強いので，両者が生じない強さの制動力を持った足部を選択する必要がある．介助方法によっても適切な制動力は変わってくるので，微調整しながら適切な強さを選択するべきである．

ダイヤルロック膝継手のように膝関節を設定角度まで遊動する膝継手は，歩行時の膝関節の動きが膝継手の遊動範囲に左右され，膝継手の遊動範囲が小さい場合は前述の膝伸展

位での制限をする膝継手と大きな差はみられない．しかし膝継手の遊動範囲を大きくすると，全歩行周期において設定角度までの膝関節屈曲が生じやすくなるため，設定角度にもよるが足関節の底屈運動が生じにくくなる．足部を底屈遊動もしくは弱い底屈制動するような矯正力の弱いものを選択し，膝継手の遊動範囲を小さくすると，初期接地〜荷重応答期に全足底接地もしくはfoot slapとなり，膝継手を伸展位で制限した状態と同じように反張膝となりextension thrust patternを呈しやすくなる．反対に膝継手の遊動範囲を大きくすると，初期接地〜荷重応答期に膝関節屈曲位での全足底接地となり（膝関節屈曲位となっているため踵接地は出現せずfoot slapも生じない），荷重応答期〜立脚中期に膝関節が過度に屈曲（膝折れ）し，buckling knee patternを呈しやすくなる．または荷重応答期〜立脚中期に下肢の支持性の低さによる恐怖心などから，骨盤が後方移動し足関節底屈も生じるため反張膝となりextension thrust patternを呈しやすくなる．

　足部を強い底屈制動もしくは底屈制限するような矯正力の強いものを選択し，膝継手の遊動範囲を小さくすると，初期接地〜荷重応答期にtoe outとなり，膝継手を伸展位で制限した状態と同じように反張膝となりextension thrust patternを呈しやすくなる．反対に膝継手の遊動範囲を大きくすると，初期接地〜荷重応答期に膝関節屈曲位での全足底接地となるか，初期接地に踵接地があっても荷重応答期には足部装具の後面から前方に押されて急激な下腿の前傾が生じ，膝関節の屈曲位となる．そして立脚期に膝関節が過度に屈曲（膝折れ）し，buckling knee patternを呈する．荷重応答期〜立脚中期に下肢の支持性の低さによる恐怖心などから，骨盤が後方移動し足部の外転が生じ，反張膝となりextension thrust patternを呈しやすくなる．

　背屈では足部を強い背屈制動もしくは背屈制限するような矯正力の強いものを選択し，膝継手の遊動範囲を小さくすると，膝継手と足部の影響で膝関節の動きを制限されるので，立脚中期〜立脚終期に股関節の伸展が生じにくくなり，膝継手を伸展位で制限した状態と同じように反張膝となりextension thrust patternを呈しやすくなる．膝継手の遊動範囲を大きくしても同様で，膝継手の制限の影響はないものの足部の動きが制限され，下腿の前傾が生じなくなるため立脚中期〜立脚終期に股関節伸展が生じにくくなり，膝継手を伸展位で制限した状態と同じように反張膝となりextension thrust patternを呈しやすくなる．

　足部を背屈遊動もしくは弱い背屈制動するような矯正力の弱いものを選択し，膝継手の遊動範囲を小さくすると，膝継手を伸展位で制限した状態と同じように股関節の伸展が生じやすくなる．反対に膝継手の遊動範囲を大きくすると，立脚中期〜立脚終期にかけて膝関節の伸展を生じることができずにbuckling knee patternを呈しやすくなる．または立脚終期にかけて下肢の支持性の低さによる恐怖心などから骨盤が後方移動し，足部の背屈矯正力の強いものを選択したときと同じように反張膝が生じ，extension thrust patternを呈しやすくなる（図4）．

設定角度まで遊動する膝継手を選択した場合，麻痺側下肢の支持性に応じた膝継手の角

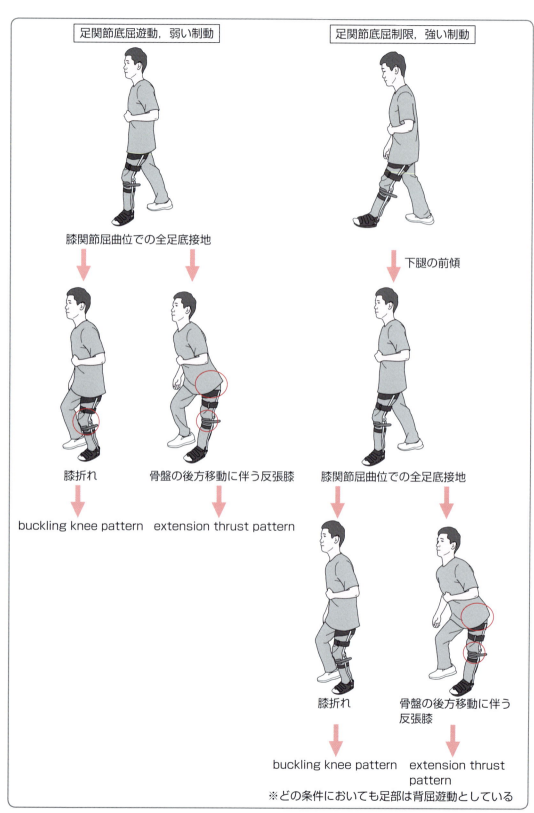

図 4　膝継手 20°遊動における足部の違いが歩行に与える影響

152　Ⅲ．回復期における脳卒中理学療法

度設定と膝継手の設定角度に応じた底背屈の矯正力をもった足部を選択する必要がある．さらに介助においては，膝伸展位での制限の膝継手を使用したときと同じく骨盤の後方移動を防ぐことに付け加え，立脚初期〜立脚終期にかけて膝関節が過度に屈曲しないように，身体重心を前上方へ移動するような介助を意識する必要がある．

> **Advice** 重度の麻痺が生じている場合は麻痺側下肢の支持性が低いためリングロック膝継手のように伸展位で制限できる膝継手を使用し，麻痺側下肢の支持性の向上に伴いダイヤルロック膝継手のように角度を調整できる膝継手で徐々に制限する角度を減らしていくことが重要である．その際に異常歩行が出現しないように足部の調整も行う必要がある．

　長下肢装具を使用している患者の中には短下肢装具へのカットダウンが可能となる患者も存在する．しかしカットダウンを行うタイミングは明確に決まっておらず，理学療法士の主観によって決められることがほとんどである．長下肢装具の役割は麻痺側下肢の支持性を補助することと関節の運動自由度を低下させ歩行の難易度調整を行うことである．つまりカットダウンは麻痺側支持性の向上により反張膝，膝折れ，骨盤の後方移動などの異常歩行が消失する時期が妥当といえる．しかし歩行は多くの関節運動が複合的に行われる動作であり，その難易度は非常に高いものといえる．そのため異常歩行がなく可能だった日があったとしても，次の日には異常歩行が出現することもあるので数日間は長下肢装具と短下肢装具を併用する時期を設け，異常歩行がないことを確認したうえでカットダウンする方が望ましい．カットダウンの時期が早すぎると異常歩行が継続し，全身的に高い緊張で歩行を行うため膝関節の動きが出現しにくいstiff knee patternを呈することもある．そのため下肢装具は患者の状態よりも少し支持性の高い状態であるover braceを意識して使用することが望ましい．

> **Advice** 下肢装具の多くは，長下肢装具を短下肢装具にカットダウンするのと同じように，一度矯正力を弱くすると再び強くすることはできない．これは下肢装具自体だけではなく患者に関してもいえることで，矯正力を強くすると自由度が低下するため，患者は矯正力が弱い下肢装具の方を好むのである．そのため安易にカットダウンしたり矯正力を弱くしたりすることはあまり望ましくない．

●短下肢装具を用いた歩行
　短下肢装具を使用している患者は麻痺の程度も比較的軽く介助量も少なくなっており，下肢装具は反張膝や内反尖足などの下肢変形の矯正のために使用する．短下肢装具は長下肢装具と比較して多くの種類が存在し，それぞれが違った機能を有している（図5）．そのため患者の身体機能に応じた短下肢装具の選択が重要となる．

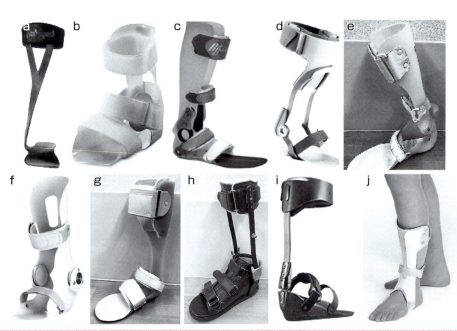

	名称	特徴
A	イプシロン	カーボンの撓みを利用し,底背屈に制動,制動した分が補助で戻る
B	オルトップ	プラスチックの撓みを利用し,底背屈に制動,制動した分が補助で戻る
C	ゲイトソリューション	油圧ダンパーで底屈に制動し,制動した分が背屈の補助で戻り,それ以降は背屈の遊動 ねじを回すだけで制動力を調整可能 初期設定角度を0°と5°に変更可能
D	ゲイトソリューションデザイン	油圧ダンパーで底屈に制動し,制動した分が背屈の補助で戻り,それ以降は背屈の遊動 ねじを回すだけで制動力を調整可能 初期設定角度を0°と5°に変更可能 靴を履きやすい
E	タマラック	ウレタン製継手で底背屈の遊動(制動ともいわれる),底屈は装具の後面の形状(モーションコントロールリミッターの使用)で制限可能
F	ドリームブレース	摩擦を利用した継手で底屈に制動し,制動した分が背屈の補助で戻る 底屈の角度を0°,20°,45°に調整可能
G	シューホンブレース	プラスチックの撓みを利用し,底背屈に制動,制動した分が補助で戻る 経験と技術を必要とするが,トリムラインを変更することで矯正力を調節が可能
H	ダブルクレンザック	ロッド棒では底背屈の制限が可能で,角度もねじを回すことで調整可能 コイルスプリングの選択で底背屈の制動,制動した分が補助で戻るがその力は非常に弱い
I	APS	カーボンの支柱の撓み(4種類から選択)を利用し,底背屈の制動,制動した分が補助で戻る ねじの調整で背屈35°〜底屈15°の範囲で遊動可能
J	UDフレックス	プラスチックの撓みを利用し,底背屈に制動,制動した分が補助で戻る 長さが短いショートタイプもある 靴を履きやすい

図5 短下肢装具の種類

底屈遊動もしくは弱い底屈制動するような矯正力の弱い短下肢装具を使用すると，初期接地〜荷重応答期に全足底接地もしくはfoot slapが生じ，膝継手を伸展位で制限した状態と同じように反張膝となりextension thrust patternを呈しやすくなる．反対に強い底屈制動もしくは底屈制限するような矯正力の強い短下肢装具を使用すると，初期接地〜荷重応答期にtoe outとなり，膝継手を伸展位で制限した状態と同じように反張膝となりextension thrust patternを呈しやすくなる．またtoe outを生じなくても荷重応答期に短下肢装具に押されて急激な下腿の前傾が生じ，膝継手の誘導範囲を大きくした際と同じようにextension thrust patternもしくはbuckling knee patternを呈しやすくなる．

　短下肢装具を使用する患者は，麻痺側下肢の支持性が得られているため膝折れが生じる可能性は低い．そのため背屈に関しては歩行中に背屈を妨げないように背屈遊動もしくは弱い背屈制動するような矯正力の弱い足部が適切である．背屈制限もしくは強い背屈制動するような矯正力の強い足部を使用した場合，立脚中期〜立脚終期に背屈が生じず，長下肢装具を使用した際と同じように反張膝となりextension thrust patternを呈しやすくなる．

　また短下肢装具を使用している患者は，介助量が少なく自立度の高い患者が多いため，遊脚期のクリアランスの不良は転倒に直結しやすい．そのため足尖部が床に引っかからないように装具に初期背屈角度をつけ，遊脚期に足関節の底屈が生じない程度の矯正力を持った短下肢装具を選択する必要がある．初期背屈角度と底屈の矯正力の関係性は重要であり，初期背屈角度を大きく設定すると足関節の背屈角度が大きくなるため踵接地が出現しやすくなる．そのため強い底屈制動もしくは底屈制限のような強い矯正力を持った短下肢装具を使用すると，初期接地〜荷重応答期に底屈が出現しにくくtoe outを生じ，stiff knee patternを呈しやすくなる．そして初期背屈角度は大きくすればするほど初期接地〜荷重応答期のtoe outが強く出現するため，その際には弱い底屈制動の短下肢装具を使用し，初期接地〜荷重応答期の底屈運動を適切に生じさせる必要がある．

　しかしあくまで短下肢装具は補助的な機能として使用するため，遊脚期における非麻痺側への身体重心移動や骨盤の挙上などの患者の足りない能力は理学療法により強化することで遊脚期のクリアランスを良好に保つことも忘れてはならない．

> **Advice**　短下肢装具は回復期や生活期という患者の身体機能が変化しやすい時期に使用される．そのため適宜患者の身体機能を確認し，装具を随時調整する必要がある．"作りっぱなし"の状態には絶対にしてはならない．

急性期，回復期，生活期の理学療法に望むこと

　前述のように発症早期からの歩行などの抗重力位での積極的な運動は重要であり，状態が安定していないということももちろんあるが，できるだけ早期に実施されるべきであ

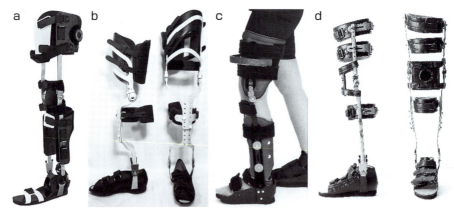

	名称	社名	価格
a	ゲイトイノベーション	パシフィックサプライ	272,000円（膝：ダイヤルロック，足：ゲイトソリューション）
b	Front	P.O.ラボ	150,000円
c	アドフィットKAFO	アドバンフィット	150,000円（膝：SPEX）
d	モジュラーレッグブレース	トクダ オルソ テック	178,000円（膝：ダイヤルロック）

図6　備品の長下肢装具の種類

る．その際には下肢装具の使用が必要不可欠であるが，予後予測や今後の方向性が不透明な急性期において下肢装具を作製することは難しい．また装具は処方から完成まで2週程度必要とするので，入院期間が3～4週間程度の急性期において完成後に数回使用してすぐ転院となってしまうことが多い．そのため急性期では備品の長下肢装具を多数常備し，発症早期から歩行などの抗重力位での運動が行われるべきである（図6）．そして回復期に転院する場合は，急性期でどのような下肢装具を使用していたかがわかれば，回復期において早期から装具を作製するための一助となる．そのため急性期からの情報提供書に急性期で使用していた下肢装具の機能などの詳しい情報が記載されていると望ましい．

　回復期においてはより正しい動作を反復して実施する必要がある．備品の下肢装具ではサイズが合っておらず，つま先が余り遊脚期につまずきやすかったり，長さが短く支持性が低くなったりすることがあるので正しくない動作を反復していることになる．そこで回復期では入院後超早期に本人用の下肢装具を作製し，正しい動作を反復して実施する必要がある．さらに回復期では身体機能が日々変化するので定期的な調整がなされるべきである．

　生活期においては，生活環境の変化による患者の身体機能の変化や左右同じ靴を履きたいなどの要望も生まれ，装具の再調整や再作製などの対応が必要となる．また面ファスナー（ベルクロ®）やプラスチックの劣化などによる破損も生じやすいため，退院後のフォローアップが必要となる．しかし退院後の生活では医療従事者と接する機会は著しく減少し，その中でも装具の知識に長けた者と接する可能性はさらに低くなる．そのため下肢装

具を作製した医療機関もしくは義肢装具業者が定期的にフォローアップを行うべきであるが，ファローアップはほとんど実施されていない．対応が必要な場合は医療従事者や患者本人もしくはその家族が破損などに気づき，医療機関，義肢装具業者に連絡をとっていることがほとんどである．しかし誰かが気づき対応している場合はよいが，気づかれずに対応されていない"装具難民"が多く存在する．そのため下肢装具を作製した医療機関もしくは義肢装具業者が定期的なフォローアップを行うか，退院後にかかわる医療従事者や患者とその家族に対して装具の再調整，再作製などの対応の必要性を説明するなど，作製した施設がしっかりと責任を持つべきである．さらには生活期と回復期の医療機関が連携をとりあい，地域が一丸となって装具の正しい利用を守っていく取り組みが望まれる．

▶若手理学療法士へひとこと◀

下肢装具は理学療法を実施するうえでも，生活をよりよく過ごすためにも欠かせないものである．しかし身体機能，装具の機能を十分に理解したうえで患者に適した装具を使用しなくては，患者の動作を阻害し邪魔なものとなってしまう．また装具に頼りきりにならないように，理学療法士が患者に必要で適切な装具の機能を判断し，運動療法と組み合わせることで装具の効果を十分に発揮することが可能となる．そのために理学療法士が十分な知識を持つことはもちろんだが，足りない部分は医師，義肢装具士，社会福祉士などの多職種で必要な知識を補い合い，よりよい装具の使用を心がける必要がある．

Further Reading

脳卒中理学療法の理論と技術 改訂第2版，原　寛美，吉尾雅春（編），メジカルビュー社，2016
▶ 脳卒中の理学療法における基本を学べる一冊である．

セラピストのための運動学習ABC，大橋ゆかり，文光堂，2004
▶ 運動学習を学ぶうえでは必ず読んでおいた方がよい一冊である．

脳卒中の下肢装具 第3版，渡邉英夫，平山史朗，藤崎拡憲，医学書院，2016
▶ 下肢装具についての全般を幅広く書かれている一冊である．

●──文献

1) 園田　茂，他：脳卒中リハビリテーションの進め方．脳卒中治療ガイドライン2015，日本脳卒中学会 脳卒中ガイドライン委員会（編），p271-285，協和企画，東京，2015
2) 阿部浩明：長下肢装具を用いた急性期から行う重度片麻痺例に対する積極的歩行トレーニング．日本支援工学理学療法学会トピックス記事，第3号，2017，http://jspt.japanpt.or.jp/jptsat/topics/index.html（2018年5月10日閲覧）
3) 原　寛美：急性期から開始する脳卒中リハビリテーションの理論とリスク管理．脳卒中理学療法の理論と技術，原　寛美，吉尾雅春（編），

pp166-168，メジカルビュー社，東京，2013
4) 浅山 滉：オーバービュー――濫用される廃用症候群――．臨床リハ．17(2)：118-122, 2008
5) 小泉龍一，古澤一成，梅津祐一，他：体力低下と低活動．臨床リハ．17(2)：123-128, 2008
6) Saltin B, Blomqvist G, Mitchell JH, et al：Response to exercise after bed rest and after training. Circulation. 38(5 suppl)：1-78, 1968
7) Taylor HL, Erickson L, Henschel A, et al：The effect of bed rest on the blood volume of normal young men. Am J Physiol. 144(2)：227-232, 1945
8) Appell HJ：Muscular atrophy following immobilisation. Sports Med. 10(1)：42-58, 1990
9) Kottke FJ, Halpern D, Easton JK, et al：The training of coordination. Arch Phys Med Rehabil 59(12)：567-572, 1978
10) 大橋ゆかり：運動学習の効果は永続的なもの．セラピストのための運動学習ABC，pp7-14，文光堂，東京，2004
11) 才藤栄一：運動学習のエッセンス．最強の回復期リハビリテーション――FIT program――，園田茂（編），pp14-33，一般財団法人 学会誌刊行センター，東京，2015
12) Gracies JM：Pathophysiology of impairment in patients with spasticity and use of stretch as a treatment of spastic hypertonia. Phys Med Rehabil Clin N Am. 12(4)：747-768, 2001
13) 大峯三郎：義肢装具総論．理学療法学テキスト Ⅵ 義肢装具学 第2版，千住秀明（監），大峯三郎，橋元 隆（編），pp8-10，九州神陵文庫，福岡，2015
14) 増田知子：下肢装具を用いた歩行トレーニングにおける要点．極める！脳卒中リハビリテーション必須スキル，吉尾雅春（総監），阿部浩明，伊藤克浩，竹林 崇他（監），pp66-72, gene，愛知，2016
15) 田代耕一，遠藤正英，玉利 誠，他：Gait solution付長下肢装具の膝継手の違いが歩行に及ぼす影響――立脚相における足関節運動の違い――．理学療法福岡．30(suppl)：41, 2017
16) De Quervain IA, Simon SR, Leurgans S, et al：Gait pattern in the early recovery period after stroke. J Bone Joint Surg Am. 78(10)：1506-1514, 1996

4 日常生活活動と高次脳機能障害に対するリハビリテーション

近藤昭彦

> 「脳卒中治療ガイドライン2015」では，日常生活活動(activity of daily living：ADL)に対するリハビリテーションは，課題を繰り返し実施する課題反復訓練がグレードB(行うよう勧められる)となっている[1]．しかし，臨床現場では脳卒中片麻痺患者のADL能力の向上を目指す際に，運動麻痺や感覚障害などの身体機能の問題に加えて，やる気や発動性など意欲の問題や失行・失認などのいわゆる古典的な高次脳機能障害の影響により，ADL能力向上の阻害因子となることが報告されている[2,3]．入院期間の短縮が進められている日本の医療界においては，家庭復帰や施設での生活能力の維持・向上の早期実現が求められている．このような観点から，ADL場面と高次脳機能障害を関連づけて理解することは，脳血管障害患者に対する理学療法・作業療法のプログラム立案・実践に重要な要素である．

はじめに

● 生活とADLとは

人の生活は，仕事・生産的活動，遊び・余暇活動，日常生活活動に分類される．また，ADLとは，1976年の日本リハビリテーション医学会の定義によると「一人の人間が独立し生活するために行う基本的な，しかも各人ともに共通に毎日繰り返される一連の身体動作群をいう．この動作群は，食事，排泄などの目的を持った各作業(目的動作)に分類され，各作業はさらにその目的を実施するための細目動作に分類される．リハビリテーションの過程や，ゴール決定にあたって，これらの動作は健常者と量的，質的に比較され記録される」とある．食事，更衣，移動，排泄，整容，入浴などに加えて移動やコミュニケーションなど生活を営むうえで不可欠な基本的行動を指し，これらをbased ADL(BADL)と呼ぶ．また，B-ADLに関連した活動(食事に関連した調理や片づけなどを含む)は日常生活関連活動(activity parallel to daily living：APDL)(日本リハビリテーション医学会)あるいは手段的日常生活活動(instrumental activities of daily living：IADL)(Lawtonら)と呼ばれる[3]．また，日本では矢谷らが表1のようなADLの分類を提示している[4]．しかし，これらの定義については，一定のコンセンサスを得られていない部分もあるため，本項では，脳卒中患者のB-ADLからIADLを含めた，広義の意味でのADLについて考える．

表1 ADLの分類

身の回りの動作	その他の生活関連活動
1. 食事動作 2. 衣服着脱 3. 整容動作 4. トイレ・入浴動作 移動動作 　正常歩行 　杖・装具付き歩行 　車椅子 　四つ這い移動またはいざり コミュニケーション 　口頭 　筆記 　自助具または医療機器	1. 家事動作 　a. 炊事 　b. 洗濯 　c. 掃除 2. 育児 3. 裁縫 4. 家屋修繕・維持(含屋外) 5. 買物(屋外) 　庭の手入れ 　車の手入れ 　その他

「矢谷令子:日常生活動作. 姿勢と動作, p181, メヂカルフレンド社, 東京, 1977」より引用

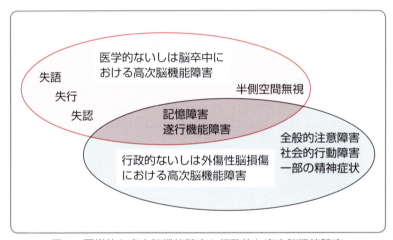

図1　医学的な高次脳機能障害と行政的な高次脳機能障害

「石合純夫:第1章 高次脳機能障害の診療―基礎知識―. 高次脳機能障害学 第2版, p1, 医歯薬出版, 東京, 2012」より引用

● 高次脳機能障害とは

　厚生労働省社会・援護局障害保健福祉部が行った高次脳機能障害支援モデル事業の結果, 出された高次脳機能障害の診断基準における主要症状は以下のとおりである[5].
①脳の器質的病変の原因となる事故による受傷や疾病の発症の事実が確認されている.
②現在, 日常生活または社会生活に制約があり, その主たる原因が記憶障害, 注意障害, 遂行機能障害, 社会的行動障害などの認知障害である.

　そもそも, 高次脳機能障害の定義は古くから, 神経心理学者や神経学者がそれぞれの考えを基に「医学的な高次脳機能障害の定義」を発表してきた. それに加え, 高次脳機能障害支援モデル事業などの進展に伴い, 「行政的な診断としての高次脳機能障害」も用いられるようになった[6]. これらの異同については, 図1[6]に示す. そのため, 現在に至るまで高次脳機能障害の定義もさまざまであり, それに対する治療法も, 効果的であるといわ

れる方法は確立されていないのが実情である．

本項では，神経心理学や神経生理学における高次脳機能障害の定義に言及することは極力避け，ADLやIADLにおけるエラーの特徴を把握し，それに対する理学療法・作業療法の実践へのポイントを絞り，いくつかの具体的な方法を通して観察・思考のポイントを提供できれば幸いである．

評　価

●ADL能力の評価

ADL能力の測定については，一般的に使用されている評価バッテリーとして種々紹介されているが，Barthel Index（BI）と機能的自立度評価法（Functional Independence Measure：FIM）が幅広い領域で使用されている．

BIは，食事，移乗，整容，トイレ動作，入浴，移動，階段昇降，更衣，排便コントロール，排尿コントロールの10項目からなっており，それぞれの実行状況を「自立」「部分介助」「できない」の判定を行い，各々の項目の重要度により配点されている．合計点は100点である．退院後の状況との相関，機能障害との関連性などにより，総合点としての妥当性が裏づけられてきた[7]．しかし，採点が粗いため，感度が低く，認知機能が含まれていないこと，軽度の障害を評価しにくいことなどが問題とされている[3]．

FIMは，1990年にニューヨーク州立大学バッファロー校のGrangerを中心に開発された機能的自立度評価法である．その構成は，18項目，7点満点（7点が自立，1点が全介助）となっている．介護負担度（burden of care）の概念が明確にされていること，コミュニケーションなどの項目が含まれていることが特徴的である[8]．

> **Advice**　学会などでBIやFIMの点数を用いて発表するときに気をつけなくてはならないことがある．これらの点数は一見数字で表されているようであるが，あくまでも順序尺度であるということである．順序尺度のデータを足したり，平均を出したりすれば，正しいデータでなくなる．そのため，順序尺度のデータを用いる場合はノンパラメトリックの検定を用いるか，Rash分析を用いて，間隔尺度（定規の目盛のように同じ間隔を持った値）に変換して，パラメトリック検定を使用する．

●高次脳機能障害の検査

高次脳機能障害の検査・測定においては，各症状に合わせて個別に利用されている検査〔注意機能にはTrail Making Test（TMT），半側空間無視には線分二等分線など〕もあるが，それらを統合して標準化されている検査セットが発売されている（表2）．注意障害については，Ponsfordらによる「日常生活観察による注意スケール」[9]やBehavioral Assessment for Attentional Disturbance（BAAD）[10]など観察で評価する場合もあるが，各

表2 高次脳機能障害に対する標準的な検査

注意障害	標準注意検査法（clinical assessment for attention：CAT）
記憶障害	リバーミード行動記憶検査（Rivermead Behavioural Memory Test：RBMT）
半側空間無視	行動性無視検査（behavioral inattention test：BIT）
視覚失認	標準高次視知覚検査（Visual Perception Test for Agnosia：VPTA）
失行	標準高次動作性検査（Standard Performance Test for Apraxia：SPTA）
遂行機能障害	遂行機能障害症候群の行動評価（Behavioral Assessment of the Dysexecutive Syndrome：BADS）

　高次脳機能に対する標準化された検査の点数とADLの間の関連性は報告が少ない．そのため，ADLに高次脳機能障害がどの程度影響しているかといった情報が得られる評価法が必要となる．

　アイスランドの作業療法士Guðrún Árnadóttir（グドゥルン・アラナドッター）氏が作成したADL-focus Occupational-based Neurobehavioral Evaluation（A-ONE）は，神経行動学という学問を基にした，世界で初めてADLに高次脳機能障害がどの程度影響するかを数値で表すことができる評価バッテリーである[11]．

　高次脳機能障害の定義や文化の違いからわれわれが日常で使っている分類とは若干違う点もあるが，現在日本版作成中である[12] A-ONEは，BADLの各項目を観察し，定義に従って順序尺度によって点数化し，Rash分析によって間隔尺度化することができる評価バッテリーである．このような観察評価において最も重要な視点は，各ADL項目ができているかできていないかといったことだけでなく，活動の質がどうであるかといった視点である．臨床場面を通して可不可だけでなく，質の評価の重要性を確認する．現在，A-ONEの講習会は日本でも年1回実施されており，今後は日本人講師によって，日本各地で実施される予定である．

　担当患者の食事動作ができているかどうかを担当看護師に聞いてみたときのこと．
　作業療法士：「○○さん，食事は自分で食べることができていますか？」
　担当看護師：「はい．ちゃんとご飯食べられていますよ．」
実際に食事場面を見に行くと…．確かに食事動作自体はスプーンを使ってできているが…．食べこぼしが多く，エプロンに2～3割の食べこぼしがみられていた．これで，必要な栄養が十分摂取できているだろうか．
このように，理学療法士・作業療法士は脳血管障害患者の日常生活の実際場面を確認し，活動の質を観察する必要がある！

> **POINT**
>
> 前述のように，ADLができるかどうかだけでなく，その質に目を向けることで，ADLに影響を与える高次脳機能障害の特徴とその対処法について気づくことができる．さらにそれらを理解することは，理学療法・作業療法のプログラムを立案し，実践するうえでとても重要である．

アプローチの前に

　ADLの具体的な改善プログラムを考える前に，理学療法士や作業療法士が陥りやすい問題を提示して，プログラムを実施する前に理解してもらいたいことを伝えたいと思う．
　臨床でこういった患者を見かけないだろうか？　リハビリテーション室では，更衣動作ができるようになったのに，病室では看護助手に着替えさせてもらっている．患者本人に聞いてみると，「家に帰ったら，できるから！」．なぜ，このようなことが繰り返されるのだろうか？

●具体的なプログラム実施の前にホスピタリズムの改善が必要？

　広辞苑では，ホスピタリズムを「乳児院・養護施設・病院などに長期間収容されることによる精神身体面の異常．情緒不安定・人格障害・感性鈍麻・社会性低下など」と定義している[13]．人は，おかれた状況や立場によって立ち振る舞いが変わるということが，リハビリテーションを阻害する因子となることがある．上記のような例は，脳血管障害片麻痺患者が，医療従事者や家族から活動量を管理された環境に適応するように，病人としての役割を担おうとするために起こることである．「脳卒中治療ガイドライン2015」では，廃用性症候群を予防し，早期のADL向上と社会復帰を図るために，十分なリスク管理のもとにできるだけ発症後早期から積極的なリハビリテーションを行うことが強く勧められるとしている[14]．しかし筆者は，朝起きたらパジャマから着替え，病棟から出るときは身づくろいを整えるように勧め，早い時期から退院後の生活を意識させることが脳卒中患者のホスピタリズムを防ぎ，患者役割を担う時間を少しでも短くするためには必要であると考える．
　さらに，行為のもとになるやる気については，行動の発現に重要な要素となる．そのやる気がなくなった状態を心理学ではアパシー（apathy）と呼ぶ．Marinは，意識障害，認知障害，情動的苦悩によらない動機づけの欠如ないしは減弱した状態をアパシーと定義した[15]．ここでいう動機づけ（モチベーション：motivation）とは目的ある行動（goal-directed behavior）の開始，持続，方向性，そしてその活力に対して必要な駆動力を指している．アパシーの存在の臨床的な意義としては，アパシーがADLとの間に密接な関連があることが挙げられる．例えばアルツハイマー病患者においてアパシーのある患者とそうではない患者を比較すると，ADLの障害は高度であり，アパシーの程度と機能障害の

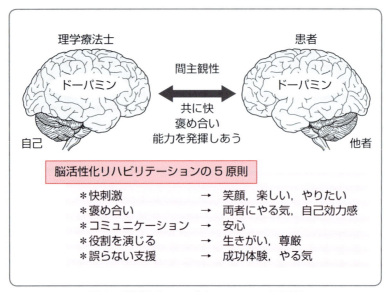

図2　脳活性化リハビリテーション5原則
「山口晴保，山上徹也：アパシーを呈する在宅認知症患者の脳活性化リハビリテーション．高次脳機能研．34（2）：206，2014」より引用

程度の間には相関関係が認められる[16]．

　このような関連はアルツハイマー病だけでなく血管性認知症，脳卒中患者，うつ病患者においても報告されている．このように，動機づけを上げるためのアプローチも重要となる．山口らは，アパシーのある患者とそうでない患者を比較して，図2のように，脳活性化リハビリテーションの5原則という概要を示している[17]．

　このように，高次脳機能障害患者におけるADL障害を考えるうえでは，意欲や自発性といったやる気に関連した要素が必要である．また，ADL能力の維持または上昇をもたらした因子に自立意欲があり[18]，意欲がADLの自立度に影響する[19]といわれている．

　意欲という概念定義はさまざまであるが，広辞苑では，「積極的に何かをしようとする気持ち．種々の動機の中からある一つを選択してこれを目標とする能動的意思活動」と定義している[13]．そして，意欲低下を測定する尺度は，Apathy Scale[20]を日本語訳した「やる気スコア」[21]が報告されている．図2[17]に示した脳活性化リハビリテーションの5原則の中でも，理学療法士・作業療法士が患者にかかわる際に特に有用な項目が，快刺激，褒め合い，誤らない支援であると考えられる．

> **メモ　褒めることの重要性**
>
> 国立大学法人生理学研究所からも，興味深い研究結果が報告されている．「褒められると上手になる」といった，報酬系の重要性を示した研究であり，パソコンのキーボードを打つ作業をした後に自分が褒められる群と，他人が褒められる群，客観的な成績のみを報告される群の3群が翌日にキーボードを打つテストすると，自分が褒められる群が他の群に比べて，有意に成績がよかったことを示している[22]．

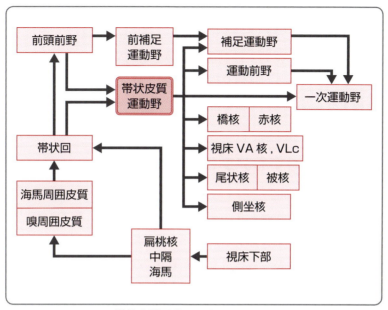

図3 帯状皮質運動野を中心とする神経回路
VA核：前腹側核，VLc：外側腹側核尾側部．
「丹治　順，山鳥　重，河村　満：第5章 帯状皮質運動野．神経心理学コレクションアクション，p112，医学書院，東京，2011」より引用

　快刺激について，丹治順氏の著書「アクション」では，「情動や身体情報，そして内的な欲求や動機づけ情報と，運動野における動作の企画や指令を結びつける接点に，帯状皮質運動野が据えられている」と述べられている（図3）[23]．

　そして，この帯状皮質運動野は，他動的よりも能動的に行動し報酬を得る場合（快刺激を得る場合）にとても重要であることが証明されている．したがって，脳卒中患者のリハビリテーションにおいては，医師や理学療法士・作業療法士が治療・運動をすることに加えて，文字どおりの，本人が主体性を持って行うリハビリテーションが重要である．また，そのような環境や機会を整備することが最も重要となるが，これらを支えるアプローチの方法が課題指向型アプローチといわれており，臨床現場に取り入れられてきている．

> **メモ　課題指向型アプローチとは**
>
> 意味のある作業が脳を変化させるというという報告から，田邉は生活での意味のある作業を麻痺肢の使用により反復して行わせること，そしてその作業の遂行を可能にするために必要となる運動要素を課題指向型アプローチにより獲得させることが重要となると考えていると報告している[24]．対象者の望む行為の作業に必要な運動機能を考慮し，行動目標を明確にし，その運動機能を獲得するための課題を複数設定し，難易度を調整しながら反復練習を行い，最終的に行為の獲得を目指す学習理論に基づいたアプローチである．Levinは，脳の可塑的変化をきたす課題指向型アプローチの条件として，①反復した練習，②目標動作を指向した課題練習，③集中練習，④新奇かつ挑戦的な課題を挙げている[25]．

以上，リハビリテーションを実施する際に，理学療法士・作業療法士が注意すべき点を述べた．ホスピタリズム，アパシーを含めたやる気の問題を理解し，そして能動的に動いてもらうための工夫が必要である．能動的に動いてもらうには，環境や作業機会を与え，役割を与えることが重要であり，目的動作を明確にし，それに必要な課題指向型アプローチを反復して実施することが重要となる．

高次脳機能障害に対するアプローチについて

　前項で，具体的な生活上の問題に関する課題指向型アプローチの話を提示した．しかし，高次脳機能障害には種々の症状があり，それぞれの症状に対するアプローチが提案されている．これらは「脳卒中治療ガイドライン2015」ではエビデンス不足とされているが，筆者の経験でも効果的であると感じられるものもあり，今後の研究が待たれる．以下に，以前から紹介されているアプローチについてまとめる．

●注意障害へのアプローチ

　「脳卒中治療ガイドライン2015」では，注意障害に対し，機能回復訓練や代償訓練が勧められる（グレードB）が，その永続的効果やADLへの汎化について十分な科学的根拠はない（グレードC1）．また，注意障害を軽減する環境調整に配慮すべきである．例えば，作業を短時間にする，休息をとる，注意をそらすような周囲の聴覚的・視覚的外乱の排除などを考慮する（グレードC1）となっている[26]．坂爪らは次に示すように，注意障害へのアプローチを認知リハビリテーションとして紹介している[27]．

1）注意障害への意識づけと感情の安定

　脳損傷後の患者やその家族は，病前と比較して何かがおかしいと感じることがあるが，それが何かがわからない場合や，病気になったことによって体調が安定していなかったり，将来への不安などから精神状態が不安定であったりした場合には，リハビリテーション課題に集中できないことがある．したがって，理学療法士・作業療法士は注意障害への意識づけを高めるために，患者に障害像を具体的に説明する必要がある．

2）直接的アプローチ

　低下した注意機能を，反復して使用することにより直接に改善することを目的とする．直接的アプローチには，注意機能全般に働きかける非特異的アプローチと障害された特定の注意機能に働きかける特異的アプローチ，単純な注意から複雑な注意へと順に働きかける段階的アプローチ，そして注意制御に意図的に働きかける制御付加的アプローチがある．これらは，対象者の状態に応じて，適宜組み合わせて実施する．詳細は表3にまとめて示す．

3）代償的アプローチ

　注意機能以外の機能を利用して，注意障害を補う方法である．例えば，記憶は比較的保たれている場合，注意しないといけない内容を課題遂行前に意識的に口に出すことで，認

表3　直接的アプローチ

方法	内容
非特異的アプローチ	注意を分類別にアプローチするのではなく，注意機能全般に対して働きかける方法である． 　例：単一刺激の出現に対してできるだけ速く応答する単純反応課題，複数刺激から標的刺激の出現を鑑別・選択して応答する複雑反応課題など．
特異的アプローチ	注意を4つの機能に分けて障害された注意機能に集中的に働きかける方法である．特異的アプローチではattention process training（APT）が代表的である． 注意障害を 　①持続性注意 　　・標的音同定課題：いくつかの音系列から標的音を同定して応答し続ける． 　　・数列配置課題：聴覚的に提示したいくつかの数字を昇順または降順に並べ替える． 　②選択性注意 　　・抹消課題：目標刺激を多数の非目標刺激から選択して印をつけるなど． 　③柔軟性注意 　　・数字と文字を交互につなぐ，提示された特定の数の加算と減算を交互に切り替える． 　④分割性注意 　　・二重課題：物語を読みながら，指定した単語を数える．
段階別アプローチ	注意を下位から上位レベルの注意へと，ボトムアップ的にアプローチする． ①外部刺激への適切な注意→②外部刺激への注意の持続的な集中→③外部刺激の探査と選択→④内部刺激への注意（時間評価課題など）→⑤反応と行動の調整
制御付加的アプローチ	注意機能は意思によって制御ができる．そのため，課題の内容ではなく，課題遂行時に注意の速度，強度，持続度，そして正確度を意識して変化させる練習をする．

知や行動過程の意識を高めることを習慣化する（自己教授法）．

4）補填的アプローチ

　自発的に行動を起こすことができるように，日課表を作成して行動を促したり，腕時計のアラーム機能などの刺激を入れ注意の感度を上げることにより，次の課題に注意を集中・転動させたりすることができる．

5）行動的アプローチ

　ADL中に観察されるさまざまな注意行動に対して，細かく指示をする．車椅子からベッドに移乗するときのことを例に挙げると，「車椅子はこの位置につけて，次に左右のブレーキをかけます．フットレストから両足を下し，ベッド柵をつかんでから立ち上がりましょう」と指示を与える．このとき，なぜそれをしないといけないのかの説明も大切である．

　また，課題や練習の実行中に観察される注意行動に対し正の強化が重要である．

6）環境調整的アプローチ

　ADL中で，注意が逸れそうな事象をなるべく少なくするため，生活環境を簡素化したり整理整頓したりしておき，作業時に余計な妨害刺激が入らないように環境に配慮する．また，必要な注意行動には目印をつけ，注意が向きやすい工夫をする．例えば，車椅子のブレーキを忘れがちな患者のために，ブレーキを目立たせるためにブレーキレバーを延長し，視界に入りやすくするなどである．

表4 記憶障害へのアプローチの原則

- 記憶する量を減らす
- 新しいことは誤りなき学習で反復する
- 記憶が薄れないように，普段のコミュニケーションの中で反復する
- 適応行動を促進し，練習，強化する
- 記憶障害を補う外的補助手段を提供する

「川平和美（編著），他：第14章 高次脳機能障害：記憶障害，認知症．標準理学療法学・作業療法学 専門基礎分野 神経内科学 第3版，p135，医学書院，東京，2009」より作表

● 記憶障害へのアプローチ

記憶障害に対し，軽度例では視覚イメージなどの内的ストラテジーとメモやスケジュール表，アラームなどの外的代償手段の活用が，重度例では生活に直接つながる外的補助具の使用が勧められ（グレードB），特定の技術や知識の習得には誤りなき学習（errorless learning）を考慮してもよい（グレードC1）となっている[26]．記憶障害へのアプローチについての原則は，表4に示すとおりである[28]．

1）内的ストラテジーとは

視覚イメージ法，言語戦略法，手がかり漸減法や間隔伸張法などをまとめて，内的ストラテジー法という．

①視覚・言語的イメージ法

別のイメージに置き換え，関連づけて覚えてもらう方法である．例えば，人の名前を覚えるときに，覚えてもらいたい名前と患者にとって有名な人物の名前とを関連づけて覚えてもらう方法である．

②手がかり増減法

記憶する項目に関連した手がかりを提示する量を増やしたり，減らしたりすることにより，記憶の定着や想起を促進する方法である．例えば，改訂長谷川式簡易知能評価スケールの3つの単語の遅延再生時に，一つは植物，もう一つは動物，最後は乗り物といったように手がかりを与えることである．

③間隔伸張法

覚えてもらいたいことや行動について，徐々に時間間隔を伸ばしていき，繰り返し思い出させる訓練方法である．例えば，一度覚えたことを2分後に再び質問し，5分後，30分後と徐々に想起する時間を延長していき，記憶の強化を図る．

2）外的補助法

なかなか覚えられないことを，メモ帳や掲示板などに書き留める習慣をつけてもらう方法である．また，アラームやタイマーなどで注意喚起を促す方法もよく使用されている．

3）環境調整

これは，記憶障害のない人でも日常的に行う方法である．例えば，棚や引き出しに何があるかのメモを残しておく．薬はいつ飲むのかを書いておく．行動する順番を紙に書き，

見やすい場所に掲示しておくなどの方法がある．その他，生活パターンを習慣化させるなど，できるだけ記憶する量を減らすように環境調整をする．

4）援助者の声かけ

記憶障害を呈した人に何かを思い出してもらう際は，自発的に正しい答えが出るように援助していくことが大切である．そうすることで，記憶が想起され定着していく．例えば，援助者が「今日は何日ですか？」と質問し，答えられないなら「カレンダーを見てください」と代償方法を教え，自発的に答えられるようにサポートする．その他，「明日の予定は何ですか？」「今日の午前中，この場所でその話をしましたよ」とできるだけそのときの状況をイメージしやすいように声かけをしていく．

5）誤りなき学習法（エラーレス学習）

問いかけたりする際に，はじめから間違えないように正しい答えを提示し，再認する方法を用いた学習方法である．記憶障害のない人であれば，失敗からそれを誤りと認識し，正しい答えに修正しようと試行錯誤することで，正しい答えを記憶することができる．しかし，記憶障害のある人は，失敗したこと自体を記憶できず，誤りを誤りと捉えることができないことがあるため，何が正しくて何が誤りかが整理できない状況にあると考えられる．そのため，第一に間違いを起こさせないことが大切であり，正しいことを覚えてもらう必要がある．

6）その他

残存している記憶の活用では，何度も同じことを繰り返す反復訓練が中心となる．これは，言語化（頭文字記憶術，PQRST法など）したり，視覚的に記憶を強化したりすることで記憶の固定を図る，いわば直接的アプローチである．

記憶障害へのアプローチは記憶力そのものを改善することは比較的困難である．しかし，代償的・行動的・環境調整的実践により記憶障害を補うことはできる．また，想起することが難しい場合は，過去の生活に関連した課題が過去の記憶を呼び覚ますのに有効である．したがって，ドリルのようなツールを使うよりも，実生活の中での作業課題を提供することが重要となる．

● 失認へのアプローチ

認知を失うと書いて失認という．そもそも，認知とは何かであるかだが，人は各感覚要素（触覚，視覚，聴覚，嗅覚，味覚など）から受けた刺激が，過去の記憶と結びついてそれが何であるかがわかる．この過程は，感覚，知覚，認知としてよく耳にする．感覚や知覚には問題がないのに認知できない場合を，失認という．例えば，視覚失認では，何か四角いものを見ているが，それがパソコンであるということがわからない状態である．しかし，触った感触からそれがパソコンとわかるのである．したがって，失認は各種感覚器官からの情報が脳内で過去の記憶と統合する経路での障害であると理解できる．このような失認の中でも，特にリハビリテーションに難渋するのが，半側空間無視・半側身体失認である．そのため，ここでは半側空間無視・半側身体失認についてまとめる．

> **メモ　失認タイプと失行タイプ**
>
> 高次脳機能障害を考えるとき，「利き手がどちらか？」「過去に利き手交換をした経験があるか？」といった情報が重要となる．なぜなら，人の脳は，右利きの人であればおよそ96％の人の左半球が優位半球とされ，言語野がある．理論的思考や運動プログラムが保存されているといわれている．また，右半球が情緒的思考や空間処理を担当するとされる劣位半球とされている[29]．これらの機能局在論は脳梁を切断した分離脳の研究から端を発しているが，健常者では言語処理をするときに左側だけが働くことはなく，右脳も言葉の抑揚などに関与していることがすでにわかっている．しかし脳血管障害の患者では，右半身麻痺であると，左半球に障害があるため失語症や失行症状が出やすく，左半身麻痺であると，右半球に障害があるため半側空間無視や半側身体失認などが出現しやすい傾向にあることは臨床的によく経験することである．

半側空間無視とは，視覚自体には問題がないのにもかかわらず，ある空間（右利きで左片麻痺であれば左空間）に対して意識が向けられない状態をいい，方向性の注意障害として理解されつつある．半側空間無視を有する患者は，日常生活において左側空間にあるものに注意を向けることができないため，左側の食事を食べ残したり，左側の道を見落として素通りしてしまったり，左側のひげをそり残すなど多くの問題を呈する．また，半側身体失認は，自己の半側身体に注意を向けることができず，両側活動時に左手を使わなかったり，左側の袖を通し忘れていたり，寝返りをする際に，左手を忘れており肩の痛みを誘発してしまう結果となる．

前述した失認に関しては，感覚がインプットされてから記憶と結びつく連合の問題であるため，感覚入力を工夫することがいろいろと試みられており，表5[30]のようなプログラムが報告されている．「脳卒中治療ガイドライン2015」では，視覚探索訓練，無視空間への手がかり提示，プリズム適応療法以外は，グレードCである[26]．しかし，視覚操作訓練[31]およびspatiomotor cueing[32]，体幹を左側へ向けるアプローチ[33]はエビデンスレベルの高い論文が発表されており，臨床でもADL改善がみられるという事例報告もみられている．

事　例

図4は左半側空間無視のある左片麻痺患者の座位姿勢と立ち上がり動作である．頭頸部は右へ偏移し立ち上がり時には右下肢への荷重が多く，右上下肢の過活動のため，麻痺側上肢に連合反応がみられる．

図5は平行棒を使用し，参照枠を提示しかつ，左上下肢にわずかに残る随意性を利用して，左上下肢の活動を促した後の立ち上がりであり，対称性を獲得していることがうかがえる．

手洗い動作の場面（図6）では，洗面台との距離が離れていると，立位が不安定なため，左手が前に出ない．しかし洗面台に大腿前面が接触することにより，立位安定性の向上が図れたため，左上肢の痙縮がゆるみ，手洗い動作がしやすくなった．

表5 半側空間無視に対するリハビリテーション

トップダウンアプローチ
無視空間へ何らかの手がかりを与え意図的に注意を向けるアプローチ

①視覚操作訓練：左側へ意識的に注意を向け，刺激の密度・難易度を調整する．
②spatiomotor cueing：左へ視覚だけでなく左上肢を左空間内で動かすことによりリハビリテーションの効果が高まる．limb activationなど．
③体幹を左へ向けるアプローチ（Bon Saint Come's device）

ボトムアップアプローチ
温存された感覚・運動の協調を介して空間性注意に働きかける無意識的アプローチ

①一側性感覚刺激
 ・カロリック刺激：左耳に冷水を注入することにより左側へ眼球が向いて急速に右へ戻る眼振を誘発させる．眼振が出ているときは無視が軽減するが効果は持続しない．
 ・視運動性刺激：ランダムドットが左向きに動く背景を用いて視運動性眼振を誘発させている間は，改善がみられたが，効果は持続しない．
 ・頸部筋振動刺激：左後頭部の筋に振動刺激を与えて運動性錯覚を起こし，体幹が頭部に対して相対的に左側へ向いた錯覚が起こる．このことにより，身体中心の座標軸が強制される可能性がある．
②プリズム順応療法

「石合純夫：第5章 無視症候群・外界と身体の処理に関わる空間性障害．高次脳機能障害学 第2版，pp171-174，医歯薬出版，東京，2012」より作表

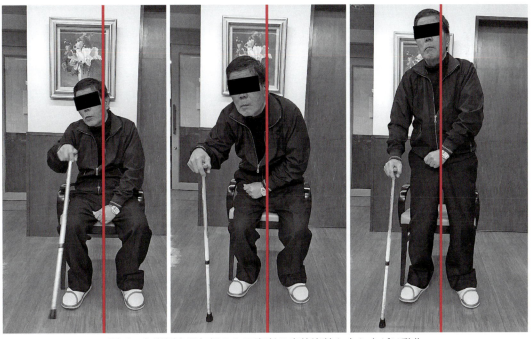

図4　左半側空間無視のある患者の座位姿勢と立ち上がり動作

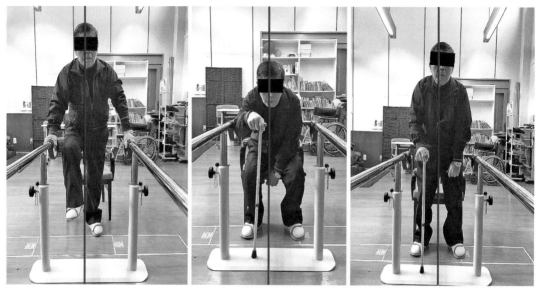

図5 麻痺側への荷重により改善した立ち上がり動作

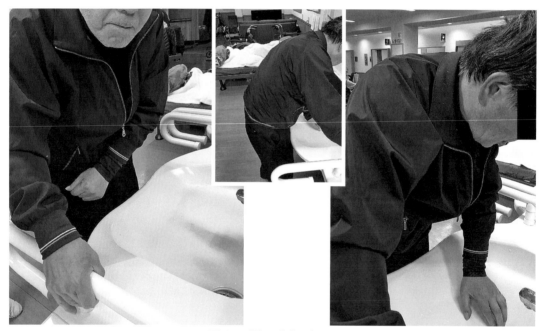

図6 手洗い動作の場面

> **POINT**
> この事例のように，半側空間無視や半側身体失認があるような患者の場合は，トランスファーなどの基本的動作から，手洗いやトイレ動作といったADLの場面での声かけや介助の実施方法を変えることがリハビリテーションとなるのである．したがって，臨床現場でよく見かけるように立位を十分とらせないで中腰のまま移乗動作を介助していては，いつまで経っても患者の能力は向上せず，高次脳機能の改善も期待できないことが予想される．

● 失行へのアプローチ

　失行とは，その名のとおり「行為を失う」ということである．定義では，「麻痺や運動失調，筋緊張異常などその他の身体機能の障害はみられないにもかかわらず意図した動作や行為ができない状態」とされている[34]．したがって失行は，インプットされた感覚が認知され，そのこと自体の認識はできているが，実際に行動しようとしたり，道具を使用したりするとうまく動作が実行できないことから，認知情報からアウトプットの統合に障害があるとされている．特に右利きの人であれば，左半球の損傷によって起こるとされている．

　失行は肢節運動失行，観念運動失行，観念失行が有名な古典的分類である．

　肢節運動失行は，慣れた動作がぎこちなくなることで現われるが，純粋な肢節運動失行はまれであり，補助手レベルの機能がある場合は患側上肢を積極的に使用する作業を行うことにより改善するとされている[6]．

　観念運動失行は，病前ならできたはずの習慣的動作（バイバイと手を振る，おいでおいでと手招きするなど）を言語命令や模倣命令に応じて遂行することができない．観念運動失行は，テスト状況でのみみられ日常生活に不自由をきたすことはなく，日常生活は可能であるとされている[35]．しかし，実際のリハビリテーション場面においては動作練習において支障をきたすことが多々ある．

　また観念失行では，個々の部分的動作はできるが，道具を用いる複雑な系列行為を行うことができない．複雑な行為の障害，または道具使用の障害と定義されている．例えば，歯ブラシで髪の毛を梳こうとしたり，洗面所のゴム栓でひげ剃りをしようとしたりするなどの道具の誤使用から，お茶を入れるとき急須のふたをとる前にお湯を注ごうとしてこぼしたり，歯磨き粉のふたをとらずに歯ブラシに歯磨き粉をつけようとしたりするなどの手順の誤りもよくみられる．観念失行へのアプローチは，このように，ADLやIADL場面において生じることが多く，生活への影響も多い．特に，新しい環境や新しい道具を使用する場合にみられることがあるため，机上の課題や模倣課題よりも生活場面における観察や生活場面における行為へのアプローチおよび練習が重要となる[36]（図7）．

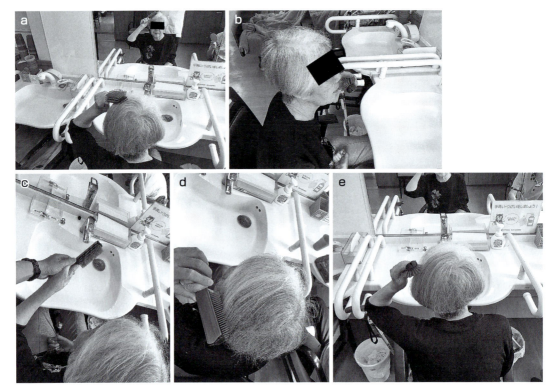

図7 観念失行―道具の使用の誤りのある場面―
観念失行により道具使用の誤りがある場面と，アプローチの結果である．
a：ブラシが頭に当たっていない．
b：ヘアブラシを歯ブラシのように口に当てようとしている．
c，d：理学療法士が正しい持ち方，使用の仕方をハンドリングによって誘導している．
e：数回誘導すると，きれいにブラシを使えるようになった．

POINT

観念失行のある患者に対する指示様式は，一般的には，口頭命令よりもジェスチャーや実物の提示など，非言語的コミュニケーションが正しい動作に結びつきやすい．したがって，自然な流れで本人が動作を推測しやすい環境でアプローチすることが，動作を成功へ導きやすい．

事 例

60歳代男性．左穿通枝動脈脳出血による右片麻痺患者である．発症から4週間，急性期病棟を経て在宅復帰のためにリハビリテーション目的で転院．Brunnstrome stageは上肢Ⅴ，手指Ⅳ，下肢Ⅳで，感覚障害はほぼみられないが，観念運動失行がみられた．自宅はエレベータのないアパートの2階であり，借家のため，階段昇降が課題であった．入院中に担当した理学療法士は，観念運動失行のあるこの患者に対して，極力言語指示を少なくし，「お部屋に戻りましょう」とだけ声かけをし，歩行時の介助を徒手的に実施し，階段

昇降の動作練習を実施した．その結果，この患者は2週間で2階分の階段昇降ができるようになり退院した．しかし退院後，訪問リハビリテーションで入った理学療法士が，階段昇降時に，「左足を上げて」「次は右足上げて」と声かけをしながら階段昇降のハンドリングを行ったため，この患者は2週間もしないうちに階段を上がれなくなった．声かけの仕方一つで，ADL能力に大きな差が出る結果となった．

　この事例のように，観念運動失行がある患者には特に理学療法士は注意を必要とし，言語指示の入力，および動作練習の際の動作指導やハンドリングの方法がアプローチになり得ることを理解する必要がある．

POINT
観念運動失行があると思われる患者に対しては，言語的指示を入れることは最小限にし，理学療法士のハンドリングで動作を誘導する方がスムーズに動作能力の向上につながることが多い．言語指示は，特に運動に言及することを避け，「2階に行きましょう」「外を散歩しましょうか？」など目標になるものを伝えることが望ましい．

● 遂行機能障害へのアプローチ

　遂行機能とは，新しい課題に対して，試行錯誤しながら効率よく目標を達成する能力のことをいい，①目標の設定，②計画の立案，③計画の実行，④効果的な実行・自己制御，という手順があると定義されている[37]．

　このような手順を踏んで，効率よく目標を達成することができなくなった状態を遂行機能障害といい，ADL上では，行動に優先順位をつけることができなかったり，何か問題が起こった際にどのように解決したらよいかわからなくなったりして，動作が止まってしまうこともある．これらの原因として，明確な目標が設定できない（発動性の低下），なりゆき任せで行動してしまう（衝動性），同じ失敗意を繰り返す（保続）といった前頭葉機能特有の障害があるといわれている．

　遂行機能障害に対するリハビリテーションはChungらによって2013年に出された「脳卒中後の遂行機能障害に対する認知リハビリテーションの効果について」の総論において，質の高いエビデンスは十分でないという結果が示されている[38]．しかし，遂行機能障害も他の高次脳機能障害と同様に，問題が起こっている実際の場面でアプローチを実施する方が現実的である．例えば，特定の作業の段取りが難しい場合には，実施する順番を紙に書いた手順書を外的補助として示し，何をしているか声に出しながら実施してもらうことも遂行機能を助ける．この方法は，外的補助手段に自己教示法を合わせた方法である．

　自己教示法とはCiceronら[39]やBurgesら[40]が実践報告したもので，行動の様式をコントロールしていくために，言語的な調整を介在させて対象者の思考様式を変えていく方法である．

高次脳機能障害と脳の半球間抑制

　健常者の左右の半球は，脳梁を介して相互抑制があることが知られている．脳卒中後は障害脳からの対側脳への抑制が弱まるうえに非麻痺側の上下肢を使用する機会が増えることで，非麻痺側の脳の活動が増加し，障害脳に対する抑制が強くなり，左右の脳活動の不均衡に拍車がかかる．この不均衡が麻痺だけでなく，半側空間無視や失行などの病態にも関与しているとされる[41]．したがって，麻痺側のlimb activation[42]により障害側の脳の活動を高めることにより，半球間抑制によって生じている高次脳機能障害を減少させることができると考えられる．したがって，麻痺側の運動性の改善と高次脳機能障害は別々にアプローチするのではなく，同時にアプローチし，かつ，ADLやIADL，さらには本人が大切にしている作業について直接アプローチをすることが重要となる．

　以上，「脳卒中治療ガイドライン2015」で扱われている高次脳機能障害について解説した．「脳卒中治療ガイドライン2015」では高次脳機能障害に対するリハビリテーションの項を次のように締めくくっている．高次脳機能全般については高次脳機能障害の有無とその内容，程度を評価し，評価結果を家族に伝えること，損なわれた機能そのものの回復訓練と代償訓練があるが，いずれもADLの改善を目的とすることはグレードBである[26]．したがって，Chungらが言うように，limb activationや認知リハビリテーションなどを比較する高いレベルでの研究が待たれている[38]．

▶若手理学療法士へひとこと◀

　対象者の声に耳を傾け，対象者のこれまでの生活における価値観を把握し，これからの生活をより具体的にイメージする能力が高次脳機能障害を有する患者のアプローチには重要である．さらに，対象者の生活行為の中で直接アプローチをする技術が必要になるため，高次脳機能障害を含めた神経生理学および，動作分析，運動分析を結びつけた技術を作り，その効果や再現性を研究していくことが必要になる．したがって，リハビリテーション室で模擬的に観察するのではなく，できるだけ生活の場に入っていく行動力を身につけてほしい．

Further Reading

高次脳機能障害学 第2版，石合純夫，医歯薬出版，2012
　▶高次脳機能障害について多くの文献を用いて書かれている．本の内容から，孫引きして論文を見つけることができるため，参考となる．

脳卒中のリハビリテーション—生活機能に基づくアプローチ—原著第3版，Gillen G（編著），清水　一，宮口英樹，松原麻子（監訳），三輪書店，2015
　▶生活機能をいかに改善していくのか？　膨大な参考文献を使用し，効果的かつ具体的なアプローチがまとめられている．アプローチのエビデンスになるような，解剖学・運動学・生理学的な説明も

十分にあるため，思考がまとまる助けになる．

● 文献

1) 園田　茂, 他：2-1 運動障害・ADLに対するリハビリテーション. 脳卒中治療ガイドライン2015, 日本脳卒中学会 脳卒中ガイドライン委員会（編）, pp286-287, 協和企画, 東京, 2015
2) 金谷潔史, 勝沼英宇, 田幡雅裕, 他：脳血管障害患者のリハビリテーション訓練における効果阻害因子の検討　特に高齢者と非高齢者との比較において. 日老医誌. 34(8)：639-645, 1997
3) 川口杏夢, 道免和久：ADL. 総合リハ. 43(3)：199-205, 2015
4) 斎藤　宏, 松村　秩, 矢谷令子：日常生活動作. 姿勢と動作, pp180-185, メヂカルフレンド社, 東京, 1977
5) 厚生労働省社会・援護局障害保健福祉部, 国立障害者リハビリテーションセンター編：高次脳機能障害者支援の手引き（改訂第2版）, p2, 2008, http://www.rehab.go.jp/brain_fukyu/data/（2018年5月29日閲覧）
6) 石合純夫：第1章 高次脳機能障害の診療—基礎知識—. 高次脳機能障害学 第2版, p1, 医歯薬出版, 東京, 2012
7) O'Sullivan SB, Schmitz TJ：Chapter 11：Examination of Functional Status and Activity Level. Physical Rehabilitation, 5th Ed., p385, F.A. Davis Company, Philadelphia, PA, 2007
8) 園田　茂, 千野直一：能力低下の評価法について. リハ医学. 30(7)：491-500, 1993
9) 先崎　章, 枝久保達夫, 星　克司, 他：臨床的注意評価スケールの信頼性と妥当性の検討. 総合リハ. 25(6)：567-573, 1997
10) 豊倉　穣, 菅原　敬, 林　智美, 他：家族が家庭で行った注意障害の行動観察評価：BAAD（Behavioral Assessment of Attentional Disturbance）の有用性に関する検討. Jpn J Rehabil Med. 46(5)：306-311, 2009
11) Árnadóttir G, Löfgren B, Fisher AG：Difference in impact of neurobehavioural dysfunction on Activities of daily living performance between right and left hemispheric stroke. J Rehabil Med. 42(10)：903-907, 2010
12) 東　泰弘, 松原麻子, 西川拡志, 他：神経行動学的障害の観察型評価法 ADL-focused Occupation-based Neurobehavioral Evaluation（A-ONE）の信頼性と妥当性に関する試行的検討. 作業療法. 36(2)：194-203, 2017
13) 大塚信一：広辞苑 第5版, 新村　出（編）, p192, 2458, 岩波書店, 東京, 1999
14) 園田　茂, 他：1-4 急性期リハビリテーション. 脳卒中治療ガイドライン2015, 日本脳卒中学会 脳卒中ガイドライン委員会（編）, pp277-278, 協和企画, 東京, 2015
15) Marin RS：Differential diagnosis and classification of apathy. Am J Psychiatry. 147(1)：22-30, 1990
16) 松岡重信, 川西昌弘, 平岡政隆, 他：脳卒中後遺症患者におけるADL阻害因子の定量的解析—多重ロジスティック解析を用いて—. 日公衛誌. 34(8)：431-438, 1987
17) 山口晴保, 山上徹也：アパシーを呈する在宅認知症患者の脳活性化リハビリテーション. 高次脳機能研. 34(2)：205-209, 2014
18) 阿曽洋子, 高鳥毛敏雄, 山本恵子, 他：在宅寝たきり老人に対する訪問看護活動のあり方に関する研究—1年後のADLに影響を及ぼす要因の分析より—. 大阪大学医療技術短期大学部研究紀要 自然科学・医療科学篇 第21集：1-13, 1993
19) 深谷安子, 村嶋幸代, 飯田澄美子：在宅片麻痺老人患者のADL変化に関する要因の分析—患者及び家族の日常生活に焦点をあてて—. 日看科会誌. 11(2)：44-54, 1991
20) Starkstein SE, Fedoroff JP, Price TR, et al：Apathy following cerebrovascular lesions. Stroke. 24(11)：1625-1630, 1993
21) 岡田和悟, 小林祥泰, 青木　耕, 他：やる気スコアを用いた脳卒中後の意欲低下の評価. 脳卒中. 20(3)：318-323, 1998
22) Sugawara SK, Tanaka S, Okazaki S, et al：Social rewards enhance offline improvements in motor skill. PLoS One. 7(11)：e48174, 2012
23) 丹治　順, 山鳥　重, 河村　満：第5章 帯状皮質運動野. 神経心理学コレクションアクション, pp109-133, 医学書院, 東京, 2011
24) 田邉浩文：作業が脳を変化させる. 神奈川作業療法研究. 6(1)：3-7, 2016
25) Levine PG：The Neuroplastic model of plas-

ticity reduction. Stronger After Stroke：Your Roadmap to Recovery, 2nd Ed., pp178-181, Demos Medical Publishing, New York, 2012
26) 園田　茂，他：2-10 認知障害に対するリハビリテーション．脳卒中治療ガイドライン2015，日本脳卒中学会 脳卒中ガイドライン委員会（編），pp309-312，協和企画，東京，2015
27) 坂爪一幸：認知リハビリテーション．リハビリテーション患者の心理とケア，渡辺俊之，本田哲三（編），pp236-249，医学書院，東京，2000
28) 川平和美（編著），下堂薗　恵，東郷伸一，他：第14章 高次脳機能障害：記憶障害，認知症．標準理学療法学・作業療法学 専門基礎分野 神経内科学 第3版，pp135-137，医学書院，東京，2009
29) Wolman D：The split brain：a tale of two halves. Nature 483(7389)：260-263, 2012
30) 石合純夫：第5章 無視症候群・外界と身体の処理に関わる空間性障害．高次脳機能障害学 第2版，pp171-174，医歯薬出版，東京，2012
31) Robertson IH, Gray JM, Pentland B, et al：Microcomputer-based rehabilitation for unilateral left visual neglect：a randomized controlled trial. Arch Phys Med Rehabili. 71(9) 663-668, 1990
32) Robertson IH, North N：Spatio-motor cueing in unilateral left neglect：the role of hemispace, hand and motor activation. Neuropsychologia. 30(6)：553-563, 1992
33) Wiart L, Côme AB, Debelleix X, et al：Unilateral neglect syndrome rehabilitation by trunk rotation and scanning training. Arch Phys Med Rehabil. 78(4)：424-429, 1997
34) Liepmann H：Apraxie. Erg Gesamt Med. 1：516-543, 1920
35) Smania N, Girardi F, Domenicali C, et al：The rehabilitation of limb apraxia：a study in left-brain-damaged patients. Arch Phys Med Rehabil. 81(4)：379-388, 2000
36) Cantagallo A, Maini M, Rumiati RI：The cognitive rehabilitation of limb apraxia in patients with stroke. Neuropsychol Rehabil. 22(3)：473-488, 2012
37) Lezak MD：Executive functions. Neuropsychological assessment, 2nd Ed., Lezak MD, et al（eds.），pp38-40, Oxford University Press, New York, 1983
38) Chung CS, Pollock A, Campbell T, et al：Cognitive rehabilitation for executive dysfunction in adults with stroke or other adult non-progressive acquired brain damage. Cochrane Database Syst Rev. 30：(4)：CD008391, 2013
39) Cicerone KD, Wood JC：Planning disorder after closed head injury：a case study. Arch Phys Med Rehabil. 68(2)：111-115, 1987
40) Burges PW, Alderman N：Rehabilitation of dyscontrol syndromes following frontal lobe damages, Cognitive Rehabilitation in Perspective, Wood RLI, Fussey I（eds.），Taylor & Francis, London, pp183-203, 1990
41) 井上　勲：運動機能回復を目的とした脳卒中リハビリテーションの脳科学を根拠とする理論とその実際．相澤病院医学雑誌．8：1-11，2010
42) Reinhart S, Schmidt L, Kuhn C, et al：Limb activation ameliorates body-related deficits in spatial neglect. Front Hum Neurosci. 6：188, 2012

ミニレクチャー

被殻出血における理学療法のポイント

渡辺幸太郎, 諸橋　勇

1. 被殻の機能解剖

　大脳基底核は，線条体，淡蒼球，黒質，視床下核からなり，他からの情報入力部である被殻は，尾状核とともに線条体を構成している．主な被殻の機能を理解するために，皮質-基底核ループ，基底核-脳幹系，基底核回路を取り上げ紹介する．

1) 皮質-基底核ループ

　大脳皮質と大脳基底核，視床が連絡することにより，皮質-基底核ループが形成され，運動ループ，眼球運動ループ，連合系ループ(背外側前頭前皮質ループ，眼窩前頭皮質ループ)，辺縁系ループを構成している[1]．被殻は運動ループを構成し，四肢，体幹筋の制御を担っている．

2) 基底核-脳幹系

　基底核から脳幹への投射は，筋緊張，歩行，摂食，嚥下，眼球運動の調節に関与する[2]．皮質-基底核ループで構成される運動プログラムが適切な運動に変換される過程で，基底核-脳幹系による無意識的な調節が働いていると考えられる[3]．

3) 基底核回路

　線条体は，大脳基底核の主要な入力部であり，中脳黒質や視床，大脳皮質の広範な領域より入力を受ける．入力された情報は，直接路，間接路，ハイパー直接路により出力部へ伝えられる．大脳皮質の一次運動野と高次運動野は，それぞれ視床の特定部位と相互に結合し，運動プログラムを生成している．そして，その発現には常に大脳基底核出力部の抑制制御下にあり，抑制を強めるか，抑制を外すかは直接路，間接路の働きのバランスによって決められている[4]．被殻出血による運動障害を呈する場合，入力部である被殻に加え，出力部である淡蒼球の損傷も多くみられるため，基底核回路にも障害を呈することが考えられる．

2. 被殻出血の病態の特徴

　被殻出血は，脳出血部位別発症の割合が最も高く，全体の29％を占める[5]．一般的な症状として，意識障害，運動麻痺，感覚障害，同名性半盲，眼球共同偏倚の5つとされる[6]．運動麻痺は，内包後脚が損傷することで弛緩性麻痺となり，血腫が脳室に穿破すれば意識障害も次第に進行し，昏睡状態に陥ることが多い．

3. 被殻出血と脳画像

　被殻近傍には多くの神経線維の走行があり，出血による血腫の進展方向によって多彩な症状を呈する．被殻出血の場合，基底核スライスにおける内包前脚や後脚への進展(図1)，

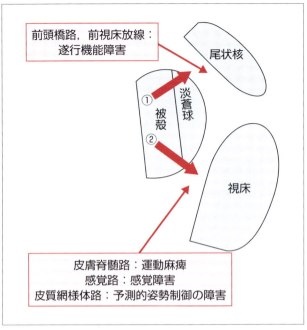

図1 被殻出血後の血腫進展方向と症状
①内包前脚への進展，②内包後脚への進展．

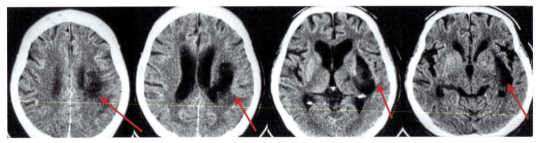

図2 症例の画像所見
矢印：損傷部分を指す．

　また，脳室穿破を伴う上方への血腫進展が多くみられる．上方へ血腫が進展した際には，放線冠を通過する皮質脊髄路の損傷による運動麻痺，感覚路の損傷による感覚障害を認める．また，側脳室上部の外側には上縦束が走行し，左半球損傷では失行症，右半球損傷では半側空間無視を呈することがある．理学療法士がかかわる際には，歩行自立度や装具の必要性，歩行補助具の検討など，歩行の予後予測を考えるうえで，周囲を走行する神経線維の走行を理解し，画像情報を読み取ることが重要である．

4. 症例提示

1）理学療法評価

　本症例の診断名は左被殻出血で，50歳代の男性である．回復期リハ病棟転院時（発症後29病日）のCT画像所見（図2）より，血腫が上方へ進展し，側脳室体部近傍の放線冠の領

域に及んでいることが読み取れる．よって，放線冠を経由する皮質脊髄路，またその近傍を走行する感覚路の損傷により，運動麻痺・感覚障害が推測された．また優位半球における，皮質下白質線維の損傷による失語症，失行症などの症状出現も推測された．

　理学療法評価により，右上下肢の運動麻痺（Brunnstrom stage，上肢Ⅰ，手指Ⅰ，下肢Ⅱ），中等度感覚障害を認めた．また，意識障害（JCS Ⅰ-3），軽度記憶障害，全失語の症状も認めた．入院時，基本動作は指示理解困難であり，加えて右上下肢の自己管理の不足もみられ，ADLとしては中等度の介助を要した．また，各姿勢・動作において体幹機能の障害を認め，端座位での骨盤前後傾の調節が困難であり，立ち上がりも手すりが必要な状態であった．立位では右膝関節屈曲位での支持となり，加えて左下肢伸展位での支持も不安定であり，姿勢保持に介助を要した．歩行は，左下肢立脚期での支持性低下，また右下肢運動麻痺により，右下肢の振り出しが困難であった．前述した体幹機能の障害も認め，右立脚期での膝折れが著明であり，歩行時の介助量が多い状態であった．

2）画像所見および現症からの臨床推論

　皮質-基底核ループにおける運動ループは，大脳皮質運動関連領域より被殻，淡蒼球内節・黒質網様部，視床腹側核をループし，主に四肢・体幹の骨格筋運動の制御を担う．本症例においては，被殻損傷によりこのループの障害を認め，運動に先立つ姿勢制御プログラムに影響を及ぼし，立ち上がりや歩行など，課題に応じた適切な筋緊張の調節が困難となっていたことが考えられた．また，左下肢の支持性低下に関しては，皮質網様体路の関与が考えられた．Yooらは，被殻出血例における皮質網様体路損傷の報告をしているが[7]，本症例においても同部位の損傷が推測された．皮質橋網様体は，下行しながら橋網様体脊髄路に作用し，予測的姿勢制御として主に同側体幹，股関節の伸展を保証する[8]．被殻近傍には，運動機能に関する皮質脊髄路，皮質網様体路が走行しているが，本症例においてはいずれの神経線維にも損傷が生じ，歩行時には，左下肢立脚期での適切な姿勢調節が困難となっていたと考えられた．また，意識障害や記憶障害，失語症により，運動課題や環境設定に配慮したうえで運動学習を進めていく必要があった．

3）経　過

　理学療法開始時，抗重力位で身体を支持することに介助を要していた．早期より，両下肢に適切な荷重感覚を入力し，股関節を中心とした右下肢，体幹筋の活動を引き出すため長下肢装具使用下での立位バランス，歩行練習を実施した．歩行時には，支持脚への重心移動が左右ともに不十分であり，右下肢の振り出しに介助を要した．口頭指示や動作の模倣では重心移動の修正が困難であり，胸郭部への徒手的感覚入力を行い，円滑な重心移動を誘導しながら歩行練習を実施した．

　当初は重度運動麻痺の状態であったが，経過の中で，動作時に右上下肢の筋緊張が亢進しやすい状態となった．特に，立ち上がりや歩行時の右下腿三頭筋の筋緊張が著明であり，体幹筋の活性化を目的とした運動療法を腹臥位や座位で実施した．随意運動が出現し，短下肢装具着用下での歩行練習が可能となったが左下肢立脚期での支持性低下が残存し，そ

れにより右上下肢筋の筋緊張の亢進を助長していることが推測された．

　歩行は長下肢装具より段階的に短下肢装具へ移行し，自立歩行獲得後においても膝立ちや，段差昇降練習などにより，課題の難易度を調整し予測的姿勢制御の改善へ向けた練習を継続した．転帰として，屋内杖歩行が短下肢装具使用下で自立となり，自宅退院となった．

●─文献

1) Alexander GE, DeLong MR, Strick PL：Parallel organization of functionally segregated circuits linking basal ganglia and cortex. Annu Rev Neurosci. 9：357-381, 1986
2) 岡田洋平：皮質-基底核ループの障害に対するクリニカルリーズニング．神経理学療法学，吉尾雅春，他（編），pp306-315, 医学書院，東京，2013
3) 高草木薫：大脳基底核の機能─パーキンソン病との関連において─．日生誌．65(4・5)：113-129, 2003
4) 丹治　順：大脳基底核の働き．脳と運動 第2版，大村　裕，中川八郎（編），pp112-121, 共立出版，東京，2009
5) 荒木信夫，小林祥泰：病型別・年代別頻度．脳卒中データバンク2015, 小林祥泰（編），pp18-19, 中山書店，東京，2015
6) 田崎善昭，斎藤佳雄：脳卒中における診断のすすめかた．ベッドサイドの神経の診かた 改訂17版，坂井文彦（改），pp357-387, 南山堂，東京，2010
7) Yoo JS, Choi BY, Chang CH, et al：Characteristics of injury of the corticospinal tract and corticoreticular pathway in hemiparetic patients with putaminal hemorrhage. BMC Neurol. 14：121, 2014
8) 吉尾雅春：視床と周辺の機能解剖．PTジャーナル．52(5)：389-396, 2018

ミニレクチャー

視床出血における理学療法のポイント

乾 哲也

1. 視床の解剖を理解し脳画像から症状を予測する

　視床の核群は，内側髄板を中心として内側核群，前核群，外側核群，視床後部の4群に分けられる．さらに視床核は大脳皮質と視床核の主な線維結合様式によって，中継核，連合核，辺縁系核，髄板内核群，その他に分類される．中継核は後外側腹側核（ventral posterolateral nucleus：VPL），後内側腹側核（ventral posteromedial nucleus：VPM），外側膝状体（lateral geniculate nucleus：LG），内側膝状体（medial geniculate nucleus：MG），前腹側核（ventral anterior nucleus：VA），外腹側核（ventral lateral nucleus：VL）である．連合核は背内側核（medial dorsal nucleus：MD），後外側核（lateral posterior nucleus：LP），視床枕（pulvinar：Pul）で構成される．辺縁系核は前核群（anterior nuclear group：A），背外側核（lateral dorsal nucleus：LD）で，その他，内側核群の正中中心核（center median nucleus：CM），束傍核（parafascicular nucleus：PF），視床網様核，後核群で構成されている．各核の入力される線維と出力する線維については図1を参照していただきたい[1,2]．視床は末梢から入る神経線維だけでなく，大脳皮質とも相互に線維連絡されている．視床という小さな構造に多くの線維が集約されており，出血部位が視床のどの部位に及んでいるかで症状が大きく異なる．

　視床出血の患者を担当した際には，かかわる前に脳画像をしっかり読影し，視床のどの核の損傷があるかに加えて，その近傍に走行する線維にも注目することが重要となる．急性期であれば血腫の量，回復期であれば急性期と現在の脳画像とを比較をすることで，今後残存するであろう病態の予測もできる．今回は実際の症例を通して，脳画像の読影ポイントと症状の考え方について紹介する．

2. 視床出血の脳画像読影と理学療法

　図2に視床出血のCT画像を示した．左視床出血であるが，右視床に大まかなそれぞれの核の位置を記載した．この左視床出血のCT画像からは，血腫が視床の内外側，かつ上方まで進展していることが確認できる．視床の中心部も損傷を受けていることから，視床内側と外側を大きく分ける髄板内核への影響は見落とすことができない．これは覚醒維持や視覚刺激に従う追従眼球運動（サッケード）する機能を担っており，この症例では急性期初期の覚醒障害や眼球運動障害なども予想される．脳画像での血腫の変化とJCSなどの覚醒評価に加え，動く対象物に対して高速で視線を向けることが可能かどうかも今後の生活に大きく影響する．

　この症例で重要な症状としては姿勢定位障害がある．図2の脳画像を確認しても視床

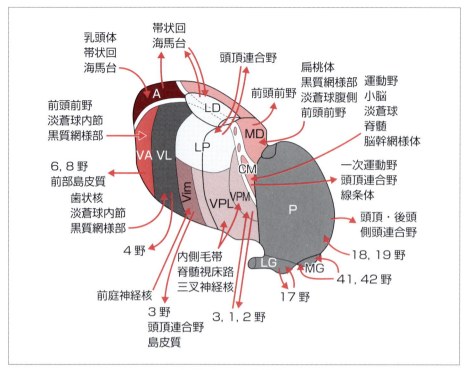

図1　視床核の分類

「Carpenter MB, et al eds：Thalamus. Human neuroanatomy, 8th Ed, pp458-499, Williams and Wilkins, Baltimore, 1983」，「Nieuwenhuys R, et al：Dorsal Thalamus, Ventral Thalamus or Subthalamus. The Human Central Nervous System, 4th Ed, pp253-288, Steinkopff-Verlag, Heidelberg, 2008」より作図

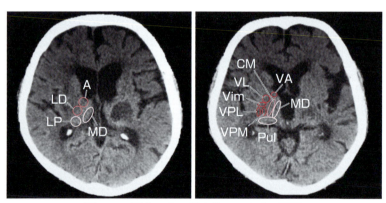

図2　CT画像による視床核のおよその配置

VPM，VPL，視床腹中間核（ventrointermedius：Vim），背側のLP核の障害で生じていると考えられる．VPM・VPL・Vimは前庭入力を受けて大脳皮質に至り，LP核は頭頂葉と線維連絡しているため，これらの損傷が重なることで運動麻痺の有無にかかわらず姿勢保持が困難となる．評価としてはバークバランススケールやScale for Contraversive

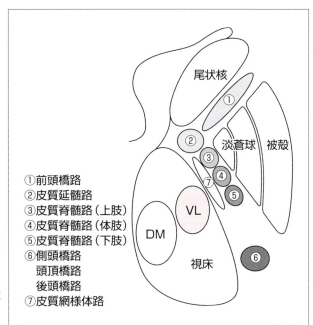

図3　内包の下行路
「吉尾雅春：装具療法．脳卒中理学療法の理論と技術 改訂第2版．原　寛美，吉尾雅春（編），p313，メジカルビュー社，東京，2016」より引用

Pushingなどで評価することが重要である．姿勢定位障害が重度の症例では，非麻痺側の押す現症が観察され，当院では長下肢装具を用いて立位のアライメントを整え，患者が自動運動で，非麻痺側に荷重できるようにしていく．さらにVPL・VPMに関していえば，脊髄視床路や三叉神経の中継核であり，一次体性感覚野や二次体性感覚野に投射し，主に触覚・深部圧覚・温度覚の情報を伝達し，かつ痛みの感覚と識別にも関与するためこれらの評価を行う必要がある．

松果体レベルではMD核の損傷は観察されないが，それより上部でMD核の損傷が観察される．MD核は，前頭前野との間に双方性の豊富な線維連絡を持つ．例えば，眼球運動や空間注意にかかわる背側前頭前野（8野），ワーキングメモリーのかかわりが深い背外側前頭前野（9，46野），報酬や価値評価に基づく意思決定にかかわる内側前頭前野と強い線維連絡を持つ．この部位が損傷することで注意障害などの前頭葉症状も出現することを忘れてはならない．

視床は皮質脊髄路の中継核ではない．皮質網様体路や皮質脊髄路（上肢，体幹，下肢）は図3[3)]のように走行しており，内包はいろいろな線維が走行していることがわかる．この症例のように血腫が内包まで進展することで皮質網様体路や皮質脊髄路の損傷もされている可能性が高い．視床といえば感覚障害というイメージがあるが，ここで説明したように多彩な神経線維が走行している．これらの解剖を理解したうえで脳画像を見ることで，患者の症状把握と評価項目を決定することができる．

MINI LECTURE

● 文献

1) Carpenter MB, Sutin J eds：Thalamus. Human neuroanatomy, 8th Ed, pp458-499, Williams and Wilkins, Baltimore, 1983
2) Nieuwenhuys R, Voogd J, van Huijzen C：Dorsal Thalamus, Ventral Thalamus or Subthalamus. The Human Central Nervous System, 4th Ed, pp253-288, Steinkopff-Verlag, Heidelberg, 2008
3) 吉尾雅春：装具療法. 脳卒中理学療法の理論と技術 改訂第2版, 原 寛美, 吉尾雅春(編), p313, メジカルビュー社, 東京, 2016

小脳出血における理学療法のポイント

乾 哲也

1. 小脳の解剖と機能について

 小脳は大きく3つの機能に分類される．小脳の中心にあるのが小脳中部皮質と室頂核であり，併せて前庭小脳と呼ばれている．それよりも外側部は脊髄小脳で，脊髄から小脳に入る線維を受け，姿勢や歩行の制御にかかわる．さらに小脳半球部外側は橋小脳と呼ばれ，歯状核も含まれ，運動の協調性にかかわる．

 小脳には姿勢の安定化と姿勢保持に重要な役割がある．例えば立位で上肢によるリーチ動作を行う際に，上腕二頭筋や三頭筋が収縮した際にそれより前に腓腹筋などの収縮が生じる．この活動をanticipatory postural adjustments（APA，先行随伴性姿勢調節）という．このAPAの活動は，上肢挙上動作，つま先立ち動作，歩行開始動作，一歩踏み出し動作などに認められており，APAが上肢だけでなく，下肢を随意で急速に挙上した場合にも発現する．身体上部の重心が身体からより外部に偏移することで，小脳はこの偏移を予測し下腿，大腿，体幹と指令を出す機能がある．加えて新たな運動を始めた初期では，自分が意図したものと結果の中で誤差が生じる．この行動を反復することで運動の誤差の修正が普通は行われ学習されていく．運動学習が進んだ終盤では，運動が円滑にかつ無意識的に行うことができるのは小脳のおかげである．

 小脳性認知情動症候群（cerebellar cognitive affective syndrome：CCAS）は，推察力の減退，無関心，空間位置感覚の低下などを特徴とする認知機能障害である．これにかかわる経路を認知ループと呼び，前頭前野から橋核，反対側の小脳，視床内側核，前頭連合野で終わる線維で構成される．小脳は運動の調節だけにとどまらず，認知機能低下など高次脳機能障害なども出現する部位である．

2. 小脳出血の脳画像と臨床症状

 図1と図2に同じ小脳出血患者の脳画像を示す．損傷部位としては小脳中部，小脳中間部，上小脳脚，中小脳脚，歯状核が損傷している可能性がある．各部位の詳細な機能については解剖学書を参照していただきたい．ここでは症例の特徴的な症状のみに着目して話を進めていきたい．

 上小脳脚と歯状核の損傷により，図3[1]に示す大脳小脳神経回路の損傷が考えられる．これは運動ループと認知ループに分かれており，これらの損傷により姿勢の構えの問題，注意・遂行機能障害などが出現する可能性がある．小脳性認知情動症候群に加え，フィードフォワード制御の問題が生じるため，麻痺側支持期に股関節が側方・後方へ崩れてしまう場面などが観察される．進行すると麻痺は軽度であるにもかかわらず，上肢の屈曲筋有

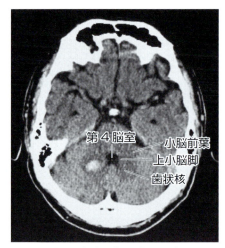

図1　小脳下部の出血画像

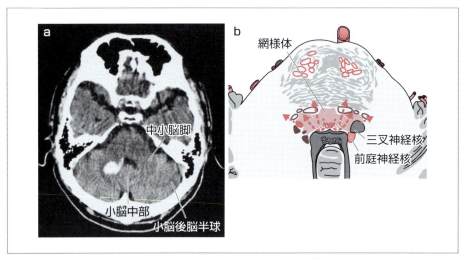

図2　小脳下部の脳画像（a）と周辺線維（b）

意の拘縮が出現することもしばしばみられる．フィードフォワード制御を意識した姿勢制御をする場面を理学療法で提供していく必要がある．また認知ループの障害では易怒性など前頭葉症状のような問題が出現し，日常生活や理学療法を行ううえで非常に困難となることが多い．基本的には傾聴し，本人が課題に向き合える環境を提供するなどの配慮が必要である．

　小脳中部・中間部は脊髄から入力を受ける部位（脊髄小脳）である．筋緊張の動的な調節では，脊髄小脳路を通じて入る筋や腱の固有受容器からのフィードバックが必要となる．この症例では立位などでは裸足で足底にしっかり荷重感覚を加えることが重要で，具体的には踵に荷重し，下肢屈曲位で歩行するなど脊髄小脳を意識した運動療法を展開して

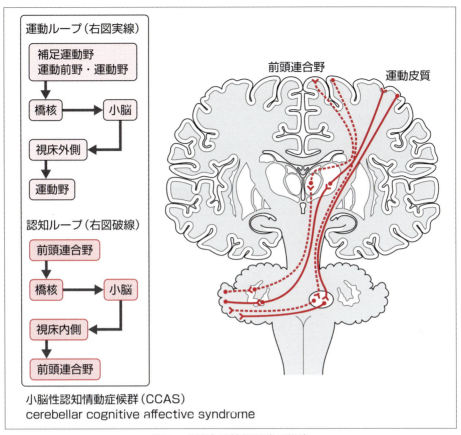

図3　大脳小脳神経回路の経路

「吉尾雅春：装具療法．脳卒中理学療法の理論と技術，原　寛美，吉尾雅春（編），p329，メジカルビュー社，東京，2013」より引用

いく必要がある．

　図2の右図に小脳周辺の神経線維の解剖の図を示している．小脳出血に加え，橋部位にも血腫が及んでいるのが脳画像からも確認できる．特に前庭神経核の損傷が観察されるが，この線維は小脳や視床を介して頭頂島前庭皮質（parieto-insular vestibu-lar cortex：PIVC），体性感覚野の背外側部（3a野），2v野，腹側頭頂間野（ventral intraparietal area：VIP），内側上側頭野（medial superior temporal area：MST），前頭眼野（frontal eye field：FEF）などの大脳皮質に投射する．この経路の障害により，空間認知障害が生じてしまう[2]．バランス練習は安定から不安定という順序で運動療法を行っているこが多く，安定している場面で理学療法を行う時間が長いと対象者は誤差学習を修正できる環境ではないと考えられる．実際の場面では課題難易度を調節することが重要で，最初は上肢を壁に保持した状態で横歩きや歩行し安定した環境で実施する．可能な限り早期に，不安定な状況下でも歩行練習を実施することも重要である．前にも述べたが，小脳は運動の誤差を修正する機能があり，あえて不安定な環境下で歩行を行うことで自身にて誤差を修正

するように学習を促す．そういった運動を反復することで誤差が修正され，姿勢制御の改善にもつながると考えられる．

●―文献

1) 吉尾雅春：装具療法．脳卒中理学療法の理論と技術，原　寛美，吉尾雅春（編），p329，メジカルビュー社，東京，2013
2) Zwergal A, Buttner-Enneever J, Brandt T, et al：An ipsilateral vestibulothalamic tract adjacent to the medial lemniscus in humans. Brain. 131（Pt 11）：2928-2935, 2008

ミニレクチャー

脳幹出血における理学療法のポイント

乾 哲也

1. 脳幹の予後予測

脳幹は中脳，橋，延髄から成り立つ．他部位との違いとして多数の神経線維が密に走行し，かつ脳神経が存在しているため神経学的症状も見落としてはならない．例えば中脳には動眼・滑車神経があり，これらが障害されることで，眼球運動の障害が生じてしまう．また自律神経に関与する部位も多く，出血の量や進展する方向によっては症状が重篤化する可能性がある．

脳幹出血患者の生命予後が不良となる徴候としては，脳幹出血発症後早期の意識障害が重度，瞳孔眼球固定，眼球運動障害，対光反射の消失，四肢麻痺および除脳硬直肢位，失調性呼吸，自律神経障害などがある．橋出血のCT所見と生命・機能予後の関係では，血腫の最大横径が25〜26 mm以上で中脳への広範進展，小脳への進展と第4脳室への穿破していることが予後不良な所見とされている[1]．これらの情報は脳画像を読影する際に，今後の理学療法の目標を定め，予後予測するうえで非常に有益な情報である．しかしこれだけでは，脳幹の障害像を把握したとはいえない．各部位に求心性・遠心性に線維が走行しており，解剖学的な位置を理解し，症状と照らし合わせなければならない．ここでは中脳・橋に限局した実際の症例をもとに，どういった症状が出現するかを検討してみたい．

2. 中脳・橋出血例の脳画像の見方と理学療法

1) 中脳レベルでのMRI画像（図1）

症例を提示する．ミッキーマウスの耳に似ている形をしているのが中脳の大脳脚である．この部位は皮質脊髄路，皮質核路，皮質橋路が走行している．皮質脊髄路，皮質核路が損傷することで，障害側と反対の上下肢・顔面に運動麻痺が生じ，脳画像では損傷されていないと判断できる．また皮質橋路は大脳-小脳系の問題が生じるが，この部位も問題がない．中脳レベルでは運動麻痺などの症状は観察されないと判断できる．出血部位としては赤核，黒質，内側毛帯，内側縦束，網様体，中枢性交感神経路，動眼神経核が中心である．赤核は小脳の栓状核や歯状核から求心路が入っており，姿勢保持と随意運動を円滑かつ正確に行う役割がある．座位・立位時の姿勢障害や運動失調などが予測され，内側毛帯の損傷にて対側の触覚，位置覚，圧感などが鈍麻していると考える．内側縦束は眼球運動に関与する神経核を互いに結合しており，右の内側縦束が損傷するため右眼内直筋は神経支配がなくなる．左方向へ注視させた場合，右眼は正中を越えて左へと向かうことができない．加えて動眼神経麻痺により，外斜視になり複視を訴える可能性もある．中枢性交感神経路の障害で自律神経症状も無視できない．

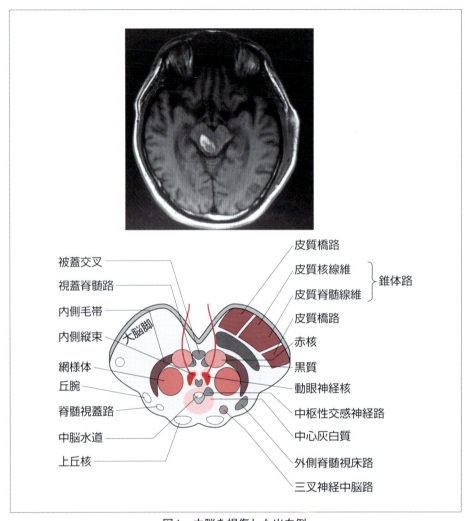

図1 中脳を損傷した出血例

　本症例の症状をまとめると，運動麻痺は比較的軽度で，姿勢調節障害，運動失調，眼球運動障害，血圧変動などの自律神経障害，覚醒障害などの症状が重なり，座位・立位保持などもきわめて難しいことが予測される．自律神経障害の管理は多職種で取り組む必要があり，この覚醒障害の改善が今後の予後に大きく影響していく．

2) 橋レベルでのMRI画像（図2）

　提示した症例は血腫が中脳と橋まで及んでいる患者である．橋レベルでの脳画像で問題を検討したい．脳画像上では三叉神経，上小脳脚，外側脊髄視床路が損傷されている可能性がある．三叉神経は咀嚼筋に関与するため，理学療法士は嚥下機能低下についても医師や言語聴覚士と密に連携をとる必要性がある．上小脳脚を通る遠心路は対側の視床（腹側外側核と背内側核），対側の赤核，網様体がある．赤核と網様体については中脳で述べたが，中小脳脚は大脳-小脳神経回路を経由する線維，すなわち運動ループと認知ループの

MINI LECTURE

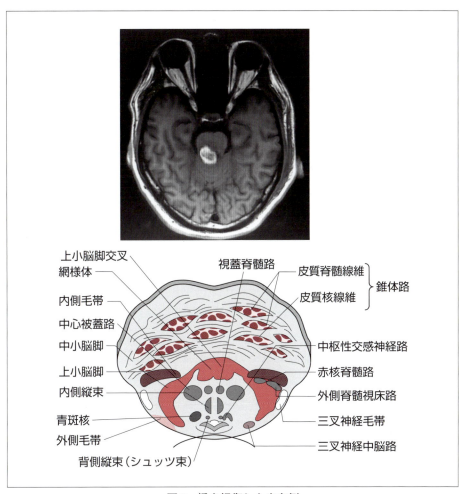

図2 橋を損傷した出血例

橋小脳線維が通っている．運動ループは随意運動における姿勢の構えや運動出力の調整に関与している．これらの損傷により協調性運動障害をはじめとする運動失調が出現してくる．

　本症例では随意運動の障害として協調性障害と不随意運動はあるが，皮質脊髄路の損傷はないため明らかな運動麻痺はない．しかしながら立位・歩行ができない一番の原因としては，自律神経症状や覚醒障害であり，この2点を加味して理学療法を実施していく必要がある．

●──文献

1) 古賀信憲, 畑下鎮男, 植木泰行, 他：橋出血の臨床的検討─重症例の保存的治療の限界と問題点─. 脳卒中. 13(3)：151-158, 1991

MINI LECTURE

ミニレクチャー

皮質下出血における理学療法のポイント

佐藤和命，保苅吉秀

1. 皮質下出血の概略と症状

　皮質下出血（subcortical hemorrhage/lobar hemorrhage）は，60歳以下で，脳動静脈奇形，脳腫瘍，もやもや病，脳静脈血栓症が多い．それ以上の老年者では高血圧症を伴うものが過半数を占めている．老年者ではアミロイド・アンギオパチーによる皮質下出血が起こる[1]．これは後頭葉，側頭葉，前頭葉などで多発性・再発性にみられ，日本国内では視床，被殻に続いて3番目に多い脳出血部位といわれている[2]．症状は責任病巣によるので，画像所見などでの把握が重要である．表1に出血部位により起こり得る主な症状を部位別で示す．

2. 機能障害

　皮質下出血によって生じる機能障害はその脳出血量や部位により多彩であり，軽度のアミロイド・アンギオパチーなどによる軽度の認知機能低下を呈する程度のものから，脳室内穿破を生じ重度の意識障害を呈するものもいる．前頭葉付近の皮質下出血では，前頭葉症状による強制把握や切迫性尿失禁，自発性低下などを伴う片麻痺症状を呈するものもいる．側頭葉付近の皮質下出血では，血腫の進展方向により片麻痺症状を呈するものや，優位半球側で失語症状を呈するものなどがある．まれに感覚線維を障害し，片側感覚障害が生じるものもいる．頭頂葉付近では半側空間無視や構成失行，身体失認，着衣失行，立体認知覚の障害などを呈する．後頭葉付近では視覚異常，失書や失読などの症状を呈する．また，これらに痙攣発作を合併するものもいる．

3. アプローチのポイントとアイデア

　皮質下出血患者に対するアプローチは上記の多彩な症状により，画一的なアプローチが行いにくい．そのため，出現している症状を把握し，それぞれに対してアプローチを検討していく必要がある．また，早期では血腫や脳浮腫に起因する皮質脊髄路の損傷によって片麻痺症状を呈している患者や，せん妄を合併している場合も多いため，血腫の吸収とともに大幅に認知・身体機能が改善する患者も多く見かける．そのため，日々のアプローチの中で詳細に認知・身体機能評価を取り入れ，改善した機能をできるだけ早く日常生活に取り入れていく必要がある．

MINI LECTURE

表1　出血部位により起こり得る症状

前頭葉	精神症状，種々の異常反射，運動失調，片麻痺または単麻痺，病的反射，運動性失行，運動性失語など
側頭葉	側頭葉てんかん，感覚性失語，記銘・記憶障害，聴覚性失認，視野欠損など
後頭葉	同名性半盲，視覚消去現象（軽度の半側視空間失認）

● 文献

1) Morgenstern LB, Hemphill JC, Anderson C, et al：Guidelines for the Management of Spontaneous Intracerebral Hemorrhage：A Guideline for Healthcare Professionals From the American Heart Association/American Stroke Association. Stroke. 41(9)：2108-2129, 2010
2) Gotoh S, Hata J, Ninomiya T, et al：Trends in the Incidence and Survival of Intracerebral Hemorrhage by its Location in a Japanese Community. Circ J. 78(2)：403-409, 2014

生活期における脳卒中理学療法

PART IV

IV. 生活期における脳卒中理学療法

1 訪問リハビリテーション

吉田大地

　訪問リハビリテーション（以下，訪問リハ）の算定件数は，厚生労働省の介護給付費実態調査月報ではそれぞれ，2012（平成24）年で744.3件[1]（1,000回/月，1ヵ月に全国で7,443,000回訪問，以下同様），介護予防訪問リハが91.4件[2]，訪問看護ステーションからの理学療法士・作業療法士の訪問（以下，訪問看護Ⅰ5）が952.4件[3]であり，2017（平成29）年の訪問リハは1012.2件[4]，介護予防訪問リハは158.0件[5]，訪問看護Ⅰ5は1,896件[6]と直近5年を見ても増加の一途をたどっている（図1）（2012年度より20分を1回として算定）．病院では在院日数の短縮化が推進され，より早期に訪問リハや外来リハビリテーションなどへ移行していくケースが増えていくことが予測される．一方で，訪問リハそのものに関するEBMは少なく，今後の蓄積が待たれるのが現状である．本項では，概要に関しては脳卒中患者に対するリハビリテーションなどの知見を参考にし，実践については他項でも挙げられているEBMを活用した理学療法戦略を，症例を交えて紹介していきたい．若手の理学療法士が訪問リハで働く場面を想定し述べていくことで，この著書が一助になれば幸いである．

訪問リハビリテーションの理論的背景

●訪問リハの概要

　月に訪問する訪問リハの回数の平均は，「理学療法士」が4.7回，「作業療法士」が1.4回，「言語聴覚士」が0.2回であり，理学療法士が最も多い職種となっている．併せて，1回当たりの訪問時間の平均は，「理学療法士」が40.7分/回，「作業療法士」が42.2分/回，「言語聴覚士」が41.7分/回であり[7]，滞在時間は40分程度がほとんどである．

　また，介護保険では病院，診療所，介護老人保健施設，介護医療院からの「訪問リハビリテーション」と，訪問看護ステーションからの「訪問看護Ⅰ5」が存在する．医療保険下では「在宅患者訪問リハビリテーション指導管理料」の算定は継続して可能であり，回復期退院後3ヵ月は訪問リハや外来リハビリテーションの利用が疾患別リハビリテーションの縛りがなく利用可能になるなど（医療保険と介護保険サービスの併用は同月には算定不可），生活期の法改正も2018（平成30）年度の医療・介護のダブル改定により進んできている．よって，在宅にかかわる理学療法士も今後より増加していくことが予測される．

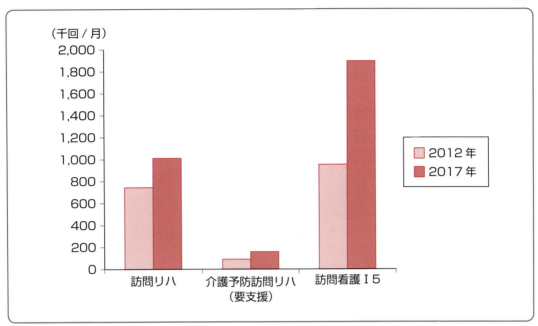

図1　訪問リハなどの算定回数（2012年，2017年）
「文献1〜6」より作図

また，2018（平成30）年度の介護報酬改定においても「理学療法士等による訪問看護はその訪問が看護業務の一環としてのリハビリテーションを中心としたものである場合に，看護職員の代わりに訪問させる訪問ものであること等を説明した上で利用者の同意を得ること（一部抜粋）」[8]とされ，あくまでも看護業務の一部として捉えられている点に改めて留意したい．その点をも踏まえつつ，今回は上記を包括して訪問リハとし話を進めていく．

● 訪問リハに多い疾患，課題

訪問リハが必要となった原因の傷病（複数回答）については，「脳卒中」が39.1％，「骨折」（圧迫骨折含む）が22.6％，「廃用症候群」が20.4％である（図2）[9]．併せて，設定した日常生活上の課題の領域（複数回答）としては歩行・移動が81.3％，姿勢保持が51.5％（図3）[10]，最も優先順位が高い日常生活上の課題領域は歩行・移動が54.5％，姿勢保持が6.9％である[11]．一方，脳卒中後の在宅高齢者での閉じこもり患者の割合は17％で，関連因子は「連続歩行距離」「介護サービスの有無」「手段的自立」である[12]，との報告もあり，在宅で歩行や移動に難渋している患者が多いことがうかがえる．歩行での移動に関しては，環境調整と併せて症例を交えて後半で具体的に述べていく．

● 訪問リハの効果

「脳卒中治療ガイドライン2015」では，訪問リハと外来リハビリテーションの優劣には報告に差がある[13]としている．訪問リハにより，歩行能力の向上，活動性の増加，転倒リスクの減少が認められる[14]．また，週2回の訪問リハは，週2回の外来リハビリテーションより効果的である[15]とする内容もあるが，両者の優劣については報告に差がある[16]．

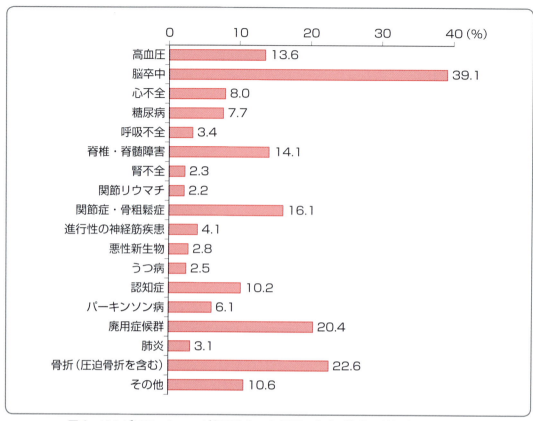

図2 リハビリテーションが必要となった原因の傷病（複数回答）（n＝1,966）

「川越雅弘，他：平成27年度介護報酬改定の効果検証及び調査研究に係る調査（平成28年度調査）（1）通所リハビリテーション，訪問リハビリテーション等の中重度者等へのリハビリテーション内容等の実態把握調査事業 報告書．p160，三菱UFJリサーチ＆コンサルティング，厚生労働省．http://www.mhlw.go.jp/file/05-Shingikai-12601000-Seisakutoukatsukan-Sanjikanshitsu_Shakaihoshoutantou/0000158751.pdf（2018年5月30日閲覧）」より抜粋

「在宅医療に関するエビデンス」（厚生労働省の系統的レビューの脳血管障害の項）[17]では，訪問リハに関しては再入院のリスクが少ないとしている．訪問リハと外来リハビリテーションとを比較検討した研究では，身体機能，感情面，社会的活動に対する効果，および費用に差はなかった[18]．しかし，介護者のストレスは訪問リハ患者の介護者の方が低く，また再入院のリスクは訪問リハ患者の方が約2倍低かった[19]，としている．

メモ 「在宅医療に関するエビデンス」系統的レビュー

現代の在宅医療の歴史が浅く，病院や介護施設での医療に比べてエビデンスに乏しいという指摘がある．厚生労働省が中心となり，在宅医療推進のため，在宅医療に関する国内外の文献を系統的レビューの手法を用いて精査し，エビデンス集を作成したもの．疾患・病態別に12領域に分類され，日本老年医学会在宅医療委員会の査読を得て完成している．

「理学療法ガイドライン 第1版（2011）：6．脳卒中理学療法診療ガイドライン」[20]では，訪問リハが慢性期対象者にも効果があると推奨している．訪問リハを受ける脳卒中患者

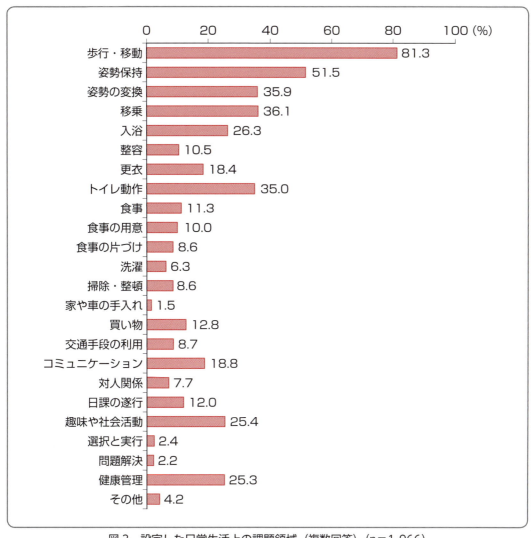

図3 設定した日常生活上の課題領域（複数回答）(n=1,966)

「川越雅弘，他：平成27年度介護報酬改定の効果検証及び調査研究に係る調査（平成28年度調査）(1)通所リハビリテーション，訪問リハビリテーション等の中重度者等へのリハビリテーション内容等の実態把握調査事業 報告書，p254，三菱UFJリサーチ＆コンサルティング，厚生労働省，http://www.mhlw.go.jp/file/05-Shingikai-12601000-Seisakutoukatsukan-Sanjikanshitsu_Shakaihoshoutantou/0000158751.pdf（2018年5月30日閲覧）」より抜粋

61名を対象にその効果を検証した結果，訪問リハは慢性期対象者にも効果があり，発症からの期間には必ずしも影響を受けるものではないことが示唆された[21]．また，「理学療法ガイドライン 第1版（2011）：15．地域理学療法診療ガイドライン」[22]では，医師の往診よりも訪問リハ提供群の方が，移動能力などの向上に有意な差があったと報告している．

その他では，17の医療機関を退院した脳卒中患者（70名）に対し，訪問リハ提供群と通常のケア（医師の往診）とを比較した報告がある．その結果，訪問リハ群の方が，バランス，持久力，有酸素機能，移動能力の向上に有意な差がみられた[23]．訪問リハを利用する要介護者の家族を対象として介護方法や介護に関する情報提供を行い，介護者の介護負担感の

軽減や心理状態の変化を調査した結果，介護者の主観的幸福感に良好な影響が与えられることが示唆された[24]など，訪問リハの効果が比較的肯定的に報告されている．

> **POINT**
> ・訪問リハは生活期対象者にも効果があり，発症からの期間には必ずしも左右されない．
> ・医師の往診よりも訪問リハ提供群の方が，移動能力などの向上に有意な差があった．
> ・訪問リハは，介護ストレスの低下や主観的幸福感などに良好な影響が与えられる可能性がある．

● 訪問リハで重要なものは何か？

　理学療法士・作業療法士は，養成校教育においてフィジカルアセスメントやリスク管理を入念に学ぶ機会は少ないのが現状ではないだろうか．在宅では，医師や看護師と共通言語を持たずに連携すると，トラブルや不信感につながることが少なくない．また，急性期や回復期リハ病棟などでは医師・看護師が主に疾患や病態を管理しているため，それらのメカニズムやケアの重要性を知る機会がないことが多い．そうしたことを理解・経験しないまま，訪問リハに携わる場合も少なくない．また，訪問看護Ⅰ5では，看護業務の一部を理学療法士・作業療法士が担う必要があるため，実際に利用者から服薬や排泄などの質問をされる場面も多い．よって，理学療法という専門分野の研鑽ももちろん重要であるが，簡単な服薬やフィジカルアセスメント，リスク管理についても同様に学ぶ必要がある．現在はそういった研修会も多くあるため，外部の研修会への参加や必要な資格取得をきっかけに学ぶことも勧めている．当院では，心臓疾患などテーマを絞った勉強会や，不定期ではあるが在宅診療部の総合診療医に研修を依頼し，質の担保を図っている．

● リスク管理の実際とチェックリスト

　在宅でのリハビリテーション実施中のリスク管理は，必ずしも医療機関から詳細な紹介状や情報提供書（リハビリテーション添書）があるわけではなく，情報が不確定なまま導入に至る症例も少なくない．原因疾患や既往歴，後遺症や禁忌，注意事項などに関する情報をできる限り介護支援専門員や関係機関，本人や家族から得て，急変時の対応や緊急連絡体制を整えておく必要がある．

1）訪問リハ開始前のチェックリスト

　①医療情報
　②血圧，脈拍などの運動中止基準やその有無
　③褥瘡や創傷の有無
　④重篤な感染症の有無

2）緊急時対応の確認

　訪問リハでは，理学療法士による交通事故や物損事故など，特有の問題も含んでいる．よって業務全般における緊急時対応マニュアルや保険適用事項などを，事前に確認しておくことが望ましい．患者個別の緊急時の対応については，要介護者に対しては特にDNAR (do not attempt resuscitation，蘇生措置拒否)も含め，緊急搬送するのか自宅での看取りを希望するのかを契約時に確認しておくことが望ましい．自宅での看取り希望と知らずに緊急搬送をしてしまうと，場合によっては本人・家族の気持ちに配慮が足りなかったと判断され，最悪のケースでは訴訟の恐れも考えられる．また，来室したときに転倒していたなどのもしもの場合の連絡先や，すぐに救急車を呼んでもよいかなどについても事前に上司に確認しておくことが望ましい．また，それら重要事項のやりとりは，理学療法士が個別の判断で行うのではなく，管理責任者と相談して対応していくべきと考える．

> **メモ DNAR**
>
> 原則として行われる蘇生措置を行わないため，患者と家族の明確な意思表示が要件となる．終末期医療において，心肺停止状態になった際，昇圧剤や心臓マッサージ，気管挿管，人工呼吸器などをあえて行わない，ということである．蘇生に成功することがそう多くない中で，蘇生のための処置を試みない用語として使用されている．

POINT
- 業務全般における事業所の緊急時対応マニュアルを確認しておくこと．
- 事前に，利用者個別の緊急時の対応や連絡先を上司へ確認しておくこと．

3）訪問リハ実施中のチェックリスト
① 必要に応じた標準予防策の徹底
② バイタルサインのチェック（表情，脈拍，血圧，睡眠，体温など）
③ 運動中止基準に沿ったリハビリテーションの実施（「リハビリテーション医療における安全管理・推進のためのガイドライン」[25]などに沿って行うのが望ましい）
④ 医師の指示の遵守と，過負荷の回避
⑤ バイタルサインや通常時との違いに気を配ること
⑥ 変化や違和感があったときは，自己判断せずに介護支援専門員や主治医に連絡し，判断を仰ぐこと

4）訪問リハ実施後の対応
① 実施状況の報告（必要に応じて）
② 変化点の報告
③ 目標達成のための連携
※最初は上司に相談した後，必要な情報だけを介護支援専門員に連絡することが望ましい．

> **Advice** 介護保険下では，必ず介護支援専門員へ必要な情報は連絡すること．介護支援専門員への連絡なしに行動することはあってはならない．

> **POINT**
> 介護支援専門員や主治医に報告する際，連絡をとりやすい曜日や時間帯，方法（電話，メール，FAXなど）を事前に確認しておくと連携がスムーズになる．

● 訪問リハの実施時の注意点

1）訪問リハでの接遇・マナーの重要性

訪問リハの提供は，自宅に行き患者の生活の場へ入り込むことになる．よって，相手に不快感を与えないためにも，理学療法士として以前に社会人としての接遇や立ち居振舞いを身につけておくことが望ましい．

2）訪問の流れ

初回訪問時は特に，事前の患者自身・家族，介護支援専門員を含め，現場でのニーズのすりあわせが重要となる．不安なことや困っていることを聞き，必要な評価を行い，ニーズ達成のための具体的な期間や方法を説明し，了承を得るといった過程が必要である．

3）フェイスシートなどのマニュアルの活用

また，初回訪問時には車や自転車などを停める場所がどこなのかや，インターホンを鳴らすのか，ノックをしてそのまま入ってよいのか，鍵の預かりはないか，終了後渡す書類のファイルをどこに置くかなど，直接業務以外の行動における重要事項の確認も必要となる．実際の現場では，バイタルサインのチェックや問診，ニーズのすりあわせやフィードバックなども含めると，40分の訪問時間では実質，直接業務の時間は20分前後しかない場合も多い．

そこで，直接業務以外の抜け・漏れを減らし効率的な訪問を進めていくために，フェイスシートなどの活用を推奨している（図4）．フェイスシートを活用することで，同一患者へ複数人訪問する際の申し送り時間の短縮や，理学療法士の急な休みへの対応も行いやすい．また，サービス内容の統一にも役立っている．

> **Advice** 事業所に申し送りノートなどがない場合，フェイスシートなどを参考に重要事項を独自にメモしておくと業務の抜け・漏れが少なくなり，サービス内容も統一されやすい．

理論的背景を用いた取り組み，実践

● 訪問リハの長期実施によって慢性期脳卒中患者のADL能力が改善したケース[26]

1）はじめに，目的

脳卒中の慢性期においては，リスク管理や生活環境面へのかかわりが多く，機能的改善や日常生活活動（ADL）能力向上に至った症例報告は少ない．今回，訪問リハで2年間か

年　　月　　日 記入

利用者の全体像（受け持ちセラピストにて随時変更，月1回更新）

利用者名	
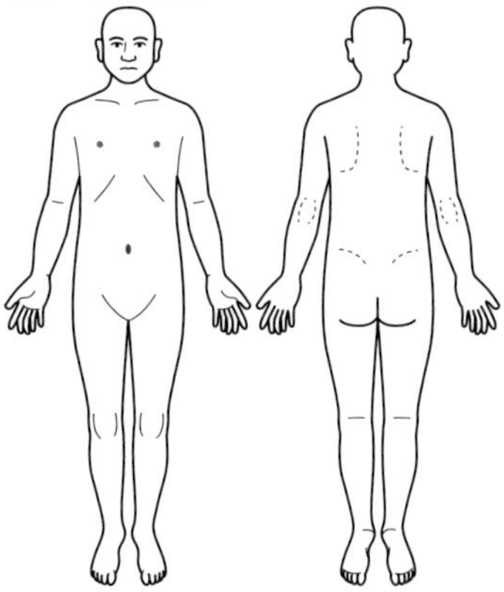 生年月日	T　S　H　　　　歳 　　　年　　月　　日
既往歴	♯1（H．/　） ♯2（H．/　） ♯3（H．/　）
キーパーソン	
施設名 主治医	TEL：
事業所 ケアマネ	TEL：
公的 サービス	
非公的 サービス	
性格 注意点	

memo

目標：

本人の希望：

1日の生活・過ごし方
5　　7　　9　　11　　13　　15　　17　　19　　21　　23 時

自宅環境

駐輪する場所（特記事項）：

自宅への入り方：□インターホン or □ノック
　　　　□本人来られる or □先に入る（　　　　）
　　　鍵預かり：　　□有 or □無

手洗い：□可 or □不可

サイン：□本人 or □印鑑，□代筆
書類の管理：ファイルの場所〔　　　　　　　〕
　　or □本人・□家族へ手渡し〔　　　　　〕
その他特記事項：

現在の能力活動状況
　※空欄に評価日を記入

介護度	自立	見守り	軽介助	中等度	全介助	補助具
屋外歩行						
階段昇降（段差）						
歩行（自宅内）						
排泄						
車椅子駆動						
移乗						
起居						
床上動作						
入浴						
更衣						
整容						
家事（掃除・洗濯）						
調理						

その他特記事項：

図4　フェイスシート例

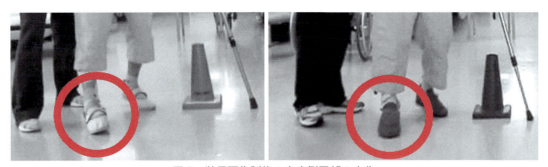

図5 装具再作製後の麻痺側足部の変化
オルトップからジョイント付きAFOへ変更し2年が経過．右足部の内反が軽減しているのが観察できる．

表1 2年経過後の理学療法評価

評価	初期	最終（2年後）
Brunnstrome stage	上肢Ⅱ（共同運動著明/随意運動不可），手指Ⅱ，下肢Ⅲ	上肢Ⅲ（共同運動軽減/随意運動可），手指Ⅲ，下肢Ⅳ
ROM	右肩関節屈曲55°（P），肘伸展60°，手関節掌屈45°，背屈20°，MP75°，PIP 75°（P），DIP 0°（P），足関節背屈−5°	右肩関節屈曲120°，肘伸展0°，手関節掌屈90°，背屈40°，MP90°，PIP 100°，DIP 0°，足関節背屈15°
クローヌス	左側 patella（−），ankle（＋）	patella（−），ankle（＋）
深部腱反射（DTR）	上腕骨二頭筋（＋＋＋），上腕骨三頭筋（＋＋），腕橈骨筋（＋＋），膝蓋腱（＋＋＋），アキレス腱（＋＋＋）	上腕骨二頭筋（＋），上腕骨三頭筋（−），腕橈骨筋（−），膝蓋腱（＋＋），アキレス腱（＋）
MAS	上下肢：3	上下肢：1＋
感覚	U/E表在覚5/10，深部覚4/10 L/E表在覚3/10，深部覚2/10	U/E表在覚9/10，深部覚8/10 L/E表在覚9/10，深部覚7/10
TUG	1：11（左回り） 1：09（右回り） 1：10	1：17（左回り） 1：17（右回り） 1：17（2年後）
ADL（FIM）	85点（更衣・上下各1点全介助，社会的交流・問題解決3点）	104点（更衣・上下各4点軽介助，社会的交流・問題解決各6点）
屋外歩行	800 m：21分	800 m：15分

かわった結果，屋外歩行，更衣自立などのADL改善に至ったため，それらの効果を客観的評価を踏まえて示すことを目的とし，以下に報告する．

2）症例紹介

患者は70歳代男性，要介護4．7年前に脳出血を発症した右片麻痺患者である．高次脳機能は，発声に中等度の失語を認めるも指示理解は良好であった．ADLは，入浴と更衣以外は見守り～自立であったが，オルトップ装具を装着しても右足部内反著明で屋外歩行は軽介助を要した（図5）．症例検討としての以下の評価を効果判定とした（表1）．

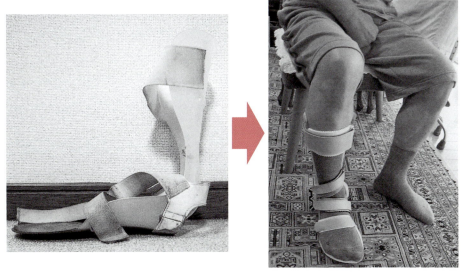

図6　オルトップからジョイント付きAFOへ再作製

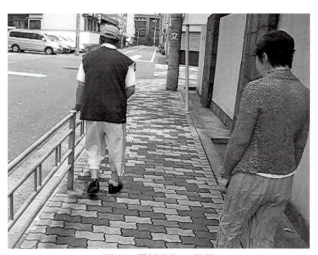

図7　屋外歩行の風景

3）倫理的配慮，説明と同意

本症例と家族に本研究の趣旨・目的について書面にて説明を行い，情報の開示について同意を得た．

4）経過①―装具再作製―

初回～8ヵ月は，裸足での立ち上がりや屋内歩行などの標準的理学療法を週2回施行した．足部内反は軽減したが「外を1人で歩きたい」というニーズが強まり，新たな装具作製を検討した．8ヵ月～1年8ヵ月はオルトップ装具からジョイント付き短下肢装具（ankle foot orthosis：AFO）へ変更（図6）し，屋外歩行を追加した（図7）．

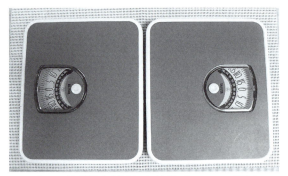

図8 体重計を利用した荷重バランスの評価

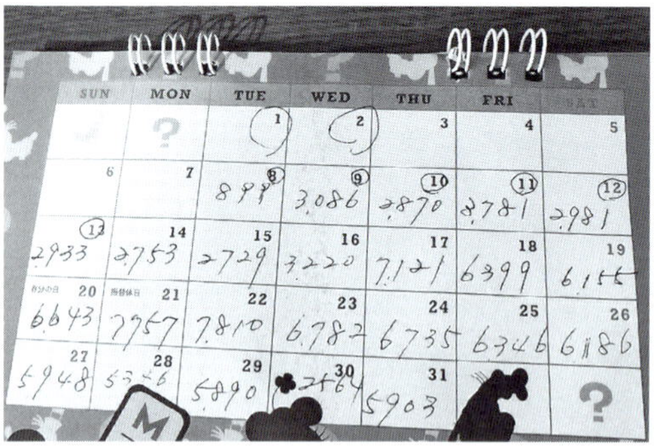

図9 カレンダーに歩数を記入
日による体調変動や，歩数の状態に合わせて筋緊張や疲労がどのように変化しているかの指標にもなる．まずは1日3,000歩からなど，目標管理も行いやすい．過活動を指導する際の客観的指標にもなり得る．

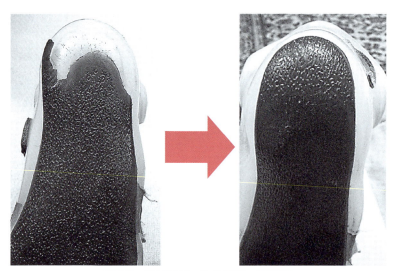

図10 装具のソールの破損，修理例

5）経過②—運動量コントロール—

1年2ヵ月後より，受診増加に伴い訪問リハを週1回へ変更した．体重計2台を持参し左右差を実感してもらうとともに，左側への荷重を8：2から6：4にすることを目標に少しずつ配分を意識するよう指導した（図8）．1年半後より毎回，屋外歩行や外出など1週間の運動量の聞き取りを開始し，歩数をカレンダーに記載してもらった（図9）．これにより体調と運動量の変動を意識できるようになり，体調変動が減少し近隣への屋外歩行が自立した．

6）経過③—更衣自立—

1年10ヵ月〜2年は「手が動く気がする」との訴えがあった．更衣自立のため上肢の柔軟

性獲得を目的とし，上肢リーチ動作を反復し自己練習定着後，自立となった．

7）考察①

装具をそのときの状況に合ったものへ再作製した．また，使用頻度が高く途中でソールの修理も行っている（図10）．Pohlらは，個人に合わせて作製されたAFOは歩行能力を高められる[27]としており，装具療法は理学療法ガイドライン第1版でも推奨されている[28]．またAbeらは，プラスチックAFOの使用は，歩行速度を上げ歩行安定性向上に寄与した[29]と報告しており，今回はそれらを裏づける結果となっている．

また，装具を再作製したことで，足部から適切な荷重を受けた状態での屋外歩行が可能となり，運動量のコントロールもカレンダーの導入にて可能となった．「脳卒中治療ガイドライン2015」[30]や，「理学療法ガイドライン第1版」[31]においても体力低下に対するリハビリテーションを推奨しており，他にも体力低下や筋力低下に対する歩行などの有酸素運動などは肯定的な文献が多い．その他にも，退院後に健康を改善するために，よりアクティブなリハビリテーションプログラムを患者に提供することが重要である[32]，と報告している．慢性期片麻痺患者においても，下肢筋力増強運動や歩行運動により，麻痺側下肢の筋力向上や歩行関連指標の改善が得られる[33〜36]．有酸素運動は，脳卒中患者の最大酸素摂取量を向上させ，歩行能力も向上させる[37,38]．これらの報告を支持する結果となった．

またBrunnstrome stage，ROM，modified Ashworth Scale（MAS），感覚，機能的自立度評価法（Functional Independence Measure：FIM）などの改善が得られた．Teixeira-Salmelaらは，生活期の在宅脳卒中片麻痺患者に対する有酸素運動，下肢筋力増強運動は運動負荷量や歩行や階段昇りなどの運動能力を改善させるが，練習を行うことで麻痺側の痙縮には影響を及ぼさない[39]としており，本症例も歩行などの導入によりMASは軽減した．また，介護区分は要介護4から3へ変更となった．

8）考察②

方向転換を慎重に行うようになった反面，Timed Up and Go Test（TUG）は増加傾向であった．一方，直線の多い屋外歩行では時間の短縮に至った．また，下肢・体幹と連動して上肢の関節可動域拡大も図りやすく，短い期間で更衣の自立にもつながったと考える．

9）理学療法学研究としての意義

今回の症例においては，慢性期においても，そのときの状態・環境に合わせ必要なガイドラインなどを参考にし，適切に継続的にサービスを提供することで機能的な改善やADL能力向上に至ることが，客観的評価から示唆された．

● トイレ動作の要領共有と環境調整により中等度介助から自立に至ったケース

1）症例紹介

患者は70歳代男性，要介護4．○○年10月，歩いているときに転倒し病院へ緊急搬送され，右被殻出血と診断される．転倒時に外傷性クモ膜下出血を合併しており，既往歴には糖尿病，白内障，10年前に左中大脳動脈（middle cerebral artery：MCA）領域による

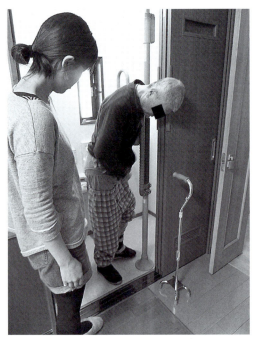

図11 自宅でのベストポジションバーを使用してのトイレ動作確認

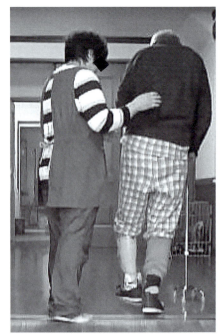

図12 自主トレーニング（妻との介助歩行）

右麻痺があった（陳旧性脳梗塞）．

2）初期評価（発症から6ヵ月後，訪問初回）

Brunnstrome stageは左上肢・手指Ⅲ，下肢Ⅱ，右側はⅥレベル，MAS 2，感覚は表在・深部ともに軽度鈍麻であった．寝返り～起き上がり動作は中等度介助，移乗，トイレ動作は中等度～全介助レベル．左股関節前面の痛み（数値評価スケール：NRS 6），体幹前面の痛み（NRS 4）あり．また，左足部内反拘縮があった（－10°）．

3）初回のサービス内容

訪問リハ3回（月，火，木）（各40分）とリハビリテーション特化型デイサービス2回（水，金）を利用していた．訪問リハでは，ベッドからの起居・移乗，トイレ動作の確認と屋外車椅子駆動による運動量の確保を中心に実施した．トイレへはベストポジションバーを設置し，動作指導も実施した．デイサービスや介護支援専門員にもトイレの動作要領を伝達した．

4）経　過

訪問から1ヵ月後，車椅子駆動は自主練習となり，4脚杖（wide）での介助歩行（中等度）を開始した．7ヵ月後，訪問リハ2回（火，木），デイサービス3回（月，水，金）へと変更した．9ヵ月後，4脚杖をwideからsmallへ変更し，ズボンの下衣操作が軽介助となった（図11）．10ヵ月後，タマラック継手付きプラスチックAFOを作製した．1年後，4脚杖歩行が妻の軽介助になり（図12），トイレ動作が自立（移動は車椅子）した．

5）最終評価

　Brunnstrome stageは左上肢・手指Ⅲ，下肢Ⅲ，右側著変なし，MAS 1⁺，感覚は著変なし．寝返り～起き上がり動作は自立，移乗，トイレ動作は見守り～自立レベル．左股関節前面の痛み（NRS 3），体幹前面の痛み（NRS 0）あり．また，左足部内反拘縮があった（5°）．

6）考　察

　本人の要望として，「妻へ負担をかけたくない」「トイレで便が出ないのが我慢できない」とあり，退院時中等度～全介助であったトイレ動作に関して介助量を減らしたいというニーズが強かった．また，妻も屋外での車椅子駆動など，「少しでも運動して便が出れば」と協力的であった．足部の内反の修正に時間を要したものの，左足部の背屈が5°程度となった9ヵ月後に装具を作製し，トイレ動作が軽介助へと大幅に介助量が軽減した．併せて，介助量は多かったものの，初期から継続してベストポジションバーでの排泄動作を反復したこと，デイサービスなど他施設とも同様の目標を共有し同様の動作指導ができたことにより，介助量軽減につながったと考える．

> **Advice**　訪問リハと通所リハビリテーションの組み合わせは，ADL能力の向上などに効果がある[40]との報告もある．訪問リハのみでなく，患者にとって最適なケアプランの立案・変更も，介護支援専門員を中心に建設的に相談していきたい．

● 回復期リハ病棟より自宅退院後，住宅改修に合わせた動作要領の習熟が重要なケース

1）症例紹介

　患者は60歳代男性，発症前のADLは自立していたが，在宅生活で内服を自己中断していた．○○年に右視床出血発症．右後頭部疼痛を訴えた後，左上下肢麻痺や口角下垂などの症状を認めたためA病院へ救急搬送された．発症から1ヵ月後，血圧コントロールを中心とした保存的治療となり，当院回復期リハ病棟へ転院となった．発症から7ヵ月後自宅退院となり，訪問リハが週2回導入となる．既往歴には高血圧，肺炎があり，家族構成は妻との2人暮らし，息子・娘夫婦は車で1時間程度の距離に在住している．キーパーソンは妻．

2）回復期リハ病棟退院時の評価（表2参照，以下要点のみ記載）

　Brunnstrome stageは左上肢・手指Ⅴ，下肢Ⅳ，MAS 1，感覚は表在覚上肢軽度鈍麻，深部覚上肢重度鈍麻，下肢軽度鈍麻，足部は重度鈍麻である．FIMは104点．

3）経　過

　当院回復期の入院時訪問指導にて自宅環境を確認した．歩行自立の見込みが立たなかったため，屋外の玄関までのアプローチや上がり框，自室内・リビングの環境，トイレ，浴室を中心に確認した．発症から6ヵ月後に要支援2の介護認定が確定し，屋外の玄関までのアプローチを妻の見守りにて歩行移動することを想定し，両側に手すりを設置するよう

表2 訪問リハ開始前の入院中の理学療法評価

評価	入院時（発症から1ヵ月後）	退院・訪問開始時（発症から7ヵ月後）
バイタルサイン	車椅子離床に伴い血圧60mmHg台まで低下	離床後の血圧低下がみられなくなる
Brunnstrome stage	上肢Ⅱ，手指Ⅰ，下肢Ⅱ	上肢Ⅳ，手指Ⅴ，下肢Ⅳ
ROM	著明な可動域制限なし	変化なし
深部腱反射（DTR）	上腕骨二頭筋（−），上腕骨三頭筋（−），腕橈骨筋（−），膝蓋腱（−），アキレス腱（−）	上腕骨二頭筋（−），上腕骨三頭筋（−），腕橈骨筋（−），膝蓋腱（−），アキレス腱（+）
MAS	上下肢：0	上下肢：1
感覚	U/E表在覚0/10，深部覚0/10 L/E表在覚0/10，深部覚0/10	U/E表在覚8/10，深部覚0/10 L/E表在覚8/10，深部覚8/10
認知機能（HDS-R）	21点　減点項目：見当識（日付・場所），遅延再生，物品再生	30点　減点項目：なし
ADL（FIM）	39点（更衣・上下，排尿・排便管理各1点全介助，問題解決・記憶2点）	104点（更衣・上下7点，排尿・排便管理6点，問題解決5点・記憶6点）
歩行	サイドケイン・knee brace＋金属AFOで重度介助	4脚杖歩行で腋窩介助（軽介助）

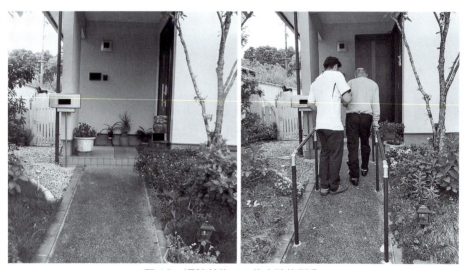

図13　退院前後での住宅改修例①

調整を開始した．また，リビングやトイレは車椅子で移動できるよう家具などの配置を変更，アコーディオンカーテンの撤去などの工夫をした．ベッドはレンタルが難しいため，中古の電動ベッドを福祉用具業者と選定し購入した．退院後に，動作確認と動作習熟を図り，屋外の玄関までのアプローチ（図13），玄関上がり框（図14）の歩行移動は見守りとなった．屋外への移動が定着し，近隣駐車場での妻との歩行練習やスーパーへの買い物，娘夫婦の自宅への外出なども可能となった．発症から9ヵ月後には，自宅内を4脚杖歩行

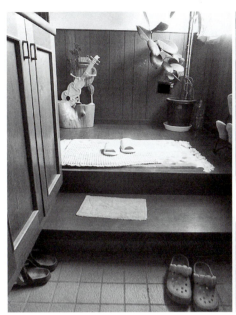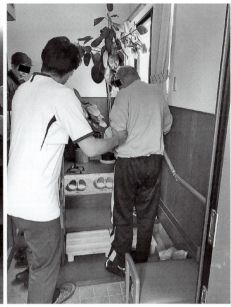

図14　退院前後での住宅改修例②

にて移動しており，車椅子は不使用となっている．当院から遠方でもあるため，退院後は他施設の訪問看護ステーションから理学療法士が週2回訪問している．また，週1回デイサービスで入浴を行い，施設内は歩行で移動しているとのことであった．

4) 考　察

　地域生活をベースにした理学療法の提供は，障害の悪化を軽減し，ADL・IADLの向上を促すことが期待できる[41〜43]との報告がある．本人も比較的若く，妻も協力的であったため外出などにも積極的で，短期間でのADL能力向上や社会参加へつながったと考える．

　一方で，回復期リハ病棟で大きな改善がみられた場合においても，在宅での動作確認は不十分なことが多いため，シームレスな連携は重要であると考える．

> **Advice　家族指導や教育，家族の協力動作の重要性**
>
> 　患者・家族への教育および相談により，機能的・社会的帰結の改善を導き出すような家族内役割を維持できた．この方法は患者および配偶者にとって脳卒中後の生活に適応するうえで有効である[44]．また，リハビリテーション入院期間に患者・家族へ行われる指導は，その後の1年間において，経済的にもQOLの改善という点でも有効である[45]，とされ，退院前後で家族や介護支援専門員，福祉用具の業者，引き継ぐリハビリテーションスタッフと申し送りが入念にできたことも，在宅が継続できている大きな要因と考える．ケースにもよるが，どの程度，家族の協力が得られるかを考慮しながら進めていく必要がある．

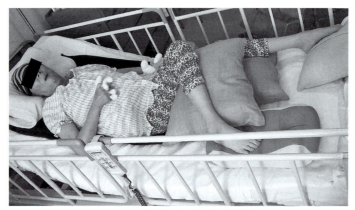
図15　退院時の患者の状態

● 全介助レベルでの自宅退院から，飲水・摂食が可能となったケース

1）症例紹介

　患者は60歳代女性，要介護5．家族構成は夫，娘夫婦，孫との5人暮らし．娘は元看護師である．○○年12月にクモ膜下出血を発症し，2ヵ月後に髄膜炎にて開頭洗浄術，7ヵ月後に頭蓋形成術を施行，8ヵ月後に当院回復期リハ病棟へ転院となった．夫もリハビリテーションに積極的で理学療法士・作業療法士・言語聴覚士のリハビリテーションも順調に経過し，1年後に自宅復帰となる（図15）．

2）ケアプラン紹介

　自宅復帰後より，訪問診療が月2回，訪問入浴が週3回，訪問看護が週1回，訪問看護Ⅰ5が週3回，その他訪問マッサージが週3回であり，要介護5である．

3）経　過

　全介助にて胃瘻で自宅復帰し，当院からの訪問看護Ⅰ5では週2回で理学療法士が拘縮予防や車椅子離床が行われた．週1回は言語聴覚士が訪問し，夫の希望が強い口腔ケアや摂食・嚥下練習も積極的に行った．併せて，協力的な夫によるストレッチは，リハビリテーションスタッフの指導のもと入院中から継続している（図16）．

　発症から3年後に，頭部形成術を行い外見上の変形が改善した．また，徐々に覚醒状態も改善し，少しずつ飲水や摂食が可能となり2食経口摂取が可能となり，胃瘻を中止した．発症から5年後では，3食経口摂取が可能となった（図17）．

4）考　察

　全介助状態で反応もほとんどない状況であったが，頭部形成術を行い言語聴覚療法と併用で4年間継続した結果，現在では会話や摂食も可能となった．近年，訪問リハなど介護保険サービスの卒業が推進されている一方，重度者の自宅復帰も同様に進められている．家族の理解や協力はもちろん大切であるが，必要に応じた介護保険サービスの提供も重要と考える．文献上のEBMはほとんどみられないが，現実としてこのような改善例がある．

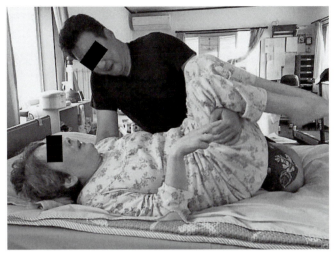

図16 家族が行うストレッチ

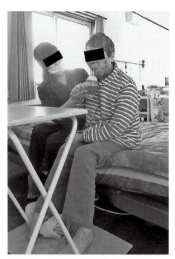

図17 退院後約4年間訪問リハ実施の様子

POINT

変化に気を配る

専門家であっても限られた時間しか訪問できない理学療法士・作業療法士・言語聴覚士よりも，常に一緒にいる家族の方が細部の変化に詳しい場合も多い．家族の話も重要なヒントになり得るため，理学療法士ももちろん変化に気を配り，常にどこか改善の糸口がないか模索していく姿勢も重要である．

● インフォーマルケアの活用

　回復期リハ病棟退院後3ヵ月は訪問リハや外来リハが利用可能になった一方，前述したように訪問リハなどの卒業も推進されている．また，今年度から市町村の総合事業として，訪問Cや通所Cなどがスタートしている．そういった場や地域住民のボランティアへ理学療法士として参加し，社会資源を活性化させ，卒業先として斡旋していく姿勢が現在求められてきている．また，介護保険などによらず，家族や友人，地域住民やボランティアらによるインフォーマルケアを受けている人も一定数存在する．その割合は，脳血管障害の重症度に応じて増える．また，1週間に受けるケア時間と脳血管障害後後遺症の有無とは関連がある[46]との報告もある．地域包括ケアシステム構築の時代に突入しているが，訪問リハのみならず介護保険から卒業し，地域のインフォーマルケアへつなげ，リハビリテーション人生でなくその人そのものの人生を歩む援助ができれば幸いである．

訪問リハビリテーションの予後予測

　訪問リハでのEBM確立はまだまだ不十分であるが，現在明らかになっている脳卒中患

者を対象としたガイドラインや論文も十分参考になり得る．VISIT（Monitoring and evaluation of the rehabilitation services in long-term care，通所・訪問リハビリテーションの質の評価データ収集等事業）の導入で，少しずつではあるが在宅分野でもデータ収集が進みつつある．今後，不透明な生活期の在宅分野でのEBM構築を期待したい．

急性期・回復期の理学療法士に望むこと

　2018年の診療報酬改定によって，回復期リハビリテーション入院料の算定要件にFIM利得と在院日数をベースとした実績指数が，より広く用いられる形となった．アウトカム評価が重要視されてきたことは，リハビリテーションの質の向上のためには有効と考えるが，懸念される部分も存在する．例として，身辺の自立を最優先に考えれば，歩行自立を目指すよりも車椅子でADL自立を目標とする方が，短期間でFIMは改善し，実績指数の向上につながりやすいという現実も見えてくる．よって，今後安全優先，在院日数の短縮，ADL改善を優先する傾向が強まり，残存能力を活かした最大限の機能回復や能力獲得の機会が減った状態で回復期リハビリテーションが終了し，生活期に移行しているケースがより多くみられることも少なからず予測される．

　いずれにせよ，訪問リハにおいても，可能な範囲での機能面の維持・向上，残存機能を活かした能力の獲得，自宅での移動やトイレ動作を中心とした要領の習熟といったニーズに，目的を共有し期間を定めて取り組むことが重要と考える．

　また，フィジカルアセスメントやリスク管理の重要性，自宅環境での動作定着などの必要性を感じたうえで，回復期でできることを意識しつつ，生活期へとよりシームレスな連携が進んでいくことを期待したい．

> **▶若手理学療法士へひとこと◀**
>
> 訪問リハでは提供期間が長期になり，回復の期待が大きい患者も多い．適切なサービスへの斡旋や多職種連携は今後ますます重要であり，リハビリテーション人生を送る支援にならないよう配慮していきたい．しかし，回復を望まれている人がいる事実も存在する．必要な場面で理学療法士としての能力が発揮できるよう日々自己研鑽し，評価に基づいて可能な医療や治療を提供できる理学療法士を目指してほしい．

*F*urther Reading

フィジカルアセスメント完全ガイド，藤崎　郁（著），伴信太郎（監修），学習研究社，2001
　▶リスク管理については，発行年が古いものの各分野の基礎が網羅されており，初学者には大変参考になる．訪問リハやフィジカルアセスメントを学ぼうとする最初の一冊として，お勧めしたい．

神経症候学を学ぶ人のために，岩田　誠，医学書院，1994
▶ 神経内科医としてもご高名な岩田誠先生が執筆されている文献であり，検査・測定の意味や方法論などが細かく記載されている．訪問では高価な検査器具などはなく，現場での症状から病態を読み解く必要に迫られる可能性が高い．医師から見た脳卒中患者に必要な評価などについても，是非参考にしていただきたい．

●文献

1) 厚生労働省：介護給付費実態調査 月報（平成24年9月審査分），政府統計の総合窓口（e-stat），https://www.e-stat.go.jp/stat-search/files?page＝1＆query＝訪問リハビリテーション＆layout＝dataset＆toukei＝00450049＆tstat＝000001030425＆cycle＝1＆year＝20120＆month＝23070909＆tclass1＝000001035117＆tclass2＝000001053258＆stat_infid＝000018757983（2018年5月18日閲覧）

2) 厚生労働省：介護給付費実態調査 月報（平成24年9月審査分），政府統計の総合窓口（e-stat），https://www.e-stat.go.jp/stat-search/files?page＝1＆query＝91.4＆layout＝dataset＆toukei＝00450049＆tstat＝000001030425＆cycle＝1＆year＝20120＆month＝23070909＆tclass1＝000001035117＆tclass2＝000001053258＆stat_infid＝000018757981（2018年5月18日閲覧）

3) 厚生労働省：介護給付費実態調査 月報（平成24年9月審査分），政府統計の総合窓口（e-stat），https://www.e-stat.go.jp/stat-search/files?page＝1＆query＝952.4％20％20％E8％A8％AA％E5％95％8F％E7％9C％8B％E8％AD％B7＆layout＝dataset＆toukei＝00450049＆tstat＝000001030425＆cycle＝1＆year＝20120＆month＝23070909＆tclass1＝000001035117＆tclass2＝000001053258＆stat_infid＝000018757988（2018年5月18日閲覧）

4) 厚生労働省：介護給付費実態調査（平成29年9月審査分），政府統計の総合窓口（e-stat），https://www.e-stat.go.jp/stat-search/files?page＝1＆query＝1012.2＆layout＝dataset＆toukei＝00450049＆tstat＝000001074967＆cycle＝1＆year＝20170＆month＝23070909＆tclass1＝000001075344＆tclass2＝000001104095＆stat_infid＝000031642401（2018年5月18日閲覧）

5) 厚生労働省：介護給付費実態調査（平成29年9月審査分），政府統計の総合窓口（e-stat），https://www.e-stat.go.jp/stat-search/files?page＝1＆layout＝datalist＆toukei＝00450049＆tstat＝000001074967＆cycle＝1＆year＝20170＆month＝23070909＆tclass1＝000001075344＆tclass2＝000001104095（2018年5月18日閲覧）

6) 厚生労働省：介護給付費実態調査（月報2016年度），政府統計の総合窓口（e-stat），https://www.e-stat.go.jp/stat-search/files?page＝1＆layout＝datalist＆toukei＝00450049＆tstat＝000001074967＆cycle＝1＆year＝20170＆month＝12040604＆tclass1＝000001075344＆tclass2＝000001085655（2018年5月18日閲覧）

7) 川越雅弘，他：平成27年度介護報酬改定の効果検証及び調査研究に係る調査（平成28年度調査）(1) 通所リハビリテーション，訪問リハビリテーション等の中重度者等へのリハビリテーション内容等の実態把握調査事業 報告書, p207, 三菱UFJリサーチ＆コンサルティング，厚生労働省, http://www.mhlw.go.jp/file/05-Shingikai-12601000-Seisakutoukatsukan-Sanjikanshitsu_Shakaihoshoutantou/0000158751.pdf（2018年5月30日閲覧）

8) 厚生労働省：介護保険最新情報 Vol.629 平成30年度介護報酬改定に関するQ＆A（Vol.1）（平成30年3月23日）」の送付について，http://www.wam.go.jp/gyoseiShiryou-files/documents/2018/0326123437853/ksVol629.pdf（2018年5月30日閲覧）

9) 川越雅弘，他：平成27年度介護報酬改定の効果検証及び調査研究に係る調査（平成28年度調査）(1) 通所リハビリテーション，訪問リハビリテーション等の中重度者等へのリハビリテーション内容等の実態把握調査事業 報告書, p160, 三菱UFJリサーチ＆コンサルティング，厚生労働省, http://www.mhlw.go.jp/file/05-Shingikai-12601000-Seisakutoukatsukan-Sanjikanshitsu_Shakaihoshoutantou/0000158751.pdf（2018年5月30日閲覧）

10) 川越雅弘，他：平成27年度介護報酬改定の効果検証及び調査研究に係る調査（平成28年度調査）

(1) 通所リハビリテーション，訪問リハビリテーション等の中重度者等へのリハビリテーション内容等の実態把握調査事業 報告書，p254，三菱UFJリサーチ＆コンサルティング，厚生労働省，http://www.mhlw.go.jp/file/05-Shingikai-12601000-Seisakutoukatsukan-Sanjikanshitsu_Shakaihoshoutantou/0000158751.pdf（2018年5月30日閲覧）

11) 川越雅弘，他：平成27年度介護報酬改定の効果検証及び調査研究に係る調査（平成28年度調査）(1) 通所リハビリテーション，訪問リハビリテーション等の中重度者等へのリハビリテーション内容等の実態把握調査事業 報告書，p259，三菱UFJリサーチ＆コンサルティング，厚生労働省，http://www.mhlw.go.jp/file/05-Shingikai-12601000-Seisakutoukatsukan-Sanjikanshitsu_Shakaihoshoutantou/0000158751.pdf（2018年5月30日閲覧）

12) 大山幸綱，吉本好延，浜岡克伺，他：在宅で生活する脳卒中患者の閉じこもりに関連する因子の検討．訪問看と介護．16(10)：850-853，2011

13) 園田 茂，他：1-7 維持期リハビリテーション．脳卒中治療ガイドライン2015，日本脳卒中学会脳卒中ガイドライン委員会（編），pp282-283，協和企画，東京，2015

14) Rodriquez AA, Black PO, Kile KA, et al：Gait training efficacy using a home-based practice model in chronic hemiplegia. Arch Phys Med Rehabil. 77(8)：801-805, 1996

15) Young JB, Forster A：The Bradford community stroke trial：results at six months. BMJ. 304(6834)：1085-1089, 1992

16) Lincoln NB, Walker MF, Dixon A, et al：Evaluation of a multiprofessional community stroke team：a randomized controlled trial. Clin Rehabil. 18(1)：40-47, 2004

17) 厚生労働科学研究費補助金・地域医療基盤開発推進事業（国立高度専門医療研究センターによる東日本大震災からの医療の復興に資する研究）「被災地の再生を考慮した在宅医療の構築に関する研究」(H25-医療-指定-003（復興））研究班，東京大学大学院医学系研究科加齢医学講座，東京大学医学部在宅医療学拠点，国立長寿医療研究センター，日本老年医学会：在宅医療に関するエビデンス：系統的レビュー．pp12-16，2015，https://www.jpn-geriat-soc.or.jp/info/topics/pdf/20150513_01_01.pdf（2018年5月18日閲覧）

18) Roderick P, Low J, Day R, et al：Stroke rehabilitation after hospital discharge：a randomized trial comparing domiciliary and day-hospital care. Age Ageing. 30(4)：303-310, 2001

19) Crotty M, Giles LC, Halbert J, et al：Home versus day rehabilitation：a randomized controlled trial. Age Ageing. 37(6)：628-633, 2008

20) 吉尾雅春，松田淳子，鈴木俊明，他：6．脳卒中理学療法診療ガイドライン．理学療法ガイドライン 第1版，pp426-427，日本理学療法士学会，2011，http://www.japanpt.or.jp/upload/jspt/obj/files/guideline/12_apoplexy.pdf（2018年5月18日閲覧）

21) 荒尾雅文，石濱裕規，前原恵美，他：訪問リハビリテーションが脳卒中者のADL向上に及ぼす効果，及びADL向上要因の検討．理学療法学．36(2)：72-73，2009

22) 金谷さとみ，浅川康吉，新谷和文，他：15．地域理学療法 診療ガイドライン．理学療法ガイドライン 第1版，p1104，日本理学療法士学会，2011，http://www.japanpt.or.jp/upload/jspt/obj/files/guideline/21_local_physiotherapy.pdf（2018年5月18日閲覧）

23) Duncan P, Studenski S, Richards L, et al：Randomized clinical trial of therapeutic exercise in subacute stroke. Stroke. 34(9)：2173-2180, 2003

24) 牧迫飛雄馬，阿部 勉，大沼 剛，他：家族介護者に対する在宅での個別教育介入が介護負担感および心理状態へ及ぼす効果．老年社会科学．31(1)：12-20，2009

25) 日本リハビリテーション医学会診療ガイドライン委員会（編）：リハビリテーションの中止基準．リハビリテーション医療における安全管理・推進のためのガイドライン，p6，医歯薬出版，東京，2006

26) 吉田大地：訪問リハの長期介入によって慢性期脳卒中患者のADL能力が改善した1症例．第9回日本理学療法士協会 神経理学療法研究部会学術集会，新潟，2012

27) Pohl M, Mehrholz J：Immidiate effects of an individually designed functional ankle-foot orthosis on stance and gait in hemiparetic patients. Clin Rehabil. 20(4)：324-330, 2006

28) 吉尾雅春，松田淳子，鈴木俊明，他：6．脳卒中理学療法診療ガイドライン．理学療法ガイドラ

イン 第1版，pp409-412，日本理学療法士学会，2011，http://www.japanpt.or.jp/upload/jspt/obj/files/guideline/12_apoplexy.pdf（2018年5月18日閲覧）

29) Abe Hiroaki, Michimata A, Sugawara K, et al：Improving gait stability in stroke hemiplegic patients with a plastic ankle-foot orthosis. Tohoku J Exp Med. 218(3)：193-199, 2009

30) 園田 茂，他：2-11 体力低下に対するリハビリテーション，脳卒中治療ガイドライン2015，日本脳卒中学会 脳卒中ガイドライン委員会（編），pp313-314，協和企画，東京，2015

31) 吉尾雅春，松田淳子，鈴木俊明，他：6．脳卒中理学療法診療ガイドライン．理学療法ガイドライン 第1版，pp425-426，日本理学療法士学会，2011，http://www.japanpt.or.jp/upload/jspt/obj/files/guideline/12_apoplexy.pdf（2018年5月18日閲覧）

32) Okada M：Cardiorespiratory fitness of post-stroke patients：as inpatients and as outpatients. Int J Rehabil Res. 28(3)：285-288, 2005

33) Ada L, Dorsch S, Canning CG：Strengthening interventions increase strength and improve activity after stroke：a systematic review. Aust J Physiother. 52(4)：241-248, 2006

34) Dean CM, Richards CL, Malouin F：Task-related circuit training improves performance of locomotor tasks in chronic stroke：a randomized, controlled pilot trial. Arch Phys Med Rehabil. 81(4)：409-417, 2000

35) Marigold DS, Eng JJ, Dawson AS, et al：Exercise leads to faster postural reflexes, improved balance and mobility, and fewer falls in older persons with chronic stroke. J Am Geriatr Soc. 53(3)：416-423, 2005

36) Salbach NM, Mayo NE, Robichaud-Ekstrand S, et al：The effect of a task-oriented walking intervention on improving balance self-efficacy poststroke：a randomized, controlled trial. J Am Geriatr Soc. 53(4)：576-582, 2005

37) Pang MY, Eng JJ, Dawson AS, et al：The use of aerobic exercise training in improving aerobic capacity in individuals with stroke：a meta-analysis. Clin Rehabil. 20(2)：97-111, 2006

38) Saunders DH, Greig CA, Young A, et al：Physical fitness training for stroke patients. Cochrane Database Syst Rev. 1：CD003316, 2004

39) Teixeira-Salmela LF, Olney SJ, Nadeau S, et al：Muscle strengthening and physical conditioning to reduce impairment and disability in chronic stroke survivors. Arch Phys Med Rehabil. 80(10)：1211-1218, 1999

40) 金川仁子，金子さゆり：在宅系リハビリテーションが利用者のADLとQOLに及ぼす影響に関する実証研究．日医療病管理会誌．51(1)：9-20, 2014

41) Outpatient Service Trialists：Therapy-based rehabilitation services for stroke patients at home. Cochrane Database Syst Rev. (1)：CD002925, 2003

42) Pang MY, Eng JJ, Dawson AS, et al：A community-based fitness and mobility exercise program for older adults with chronic stroke：a randomized, controlled trial. J Am Geriatr Soc. 53(10)：1667-1674, 2005

43) Legg L, Langhorne P：Rehabilitation therapy services for stroke patients living at home：systematic review of randomised trials. Lancet. 363(9406)：352-356, 2004

44) Clark MS, Rubenach S, Winsor A：A randomized controlled trial of an education and counselling intervention for families after stroke. Clin Rehabil. 17(7)：703-712, 2003

45) Kalra L, Evans A, Perez I, et al：Training carers of stroke patients：randomised controlled trial. BMJ. 328(7448)：1099, 2004

46) Hickenbottom SL, Fendrick AM, Kutcher JS, et al：A national study of the quantity and cost of informal caregiving for the elderly with stroke. Neurology. 58(12)：1754-1759, 2002

# 2 通所リハビリテーションと再発予防

林田昂志朗

　医療保険制度における脳血管障害のリハビリテーションは，急性期・回復期病院などにて発症から最大180日（高次脳機能障害を伴う場合）が期限とされており，脳卒中患者はそれ以降，医療保険制度ではリハビリテーションを受けることができない．その受け皿として，介護保険制度におけるリハビリテーション機能を有する通所介護（デイサービス），通所リハビリテーションサービスが存在するが，医療と比べ通所系リハビリテーションにおいては患者へのアプローチ時間（量）が限られるため，サービス内容，環境，時間のデザイン（質）が重要である．

通所リハビリテーションの現状

　医療保険制度におけるリハビリテーション期限を迎えた脳卒中患者にとって，その後のリハビリテーションを受ける機会を確保するためには，介護保険サービスへの期待は高まるところである．しかし，デイサービス，デイケアなどの介護保険サービスといえば，世論においては「高齢者施設」「認知症になったら通う施設」「通いたくない」「施設にはお世話になりたくない」などのイメージがあるうえ，医療介護従事者側においても「維持目的のリハビリテーションが中心」「最低限の運動機会の確保」といった潜在的に消極的なアプローチのイメージがある．近年，リハビリテーション特化型の通所施設が増加し，患者のリハビリテーションニーズが多様化しているにもかかわらず，介護事業者が「介護」のイメージのままサービスを提供していることが見受けられる現状がある．殊に脳卒中においては要介護となる原因疾患の第1位であり，特に近年30～50歳代の現役就労世代の有病率が増加している．40歳代でも第2号被保険者として介護保険サービスを利用することは可能であるにもかかわらず，就労世代にとって決して「通いたい」と思える施設が多くはないのも現状である．

> **メモ　介護保険制度における保険者と被保険者，被保険者の種類**
>
> 保険者とは介護認定を行う市町村と特別区（東京23区）のことであり，被保険者とは介護保険に加入して保険料を支払い，保険給付を受けることのできる人すべてを指す．被保険者には，第1号被保険者と第2号被保険者とがあり，第1号被保険者は65歳以上が対象，第2号被保険者は40歳以上65歳未満が対象である．ただし，第2号被保険者は，受給条件として表1の特定疾病が原因となって介護が必要であると認定された場合に限る．

表1 特定疾患

①末期がん	⑦脊髄小脳変性症	⑫進行性核上性麻痺，大脳皮質基底核変性症およびパーキンソン病
②筋萎縮性側索硬化症	⑧脊柱管狭窄症	⑬閉塞性動脈硬化症
③後縦靱帯骨化症	⑨早老症	⑭関節リウマチ
④骨折を伴う骨粗鬆症	⑩糖尿病性神経障害，糖尿病性腎症，糖尿病性網膜症	⑮慢性閉塞性肺疾患
⑤多系統萎縮症		⑯両側の膝関節または股関節に著しい変形を伴う変形性関節症
⑥若年性認知症	⑪脳血管疾患（外傷性を除く）	

通所リハビリテーションは「集団」に対するアプローチである

　生活期における脳卒中リハビリテーションの効果を発揮するためには，理学療法士など専門職の特色を活かす前に，前述したネガティブイメージを払拭する，あるいは患者が「通いたい」などのポジティブなイメージを持つようなハード面・ソフト面の構築が必要である．患者が消費者という立場で満足のいく空間や雰囲気，コミュニティや社会的役割の創出，効果を期待できる積極的なリハビリテーションなど，人の持つイメージコントロールそのものが脳卒中患者への「アプローチ」となるのである．特に通所系サービスは，在宅から施設へ数十人が集まる一つの「集団」に対してそのメリットを理解し戦略的にアプローチするという視点を持つことが鍵となる．

イメージとして"質"を担保し"量"を確保する

● ハコ

　人から良いと思われるイメージを確保するには，まず"ハコ"の作り込みが重要となる．例えば，「デイサービス」＝「高齢者施設」や「介護」というイメージから大きくかけ離れて，若者の流行を捉えたデザインのカフェやフィットネスジムを意識した空間づくりを行うことで，患者にとっては日常生活の楽しみの一部として利用することができるようになる．一見，高齢者には年齢不相応で敬遠されがちな取り組みも，高齢者にとっては「若々しい自分」「若者と同じ価値観を得ることができる自分」を実感することは脳内報酬が得られ，次なる一歩として自発的行動変容へとつながる（図1）．

● おもてなしの力

　これまでの病院や介護施設における理学療法士と患者との関係性は，リハビリテーションの「先生」であり，理学療法士優位な立場として継続されてきた．しかし，最近ではITの普及に伴い情報化社会となり患者自身が病院または介護施設を選択し，サービスを受ける「消費者」「お客様」という立ち位置を意識できる時代になりつつある．ゆえにこの関係性を病院や介護施設の本来あるべき姿であると捉え，理学療法士がサービス業としての「おもてなし」や「接客」を重んじるという意識変化は，これからの鍵となると思われる．この

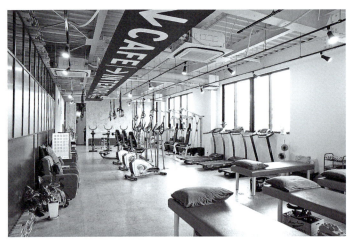
図1　若者の流行を捉えたデザイン空間の一例

取り組みは患者の心身機能改善の可能性と理学療法士の責任感を高めることにも寄与する．患者が消費者として思いを主張できる環境は重要であるとし，筆者の施設のデイサービスでは理学療法士の指名制を取り入れ，また変更希望の自由化を患者に伝えている．当然指名される者もいれば変更を希望される者もおり，理学療法士は責任感と緊張感を保ちリハビリテーションに挑むことで，患者主体で納得のいく理学療法を行うための向上心を持ち，自己研鑽を行うようになる．また患者への身体状況のわかりやすい説明，声かけ，言葉選びができるようになる．

脳の可塑性は果たして6ヵ月でプラトーとなるのか

　医療保険制度における脳卒中リハビリテーションの期限は最大180日であり，その期間をもっていわゆる回復期リハビリテーションは終了となる．それ以降は生活期として脳の損傷からの回復はプラトーになるとされている．しかし，本当に脳の回復はプラトーとなるのだろうか．回復期を経た生活期における通所リハビリテーションは，アプローチ方法の工夫や前述した先入観のコントロールにより大いに機能改善する可能性が残されている．

　ポイントとなるのは，患者に「できた」という実感や，患者自身の身体の「可能性」を感じさせることである．

先入観を前向きにコントロールする

　筆者の施設のデイサービスでは，すべての患者に対し必ずといっていいほどトレッドミル歩行を実施している．通常，脳卒中患者へのトレッドミル歩行といえば，現状の歩行能

力に応じたプログラム処方の認識と万一の転倒など，リスクヘッジをとるために実施しない傾向にあるが，これに対し歩行能力のいかんを問わず実施することとしている．トレッドミル歩行時は理学療法士の介助体制（介助量によっては2名体制で介助）を整え，たとえ平地歩行が全介助レベルであっても安全確保には万全の態勢をとることで，トレッドミル歩行が不可能な脳卒中患者は存在しないと考えている．ここで重要なのは，実際に歩行可能な時間が数秒と満たなくとも「挑戦する」ことを簡単にすることである．トレッドミル歩行が不可能でもそれは患者自身の現状把握（評価）となり，同時に絶対できないと思っていたことに「挑戦できた」という前向きなモチベーションに変わる．むしろトレッドミル歩行を「できない」と思っていた脳卒中患者が挑戦してみると，先入観をよそに「歩ける」という実感を得たケースが非常に多い．同時に理学療法士もベッドサイドや平地歩行における評価上，トレッドミル歩行は困難と判断されるケースにおいても，予想以上にトレッドミル歩行が可能なことを経験する．その理由は，平地歩行とトレッドミル歩行の運動様式の違いにもある（後述する「脳卒中と歩行」にて解説する）．つまり，トレッドミル歩行は平地歩行や平行棒内歩行に比べると難易度の高い運動であり，「できないだろう」という理学療法士の誤った先入観が，患者の歩行に対する先入観をも決めてしまうのである．患者の持つ先入観は，後の歩行能力などの身体的予後に大きく影響もたらす．ポジティブなイメージ下で行われる理学療法とネガティブなイメージ下で行われる理学療法とでは，その効果は雲泥の差である．

環境・空間の脳科学的戦略

筆者の施設のデイサービスではこのポジティブな先入観へのコントロール効果に加え，ハード面における環境・空間の脳科学的戦略を施している．

脳卒中リハビリテーションの臨床現場においては，姿勢鏡がよく用いられる．これは，体性感覚情報の乏しい脳卒中患者にとって鏡に写る自身の姿勢や歩行の非対称性を認識することで視覚的フィードバック情報を増加させる効果がある．その反面，同時に「麻痺している自分」を視覚的に意識させてしまうことにもつながり，ネガティブな先入観を増強させてしまう．そのため，筆者の施設のデイサービスにおいては姿勢鏡を設置していない．逆転的発想で，デイサービスという一度に40名ほどの患者が集まる空間を利用し，脳卒中を罹患した同じ境遇下にある患者の歩行（先輩脳卒中患者の積極的歩行，トレッドミル歩行，自分より上手もしくは綺麗だと思う歩行）を目の前で見ることによって，ミラーニューロンの活性化を空間の脳科学的戦略を使い促通している．このミラーニューロンの活性化により，あたかも自身も他の患者と同じように歩ける，歩けているという感覚を身につけることが可能となり，ポジティブな先入観をより強化することにつながる．

その他にも施設内のカフェスペースとトレーニングスペースにも脳科学的戦略が存在する．カフェスペースにおいては，介護用のテーブルではなくあえて小さなテーブルに数人

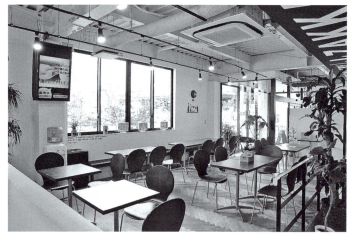

図2 カフェのようなコミュニティを創出しやすい空間（介護用テーブルではなく，小さなテーブルに多くの座席を配置している）

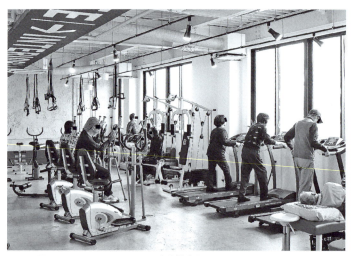

図3 ミラーニューロンを賦活するようなマシンの配置

の患者が配置されるよう席を用意しコミュニティ形成を促している（図2）．トレーニングスペースにおいては，種目ごとに同じフィットネスマシンを3~4台並べて配置し，隣接するマシンのパネルに表示される実施時間が隣の人からわかるように配置している（図3）．これは，脳科学的理論に基づき「男性脳」と「女性脳」の特徴を活かすためである．カフェスペースで形成されたコミュニティ（友人，リハビリテーション仲間）で同じトレーニングを行う際，男性であれば「競争・闘争意識」，女性であれば「協力・協調意識」が脳科学的に備わっていることを利用し，トレーニング効果（コミュニティそのものの相乗的なトレーニング意識の向上）を高めることが可能となる．

> **メモ　ミラーニューロンとは**
> 自分が行為を実行するとき，他者が同様の行為を実行するのを観察するときの両方で活動電位を発生させる神経細胞をいう．他者の行動を見てまるで自分自身が同じ行動をとっているかのような反応が脳内で発生する．単に行為の視覚特性に反応しているのではなく，行為の意図まで処理していることが示唆されており，他者の行為の意味理解・意図理解などと関与している．

またその他のプログラムとして，健常者が通うフィットネスジムで使用するようなフィットネスマシン，レジスタンストレーニングマシンを脳卒中患者に適応させ実施している．こちらもトレッドミル同様，理学療法士の「筋緊張を高めてしまう」「脳卒中患者はできない」などの先入観により，患者も「できない」という先入観を持つこととなる．そうではなく，挑戦することからイメージコントロールを行うことが重要である．こちらも他の患者のトレーニングする姿を見ることでミラーニューロンによる効果も期待できる．当然のことながら麻痺側は使わなければ運動機能は低下する．間違った運動学習を危惧する以前に，とにかく動かすという運動量の担保は必要不可欠である．通所リハビリテーションにおいては，理学療法士による個別アプローチには時間的問題があり，それ以外のリハビリテーションをデザインすることが必要となる．運動量の担保と同時に運動学習の質を高めるために，それぞれのフィットネスマシンの選択や使用方法の工夫を行うとよい．

例えばクロストレーナーは，上下肢の交互運動と脊柱の回旋運動を伴った有酸素運動を行えるマシンであるが，これは**歩行における上下肢や体幹の交互運動に類似しており，脊髄CPG（central pattern generator，中枢パターン発生器）機構を誘発しやすい**．はじめは座位でトレーニングし，その後立位で行うこととしている（図4）．前述したトレッドミル歩行は，**ベルトコンベアが絶えず下肢を後方へ送り出すことで，平地歩行に比べ股関節伸展を誘発**しやすい．脳卒中患者の歩行特性である歩行時の股関節伸展の減少に対して平地歩行を繰り返すよりも有効なトレーニングになる．また，バーベルスクワットなどのレジスタンストレーニングも腰椎前弯，股関節屈曲，knee in回避を意識しトレーニングすることで体幹スタビリティを高めた状況下で，殿筋群，大腿四頭筋の協調性を学習することが可能である（図5）．これは，脳卒中歩行に特徴的なfoot flat（踵接地消失），back knee（反張膝），骨盤後傾，腰椎後弯の運動様式からの脱却を図る手がかりとなる．

このように脊髄CPG機構の誘発，左右連動性の意識をいずれもclosed kinetic chain（CKC）下で行える機器を選択するとより効果的である．

> **メモ　脊髄CPG機構とは**
> CPGと呼ばれる脊髄介在ニューロン群は，高位中枢と運動ニューロンの中間に位置し，歩行の基本的リズムを生成することとともに歩行に参画する筋群の運動パターンを決定する役割を持つ．歩行運動は高位中枢において計画され，CPGを含む下位運動中枢が基本的運動パターンを発現する．

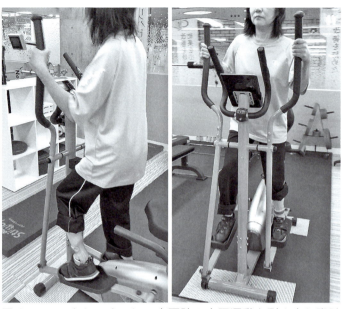

図4 クロストレーナーにて上下肢の交互運動を引き出し脊髄CPG機構を賦活する

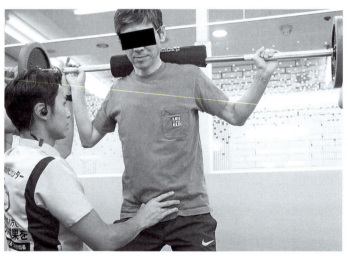

図5 脳卒中患者にもバーベルスクワットなどのレジスタンストレーニングを導入する

デバイスを使用した麻痺側の良いイメージの構築

● Split-R®

　株式会社SENSTYLE社製Split-R®は，左右のベルト速度を独立に制御可能なダブルベルトトレッドミルである（図6, 7）．脳卒中における歩行特性として，ステップ長の左右

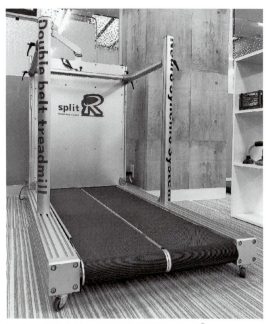

図6 株式会社 SENSTYLE 製 Split-R®（ダブルベルトトレッドミル）

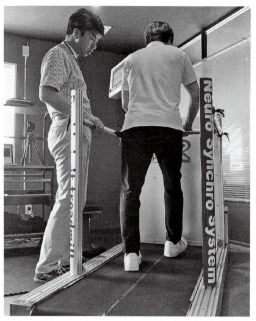

図7 左右のベルト速度を変化させ，運動学習による左右非対称性の改善を図る

表2 ベルト速度による変化の基本原理に期待すること

ベルト速度が速い側 (fast leg)		
・立脚時間減少	・ステップ長減少	・荷重減少
ベルト速度が遅い側 (slow leg)		
・立脚時間増加	・ステップ長増加	・荷重増加

差や障害側の立脚時間減少，荷重量減少，骨盤回旋，歩隔拡大といった左右非対称性が挙げられる．Split-R® はこれらの左右非対称性に対し，左右のベルト速度を変化させることで，運動学習に基づいた神経生理的学歩行アプローチが可能となる．

ベルト速度による変化の基本原理として，表2が期待される．

河島は，除脳ネコにおけるダブルベルトトレッドミル実験において，ベルト速度（環境）変化に応じた柔軟なリズム調節の存在を支持し，脊髄レベルでの反射的な歩行リズム調整が可能であると述べている[1]．また，同様に小脳疾患患者における実験においては運動学習が成立しなかったことから，歩行の学習性にかかわる神経基盤として小脳が関与していることを示している．つまり，脊髄を中心とした歩行調節機構と小脳を中心とした運動学習機構の存在が明らかとなっている．これらは歩行運動の制御スキームとして，それぞれ脊髄によるフィードバック機構と小脳によるフィードフォワード機構と呼ばれる．フィードバック機構とは，歩行中に生じる外乱や環境変化に対して即座の運動調節を行う神経機

構であり，フィードフォワード機構とは，外部環境や運動課題に応じて，過去の学習の結果からどれほどの距離や力，どのような力の調節を行うかなどを調節し最適な運動指令を身体へ送る神経機構（内部モデル）である．

　脳卒中患者の歩行の左右非対称性は，麻痺による随意運動障害や体性感覚障害，痙縮や拘縮などの症状によって起こる物理的因子が関与していることはもちろんであるが，それに伴う歩行への不安や恐怖心などの先入観，または転倒などの過去の経験が心理的因子として内部モデルの生成に関与する．Split-R®はこのことに着目し，麻痺側のベルト速度を患者の「意識にのぼらない」変化率で変化させることで，心理的因子にマスクをかけながら脊髄フィードバック機構による歩行適応性を高めることを目的としている．その結果として，左右非対称性を改善した状態で小脳における運動学習，つまり内部モデルの生成を図ることのできるデバイスなのである．また，「意識にのぼらない」ベルト速度変化による運動学習は後効果（after effect）として，運動学習の効果が継続することも報告されている．

脳卒中と歩行

●イニシャルコンタクトは踵から「強く」

　バイオメカニクス的視点から歩行を考えたとき，イニシャルコンタクト時の床反力ベクトルと身体重心の位置関係は推進力を得るうえで非常に重要である．踵からコンタクトした場合，床反力作用線は膝関節中心の後方を通過するため，膝関節に対する外部モーメントは屈曲に作用し前方への推進力を得ることができる．足底からコンタクトした場合，床反力作用線は膝関節中心の前方を通過するため，膝関節に対する外部モーメントは伸展に作用するため，脳卒中患者の歩行に特徴的な反張膝（back knee）が出現し下肢全体には進行方向と反対の力が作用することとなる．脳卒中患者の歩行へのアプローチは，この踵からのイニシャルコンタクトを可能にすることが重要であることがわかる．床反力によって形成される前方への推進力は，床反力が大きくなるほどにさらに大きな推進力を得ることができる．この場合，その床反力に応答することのできる大腿四頭筋，ハムストリング，殿筋群の筋出力が確保されていければならない．

　脳卒中症状として，よく臨床で目にする内反尖足は踵からのイニシャルコンタクトを困難にしてしまう．同時に反張膝を伴った歩行様式を学習しているケースは非常に多い．まずは内反尖足の構造的問題（後脛骨筋短縮，足底内在筋短縮，下腿三頭筋やヒラメ筋の伸縮性低下）の改善を図り，足関節背屈-距骨下関節回内-膝関節屈曲-股関節屈曲-骨盤前傾-腰椎前弯といった脳卒中の運動様式に乏しい運動を経験・反復させていくことが必要になるであろう．そのうえで歩行訓練時のイニシャルコンタクトは踵から強くつく，というイメージを定着させていく．

●トレッドミル歩行の活用

　前述したとおり，筆者の施設のデイサービスではすべての患者に対し必ずトレッドミル

歩行を導入している．平地歩行との大きな違いは，床面であるベルトコンベアが常に可動することで立脚側下肢が後方へ送られる，つまりターミナルスタンスからプレスイングを形成しやすくなるという利点があることである．機能的には，立脚側股関節の伸展誘導とそれに応答する脊髄CPG機構の誘発を期待できる．また，常に一定速度で可動することで歩行リズムの適正化，そしてこれらの平地歩行にはない運動に対しトライ＆エラーを反復することで，小脳における内部モデルの形成が期待できる．さらに工夫を加えるならば，速い速度で歩くこと（さらなる脊髄CPG機構の誘発），ピッチ音（聴覚刺激を意識することで歩行の左右対称性高める）を聞きながらトレッドミル歩行を行うことも効果的である．

● 床反力に対する緩衝性を高める

地球上の物体にはすべてに等しく重力が作用し，同時に重力の力の向きとは反対でかつ力の大きさの等しい反力が生じる（作用反作用の法則）．ヒトにおいては，作用力とは床面に対し作用する重力であり，反作用力とは床反力である．ヒトに作用する床反力は身体の各部位で緩衝されることとなるが，作用した重力と同等の床反力を緩衝できる身体の柔軟性が必要になるということである．この大部分は脊柱が担っており，脊柱の椎間関節や肋椎関節などの各関節に存在する固有受容器からの求心性情報により，中枢神経系においてどれだけの床反力に対する緩衝能力があるかモニタリングされている．つまり，脳の筋出力決定には，各関節に位置変化に伴う脊柱の有する柔軟性が常に反映されているということである．よって，前述したイニシャルコンタクトを「強く」するためには，「脊柱柔軟性（buffering function）を高める」ことが必須となる．

脊柱の持つ頸椎前弯，胸椎後弯，腰椎前弯などの生理的弯曲は，体幹の筋活動による筋性支持により保たれている．この弯曲運動性が低下すると筋性支持から，関節と関節の骨性接触，靭帯や関節包の構造体に支持を委ねた組織性支持の姿勢アライメントへ移行する．また，脊柱自体の衝撃緩衝力は低下するため，脊柱で緩衝できなかった衝撃はその他の荷重関節に伝播し代償される．

アプローチ方法としては，脊柱に存在する各関節の求心性情報を増大させるための固有受容器を刺激するアプローチが有効となる．存在する固有受容器はtypeⅠレセプターと呼ばれるルフィニ小体（安静時における関節に作用する重力加速度を検知）と，typeⅡレセプターと呼ばれるパチニ小体（関節に作用する振動を検知）が主である．よって，徒手的に関節運動を引き起こすような刺激入力，振動や揺れなどの情報入力が有効であろう．またルフィニ小体は動的加速度も検知することから，運動の中に脊柱の弯曲運動を取り入れることも有効である．

再発予防への取り組み

● フィジカルアセスメントをルーティン化

医療機能を有していない介護事業所においては，フレッシュな血液データや画像データ

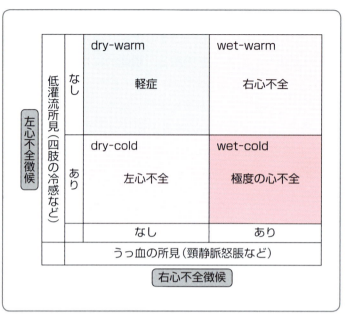

図8 Nohria分類
フィジカルアセスメントにて重症度を鑑別する.

が手元にないため，利用中のフィジカルアセスメントを診ることが重要となる.

　左心不全徴候は，心拍出量の低下による体循環の低灌流所見（全身倦怠感や四肢冷感，乏尿，脈圧低下）と，左房圧上昇による肺循環のうっ血所見（労作時呼吸困難）とが特徴的である．右心不全徴候は，大静脈系の圧上昇所見として夜間の発作性呼吸困難や起座呼吸，四肢・顔面の対称性浮腫，体重増加，頸動脈怒張が特徴的である（図8）．

　筆者の施設のデイサービスは心不全のフィジカルアセスメントとして，**来所時に「手を握る」ことをルーティン化**している．そのタイミングは来所血圧測定時，理学療法士の個別機能訓練時，集団練習終了時の3回と規定している．手を握ることで左心不全徴候である四肢冷感や浮腫に気づくタイミングを増加させる狙いである．この特徴は，理学療法士や看護師以外の介護職も取り組めることも利点である．また，日々測定するバイタルサインからも左心不全徴候を読み取ることができる．血圧測定用紙に脈圧（収縮期血圧－拡張期血圧）の記載欄を設け，日常的に確認する環境設定を行うとよい．脈圧が30 mmHg以下であれば低心拍出として左心不全徴候に気づき，その後のバイタルサインの経時的変化を追跡するなどのリスクを未然に防ぐ方策につながる．

　その他の取り組みとしては，ウェアラブルタイプの心拍計をすべての患者に装着し，施設内の大型モニターに計測しているリアルタイムの心拍数が表示されるシステムを導入している（図9，10）．モニターに表示される心拍数は最大心拍数（220－年齢）に対して各患者で設定した設定心拍数を超えると表示部分の色が変化し，アラートとして職員と患者自身が気づくことができる．積極的な有酸素運動やレジスタンストレーニングを行う現場

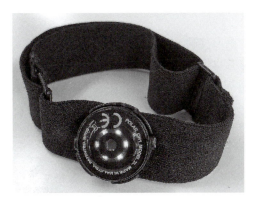

図9　POLAR®社製ウェアラブル心拍計
バンドタイプで前腕や上腕に装着することにより光化学センサーが心拍数を検知する．

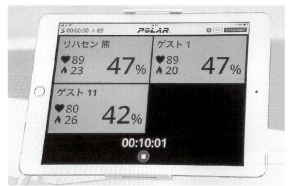

図10　検知した心拍数は対応アプリにてタブレットやモニターに表示することが可能
心拍数，カロリー，設定目標心拍数に対する現心拍数のパーセント表示である．

においては，リアルタイム管理が可能であるためいち早く心機能変化を拾うことができる有効なツールである．また，リスク管理に加え適切な運動負荷がかかっているかどうかを視覚的にモニタリングできるツールにもなり，より効果的な理学療法，運動療法を提供することができることも利点である．

急性期・回復期の理学療法士に望むこと

　医療保険制度における脳血管リハビリテーション期限は最大180日（高次脳機能障害を伴う場合）であり，その後のリハビリテーションはおおむね介護保険におけるサービスに委ねられているのが現状である．最大の問題点は医療機関に従事する理学療法士と介護事業に従事する理学療法士とでは患者の在宅の生活状況イメージに乖離が生じている点である．

　医療においては，発症後の内服管理や全身状態のコントロールなどの医療的処置に始まりリハビリテーションに取り組んでいくが，アプローチ初期〜中期，場合によっては退院するまで基本動作や歩行などの身体機能レベルに注力され，患者の退院後の動作や生活状況（家屋内外の実環境，生活スタイル，活動参加，家族との関係性や協力体制）の把握が不十分なケースが存在する．当然，身体機能改善により動作能力が確保され自宅生活に変化をもたらすのであるが，院内で繰り広げられる動作訓練のみでは院内における動作能力は向上するが，自宅生活やライフスタイルの中での動作能力は養われない．

　介護においては，患者の自宅や生活場面の「実環境」における問題点が明確になり，主訴やニーズも生活の中で本当に困っている，悩んでいる患者のリアルな姿が見えてくる．

●退院後の生活を想定すること

　退院後，患者がどのようなサービスを受けるのかを確認し，それに対しての助言，準備

を行うことが必要である．

　患者の実環境における動作能力，家族との関係・協力体制，家屋環境や動線を把握することが大切である．例えば，家事動作練習においても自宅の環境を想定して行う必要がある．訪問介護の場合，介護職にどのように家事介助を行ってもらうのか伝達することで過介助をなくし，自立を促すことができる．また「できる」動作が増えることで自信につながり，生活における活動量増加が期待できる．

● 社会資源としての介護保険サービス

　特に回復期にかかわる理学療法士には，介護保険サービスについて知識を深めてほしい．介護保険対象者について，介護保険認定の流れ，申請から認定までの期間，各介護度におけるサービス利用限度額などの介護保険における基礎的な知識を身につけることで，より中身のある多職種連携が可能になる．特に，地域連携室のソーシャルワーカー，退院後のケアプランを考案する介護支援専門員とは，入院中の身体能力についてのコミュニケーションのみでなく，患者にとって今後どのようなことが必要で，どのようなサービスが適しているのかを議論できるだろう．例えばデイサービスと一口にいっても，さまざまな種類や特徴を持つデイサービスが存在する．とりあえず「退院後はデイサービスでリハビリテーションを続けてください」というのではなく，リハビリテーションに特化したデイサービスなのか，入浴・食事サービスのあるデイサービスなのか，1日型なのか半日型なのかなど，デイサービスはデイサービスでも千差万別である．それを患者の退院後の社会資源として捉え助言することができれば，患者のその後までを視野に入れたかかわりとなるだろう．

> **メモ　今，話題の保険外脳卒中リハビリテーション**
>
> 　医療におけるリハビリテーション期限を迎え，その受け皿となる介護保険サービスにおけるリハビリテーションは，現在急増している現役就労世代の患者にとっては，介護へのイメージから「まだ自分は対象ではない」，または多数の高齢者と共存することへの抵抗などにより「相応のサービスではない」とのイメージが強い．40歳未満の患者は介護保険の対象外ではないため，退院後のリハビリテーション環境といえば自ら運動機会を得るためにフィットネスクラブに行く，もしくは自主的に運動する他なく専門的な脳卒中リハビリテーションを受けることができない，いわば「リハビリ難民」とも呼べる人々が増加している．そこで今注目されているのが，保険外リハビリテーション施設である（図11）．厚生労働省や経済産業省もそのような患者の問題の解決策として政策会議に取り上げるほどのこの事業は，脳卒中リハビリテーションの新たな選択肢として全国各地で展開を見せているが，その走りともいえる「脳梗塞リハビリセンター」では，鍼灸アプローチやパーソナルトレーニングなど，これまでの脳卒中リハビリテーションでは発想がなかったアプローチで後遺症改善実績を残している．当然保険外であるため患者の経済負担は増加するが，その費用を支払う行為そのものが，患者の「希望」「意欲」「良くなりたい」というポジティブイメージを引き出すことにつながるため，この保険外サービスはこれからの脳卒中リハビリテーションの大きな可能性を秘めているといえる．

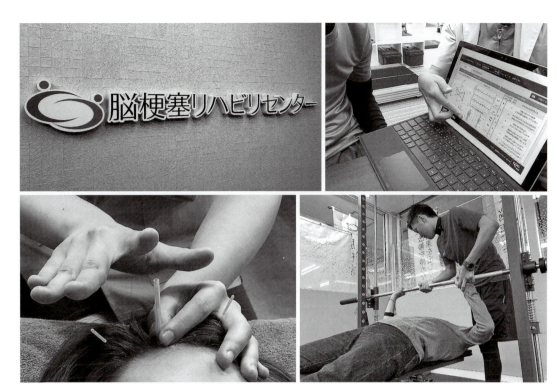

図11　保険外脳卒中リハビリテーション施設

●在宅へ足を運ぶ，より詳しくイメージできる

　前述した医療現場と介護現場の理学療法士のイメージ乖離を払拭するためには，一番の近道はとにかく**可能な限り在宅へ足を運ぶ**ことである．口頭のみの問診で得た在宅のイメージは理学療法士の一方的なイメージでしかなく，そのリアルとはかけ離れていることが多い．当然，頻回に家屋調査に行くことは困難であるが，例えば，各病棟に動画撮影機能のあるタブレットを用意するとどうだろうか．家族に協力を得て患者の屋内外の動線の写真や動画を撮影してきてもらう，もしくは担当のソーシャルワーカーに撮影してきてもらうなどの工夫でよりそのイメージをリアルに近づけることができ，入院中に本当に必要なリハビリテーションプログラムが見えてくるのではないだろうか．**「できない」ではなく「どうしたらできるか」**を考えて行動するとさまざまなアイデアが生まれるはずである．

▶若手理学療法士へひとこと◀

　理学療法士教育において，マインドなのか，スピリッツなのか，職人魂にカッコよささえ感じた時代を走ってきた．しかしながら，供給を急いだ時代とは異なり患者の最善，最終利益は何なのかを捉えると，アプローチの治療技術ばかりではなく，治療時期から離れた患者の利益を考慮した急性期，回復期のアプローチの重要性が国策として叫ばれている．したがって，われわれ理学療法士も今までの治療技術の研鑽に加え，未来予想図を把握できる視点でのアプローチが重要である．

　一昔前までは，急性期，回復期にて治療技術を身につけ在宅へ，という風潮があったが，ここで思考に変化を加え在宅を経験することで，急性期，回復期にすべきことが見えてくるという発想もアリなのではないかと思う．理学療法士教育においても新卒が在宅へ就職することも勧めていく時代に変わり，それに伴い教育内容の見直しの時代であることを私たち在宅の前線で走る理学療法士は強く思う．

Further Reading

森岡　周：リハビリテーションのための認知神経科学入門，協同医書出版社，2006

森岡　周：リハビリテーションのための神経生物学入門，協同医書出版社，2013

森岡　周：脳を学ぶ―「ひと」とその社会がわかる生物学― 改訂第2版，協同医書出版社，2014
▶ 神経生理学研究からリハビリテーションの基礎科学として活用できる最新知見を基に，社会の中で生きるヒトの自己意識や社会脳，また，感覚と運動の統合や運動学習など，その神経基盤の説明もされており非常に臨床応用しやすい内容である．集団へアプローチする通所リハビリテーションのみならず，脳の社会的な働きを理解することでアプローチの可能性は広がるのである．

●―文献

1) 河島則天：歩行運動における脊髄神経回路の役割．国立障害者リハビリテーションセンター研究紀要30：9-14，2010

非侵襲的脳刺激療法（TMS/tDCS）

松田雅弘

1. 非侵襲的脳刺激療法とは

　脳や脊髄の神経の活動・働きを修飾し，一時的に機能を変化させる手法をニューロモジュレーションと定義し，脳表から非侵襲的に刺激可能な非侵襲的脳刺激療法（noninvasive brain stimulation：NIBS）では電気刺激や磁気刺激が用いられる．磁気を用いる反復性経頭蓋磁気刺激（repetitive transcranial magnetic stimulation：rTMS），電気を用いる経頭蓋直流電気刺激（transcranial direct current stimulation：tDCS）がある．

　tDCSは陽極（anode）から陰極（cathod）に電流が向かうため，電極直下の皮質に垂直に電流が流れ，錐体細胞に直接作用し，膜電位の変化が生じる（図1[1,2]，2[3,4]）．陽極下では細胞膜が脱分極して皮質興奮性が増加するため促通性の刺激となり，陰極下では過分極が生じて興奮性が低下するため抑制性の刺激となる．貼付の方法は刺激したい部位によって異なる（図2）[3,4]．一般的に電極直下の皮質に影響すると考えられる．刺激強度は1〜2mA，刺激時間は20〜30分間で実施されている．臨床神経生理学会の委員会では35cm^2（5×7cm）で3mA，30分までの刺激は安全とされている．

　rTMSは頭皮上に置かれたコイルに電流を流すことによって生じる誘導磁場によって大脳皮質上の神経細胞を直接刺激（脱分極）する手法で局所（hot spot）的に刺激が入る（図1[1,2]，2[3,4]）．rTMSは反復する刺激の頻度によって異なり，促通刺激は高頻度（5Hz以上）またはiTBS（intermittent theta bust stimulation），抑制刺激は低頻度（1Hz）またはcTBS（continuous TBS）を用いる[1,4,5]．

　脳卒中片麻痺患者の場合，損傷半球は非損傷半球と比較して活動性が低下している．過剰に非麻痺側の運動を繰り返すことで，非損傷側から損傷半球を抑制する機構が知られている．このような半球間抑制のインバランスを改善するためにNIBSが使用され，損傷側に対する促通性の高頻度rTMS・iTBSまたはtDCSの陽極刺激，それは非損傷側に対する抑制性の低頻度rTMS・cTBSまたはtDCSの陰極刺激を用いる（図3）[4]．

2. TMSとtDCSの脳卒中患者に対する効果

　脳卒中患者の運動麻痺の改善は図3の機序により，上肢機能に関してtDCSまたはrTMSによって上肢機能の改善が見込まれる．脳卒中後の下肢機能の改善に対するtDCSの効果に関するシステマティックレビューによると，明らかな効果は可動性と下肢筋力に認められた．一方，歩行，バランス機能に関しては今後も研究の継続が求められる．補足運動野または小脳にtDCSを実施することで，バランス障害に効果的とされる報告は多い．

　その他，わが国では失語症に対するTMS，半側空間無視に対するtDCSによって改善が

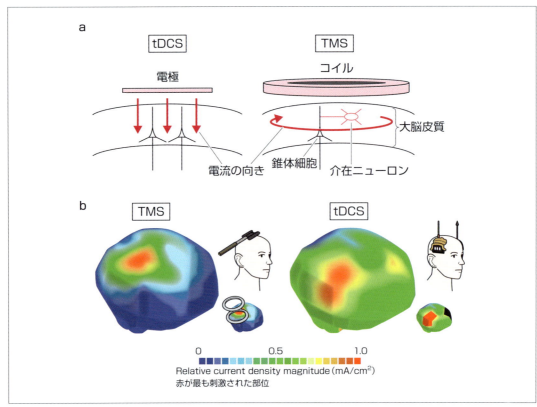

図1 tDCSとTMSの作用の違い

a：tDCSとTMSの作用．tDCSは電極からほぼ垂直に電流が流れるため直下の皮質錐体細胞の軸索方向に電流が流れる．一方TMSはコイルと並行な電流が流れるため，皮質に並行に電流が流れ，錐体細胞に入力する介在ニューロンへの作用が大きいと考えられる．

b：tDCSとTMSの作用範囲．tDCSは電極が大きく電極の直下に幅広く刺激が加わるが，TMSはhot spotといわれるように8字コイルの交点の狭い部位の直下のみに刺激が加わる．刺激の範囲を図に示したが，tDCSで幅広く刺激されていることがわかる．

a：「緒方勝也，飛松省三：経頭蓋直流電気刺激（tDCS）の基礎と臨床応用．計測と制御．54（2）：106, 2015」より引用
b：「松田雅弘，万治淳史，網本 和，他：非侵襲的脳刺激療法（TMS/tDCS）とリハビリテーション．BIO Clinica. 32：70, 2017」より引用

みられた報告が多い．その他，脳卒中後に生じる疼痛，嚥下，うつ症状などでNIBSの効果がみられ，脳損傷部位によって刺激する部位は異なる．

3. NIBSと併用療法による脳卒中に対する効果

NIBSを実施しながら運動療法を実施する方法（オンライン），NIBSを実施前後に運動療法を実施する方法（オフライン）に分けられる．例えば，免荷式のトレッドミル歩行中に補足運動野へtDCSを実施することで，歩行機能・バランス機能の改善がみられた（オンライン）[6]．低頻度rTMS後に集中的な作業療法を実施することで上肢機能の改善がみられた（オフライン）[7]．近年は中枢神経系からの刺激と末梢神経系からの刺激をハイブリッドさせた手法の研究[8]，ロボットアシストと併用した研究[9]がみられる．今後，これらのNIBSに加えて，運動療法や複数の治療展開を併せた（ハイブリッド）手法の展開が期待されている．

MINI LECTURE

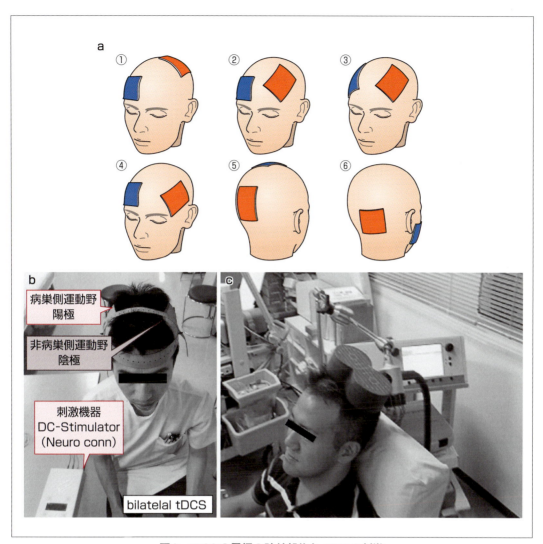

図2　tDCSの電極の貼付部位とrTMSの刺激

a：ターゲットと貼付部位．①一次運動野，②左背外側前頭前野，③両背外側前頭前野，④左下前頭回，⑤後頭葉，⑥小脳．赤：陽極（anode），青：陰極（cathod）．
b：tDCS実施場面．DC-stimulator（Neuro conn製）を使用．生理食塩水に浸したフェルトパッドをMEP検査などで同定した運動野領域上に貼付，バンドで固定し，直流電気刺激を行う．右半球の陽極（促通）刺激と左半球の陰極（抑制）刺激を同時に行っている（bilateral tDCS）．
c：rTMS・TBS実施場面．Mgstim（Magventure製），8の字コイルを使用．MEP検査によって運動野を同定後，アームで固定し，刺激を実施する．

a：「松田雅弘，万治淳史，網本 和：バランス障害に対するニューロモジュレーション．PTジャーナル．52（9）：805，2018」より引用
b：「万治淳史，松田雅弘，和田義明，他：半側空間無視に対する脳刺激アプローチ．PTジャーナル．51（10）：876，2017」より引用
c：「万治淳史，松田雅弘，和田義明，他：半側空間無視に対する脳刺激アプローチ．PTジャーナル．51（10）：877，2017」より引用

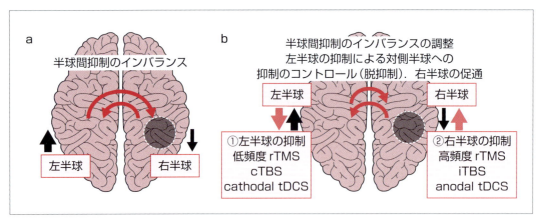

図3 脳卒中患者の運動麻痺に対する治療展開
a：右半球の損傷による左半球に対する抑制の減少，左半球の過活動による右半球への抑制の増大が生じる．
b：NIBSにより①左半球の抑制，②右半球の促通により，半球間抑制のインバランスの是正を図る．
rTMS：repetitive transcranial magnetic stimulation, cTBS：continuous theta burst stimulation, iTBS：intermittent theta burst stimulation, tDCS：transcranial direct current stimulation, NIBS：noninvasive brain stimulation.
「万治淳史，松田雅弘，和田義明，他：半側空間無視に対する脳刺激アプローチ．PTジャーナル．51(10)：876, 2017」より引用改変

●—文献

1) 緒方勝也，飛松省三：経頭蓋直流電気刺激（tDCS）の基礎と臨床応用．計測と制御．54(2)：106-113, 2015

2) 松田雅弘，万治淳史，網本和，他：非侵襲的脳刺激療法（TMS/tDCS）とリハビリテーション．BIO Clinica. 32：69-72，2017

3) 松田雅弘，万治淳史，網本和：バランス障害に対するニューロモジュレーション．PTジャーナル．52(9)：801-808, 2018

4) 万治淳史，松田雅弘，和田義明，他：半側空間無視に対する脳刺激アプローチ．PTジャーナル．51(10)：875-882, 2017

5) Matsuda T, Manji A, Amimoto K, et al：Non-Invasive Brain Stimulation (TMS/tDCS) and Rehabilitation for Stroke and Parkinson's. Neuro Physical Therapy, Suzuki T (eds.), Intech Open, London, pp121-135, 2017

6) Manji A, Amimoto K, Matsuda T, et al：Effects of transcranial direct current stimulation over the supplementary motor area body weight-supported treadmill gait training in hemiparetic patients after stroke. Neurosci Lett. 662：302-305, 2018

7) Kakuda W, Abo M, Sasanuma J, et al：Combination Protocol of Low-Frequency rTMS and Intensive Occupational Therapy for Post-stroke Upper Limb Hemiparesis：a 6-year Experience of More Than 1700 Japanese Patients. Transl Stroke Res. 7(3)：172-179, 2016

8) Takebayashi T, Takahashi K, Moriwaki W, et al：Improvement of Upper Extremity Deficit after Constraint-Induced Movement Therapy Combined with and without Preconditioning Stimulation Using Dual-hemisphere Transcranial Direct Current Stimulation and Peripheral Neuromuscular Stimulation in Chronic Stroke Patients：A Pilot Randomized Controlled Trial. Front Neurol. 8：1-8, 2017

9) Seo HG, Lee WH, Lee SH, et al：Robotic-assisted gait training combined with transcranial direct current stimulation in chronic stroke patients：A pilot double-blind, randomized controlled trial. Restor Neurol Neurosci. 35(5)：527-536, 2017

10) Rampersad SM, Janssen AM, Lucka F, et al：Simulating transcranial direct current stimulation with a detailed anisotropic human head model. IEEE Trans Neural Syst Rehabil Eng. 22(13)：441-452, 2014

CIセラピーの効果

田邉浩文

1. CIセラピーとは

　CIセラピー（constraint-induced movement therapy）は1977年にアメリカアラバマ大学の行動心理学者Edward Taubによって開発された中枢神経疾患に対する行動心理学に基づいた治療法である．筆者はTaubらが開催するアラバマ大学CIセラピー研修のうち，成人片麻痺，小児，下肢の各コースからTaubクリニック研修，臨床研修まで，すべてのコースを履修してきた．いずれのCIセラピーも確実に機能を回復させ，その効果を維持そして向上させるために治療のコンポーネントが詳細に定められている（表1)[1]．そのコンポーネントはCIセラピー独自に開発されたものではなく，既存する行動心理学の技法や理論を組み合わせたものであり，CIセラピーはパッケージセラピーとも称されている．

　CIセラピーは脳卒中や頭部外傷による片麻痺に対して，2～3週間，非麻痺側上肢を拘束して麻痺側上肢を集中的かつ積極的に使用させることにより，麻痺側上肢の機能を回復させ，さらに生活動作での麻痺手の使用を習慣化させることを目的としたリハビリテーション手法である．1999年には上肢運動を司る大脳皮質局在部位以外の領域に新たな皮質活性領域がみられるなど，大脳皮質の再構築がCIセラピーの後に生じることが報告されている[2～4]．

2. CIセラピーの対象と効果

　CIセラピーが開発された当初はテニスボールの掴み離しができる軽症の麻痺手が対象とされていた（グレードⅡ CIMT）．筆者がこれまで実践したグレードⅡ CIMTでは，プログラム開始時点で簡易上肢機能検査（STEF）の得点が20点以上ある対象者の場合，プログラム終了後には100点にまで達するほど大幅な改善がみられ，また生活動作での麻痺手の使用についても習慣化していた．上肢CIセラピーの対象は，逐次，重症度を拡大した効果の検証が行われ，対象の拡大が図られた[5,6]．ゴルフボールがかろうじて掴み離すことができる麻痺手を対象とするグレードⅢ CIセラピー，ハンカチを鷲掴みして空中で離すことができるレベルを対象としたグレードⅣ CIセラピー，さらに手指の伸展ができない重症麻痺手を対象にしたグレードⅤ CIセラピーと次第に重症度を上げた臨床試験が行われ，現在ではすべての麻痺のグレードについてCIセラピーの有効性が報告されている[7,8]．2001年には失語症を対象としたconstraint-induced aphasia therapy（CIAT）が開発された．CIATは3～4名の失語症患者がカードゲームを通じて言語的コミュニケーション能力を改善するもので，音声以外のコミュニケーション手段（身振り，手振り，書くなどの代償戦略）の使用を避け，言語的コミュニケーションのみで1日2～4時間の治療を実

表1 CIセラピーのプロトコル

1. 反復，課題指向型練習
   - シェーピング
   - 課題練習
2. 生活場面への汎化の定着を強化する行動療法（トランスファパッケージ）
   - 行動契約 behavioral contract
   - 自宅日誌 home diary
   - ホームスキルの課題 home skill assignment
   - 毎日のMAL管理
   - 自宅練習 home practice
   - 日々のスケジュール daily schedule
3. 非麻痺側上肢の使用の拘束
   - ミットによる拘束
   - 参加者に絶えず麻痺側上肢を使うことを思い出させる方法

「Morris D, Taub E, Mark V：Constraint-induced movement therapy：characterizing the intervention protocol. Eura Medicophys. 42（3）：257-268, 2006」より引用，筆者訳

践することにより話す能力を改善させる効果が報告されている[9,10]．2004年には脳性麻痺に対するpediatric CIセラピー（PCIMT）のプロトコルが開発された．PCIMTでは，非麻痺側上肢（脳性麻痺の場合，より麻痺の軽い側の上肢）の抑制手段にシーネ固定が用いられる．また，麻痺手の正常な運動での手の使用を誘発するために粘着包帯や各種スプリントを活用し，さまざまな遊びを通じて麻痺手の使用を誘発する方法が用いられている．筆者がアメリカアラバマ大学で体験したPCIMTプログラムでは，開始当初，タオルの上に置かれた分厚いおもちゃのコインをつかむことができなかったが，プログラム終了時には，実際のコインを机上で掴むことができるようになり，成人よりも回復のスピードがきわめて早いことを目の当たりにした．しかし，小児の場合，非麻痺側上肢の固定を外すと直ちに非麻痺手を多用するため，効果が持続しないことが多く，PCIMTでは一般的に数ヵ月後に1～2度ブラッシュアッププログラムを追加することにより効果の維持を可能にしている．2015年には片麻痺下肢・歩行に対するCIセラピー（LE-CIMT）が開発された．LE-CIMTでは非麻痺肢の拘束は行わず，麻痺側下肢のみでの集中練習または両下肢でのステップ練習などが行われる．LE-CIMTの報告はいまだ少ないが，筆者が5名の片麻痺に実践したLE-CIMTプログラムの経験では，Brunnstrom Recovery Stage-Test（BRS-T）はいずれも下肢ⅢからⅣとなり，歩行は杖歩行3動作揃え型自立から杖歩行2動作自立となった．TUGは中央値が23.5秒から12.1秒へ，FRTは中央値28.2cmから40.5cmに，6分間歩行テストは中央値が290mから567mへと顕著な変化がみられた．下肢の治療戦略については正常歩行を追求した歩行を長時間導入するのではなく，各種ステップ練習や分節的関節運動が繰り返し行われるが，プログラム終了時には体幹の安定性が得られ，骨盤の引き上げや分回しを伴う振り出しが減り，ターミナルスタンスでの股関節の十分な伸展を伴った交互振り出し歩行へと修正された．

MINI LECTURE

3. 最大効果を追求する臨床実践CIセラピー

　研究として実践されるCIセラピーは徒手的なアプローチなどは併用されず，プロトコルに定められた行動心理学技法のみを用いて麻痺肢の多用を誘発する．それはCIセラピーのプロトコルによる効果を検証するために，それ以外の治療効果に影響を与える介入を避けるためであり，当然，徒手的アプローチを併用すれば成績は大幅に増すことはいうまでもない．アメリカの臨床施設で実際に行われているCIセラピーは，痙縮や短縮の改善を目的とした徒手的アプローチや各種神経筋促通法を併用しながら実践されている．また，重度麻痺手に対するグレードⅤCIセラピーのサブコンポーネントにはボバースコンセプトが導入されており，現在，CIセラピーは，行動心理学の複数の技法に加えて既存する徒手的なアプローチをもパッケージされるようになった．

●文献

1) Morris D, Taub E, Mark V：Constraint-induced movement therapy：characterizing the intervention protocol. Eura Medicophys. 42(3)：257-268, 2006
2) Kim YH, Park JW, Ko MH, et al：Plastic changes of motor network after constraint-induced movement therapy. Yonsei Med J. 45(2)：241-246, 2004
3) Schaechter JD, Kraft E, Hilliard TS, et al：Motor recovery and cortical reorganization after constraint-induced movement therapy in stroke patients：a preliminary study. Neurorehabil Neural Repair. 16(4)：326-338, 2002
4) Liepert J, Uhnde I, Graf S, et al：Motor cortex plasticity during forced-use therapy in stroke patients：a preliminary study. J Neurol. 248(4)：315-321, 2001
5) Page SJ, Levine P, Hill V：Mental practice as a gateway to modified constraint-induced movement therapy：A promising combination to improve function. Am J Occup Ther. 61(3)：321-327, 2007
6) Page S, Levine P：Modified constraint-induced therapy in patients with chronic stroke exhibiting minimal movement ability in the affected arm. Phys Ther. 87(7)：872-878, 2007
7) Bowman M, Taub E, Uswatte G, et al：A treatment for a chronic stroke patient with a plegic hand combining CI therapy with conventional rehabilitation procedures：case report. NeuroRehabilitation. 21(2)：167-176, 2006
8) Tanabe H, Nagao T, Tanemura R：Application of constraint-induced movement therapy for people with severe chronic plegic hand. Asian J Occup Ther. 9：7-14, 2011
9) Pulvermüller F, Neininger B, Elbert T, et al：Constraint-Induced Therapy of Chronic Aphasia After Stroke. Stroke. 32(7)：1621-1626, 2001
10) Meinzer M, Elbert T, Djundja D, et al：Extending the Constraint-Induced Movement Therapy (CIMT) approach to cognitive functions：Constraint-Induced Aphasia Therapy (CIAT) of chronic aphasia. Neurorehabilitation. 22(4)：311-318, 2007

ミニレクチャー

リハビリテーションロボット

大畑光司

1. リハビリテーションロボット

　リハビリテーションロボットとは，言葉のとおりリハビリテーション用途で用いられるロボットの総称であり，近年，さまざまな開発が進められている．特に中枢神経疾患に対する運動障害の改善には，高頻度の反復が重要となるため，効果的に運動を反復させる運動療法のロボット化は重要な課題と考えられる．現在，対象疾患やその部位に応じて上肢用ロボット，下肢用ロボットなどあらゆる機器の開発と効果検証がなされている（図1）．

　そもそも，ロボットとはヒトが行っていた工程を自動制御によるマニュピレーションもしくは移動機能により，定式的なプログラムに従って実行する機器であるとされる．このため，ロボットにおいては，センシング（入力），プログラム（統御），アクチュエータ（出力）の3つの要素が求められる．この手順をそれぞれ理学療法における評価，統合，および実践に置き換えて考えると，リハビリテーションロボットとは理学療法のアルゴリズムそのものであるといえる．したがって，効果的なリハビリテーションロボットの知識は，そのまま効果的な理学療法のあり方を示唆することになる．これまで経験的な判断でなされることが多かったハンドリング技術ではあるが，ロボットが行っている工夫を参考にすることにより，より確実な課題解決に近づけることができるかもしれない．

2. 上肢用ロボットにおけるerror augmentation

　まず，上肢用に開発されたロボットが行っている工夫について紹介する．上肢運動を補助するロボットは脳卒中患者などを対象として，リーチングや把握動作などの運動に対して，効果的に運動を反復させる目的で開発されている．しかし，理学療法の目的が適切な運動の再学習にあると考えると，単に運動を補助するだけでは効果的な練習にはならない．運動を学習させるためには，その運動の学習過程を促進する技術が必要となるからである．このため上肢用ロボットではより高い学習効果を生むために，視覚（visual）もしくは触覚（haptic）フィードバックなどのvirtual reality技術を用いたさまざまな感覚フィードバックを付与するロボットが開発されている．

　この中で，特筆すべき考え方としてerror augmentation（誤差拡張）がある[1]．通常，学習は計画された運動プログラムと実世界で起こった運動の誤差を最小化するように修正されていく（フィードバック誤差学習）．error augmentationは感覚フィードバックを用いて誤差を誇張することにより，より適切に運動学習や適応を促進する考え方である．理学療法ハンドリングの中でも他動運動から自動介助運動，さらに抵抗運動や運動に対する外乱を加えるような操作が行われることが多い．この際に修正したい運動を誇張して学習さ

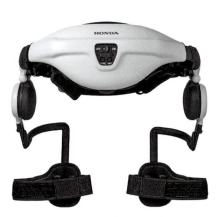
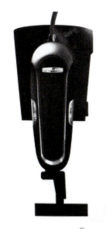

Honda 歩行アシスト　　　　　　　Orthobot®
（本田技研工業株式会社）　　　　（サンコール株式会社）※
図1　さまざまな歩行アシストロボット
※「Orthobot®」はサンコール株式会社の登録商標（商標登録第5944933号）
です．また，本製品については特許および意匠登録出願中です．

せるerror augmentationの考え方は学習効果を高めるために役立つ可能性がある．

3. 下肢用ロボットにおけるassist as needed

　下肢用ロボットにおいて，リハビリテーションロボットの効果は理学療法士が行うトレーニングと比較して劣ることが多く指摘されてきた．この理由はロボットのアシストに頼ってしまう（slacking）ところにあると考えられている[2]．ロボット依存性の運動を反復しても，学習効果は上がらないからである．支持性やバランス機能の向上が求められる下肢ロボットでは，それに対する補助は容易に依存性の運動を助長する．この点が，上肢ロボットと比較して，高い安全性能が求められる下肢ロボットの矛盾となっている．このような現象に対して，効果的に運動学習を実現させるためには，適応，不適応の厳格化（responder-non responder）と適切なアシスト量の選択（assist as needed）がキーワードとなっている．

　実際の臨床場面で，介助下で歩行を行うような場面では，理学療法士が患者の能力に合わせて介助量を調整することが多い．その際，可能な限り最小介助を提供するための技術が必要であり，そのような技術こそ理学療法士の専門性であるといえる．しかし，最小介助を行うための具体的な方法や基準は明確ではなく，経験に基づいて行われているのが実状だろう．今後，最小介助を提供するための具体的方策についての議論が求められる．

4. 適切なハンドリングの定式化

　ロボットでの議論と同様に，理学療法士が行うべき患者の運動の操作においても単に運動補助ではなく，効果的な学習が行われるためにはどのように操作すべきだろうかという視点が重要である．時には抵抗を加えることにより誤差拡張して運動を誘発したり，介助量を調整して自発的な運動につなげたりすることなどは臨床現場で多く行われている技術

である．しかし，この技術はいまだ学術的に体系化されていない．

　今後，理学療法士の行うハンドリングをロボットに活かすためにも，その定式化やアシスト量やその手法，対象者の選定についての学術的な体系化が必要である．

●―文献

1) Wei K, Körding K：Relevance of error：what drives motor adaptation? J Neurophysiol. 101（2）：655-664, 2009
2) Israel JF, Campbell DD, Kahn JH, et al：Metabolic costs and muscle activity patterns during robotic- and therapist-assisted treadmill walking in individuals with incomplete spinal cord injury. Phys Ther. 86（11）：1466-1478, 2006

介護・終末期リハビリテーション

PART V

1 介護・終末期リハビリテーション

大田仁史

> リハビリテーションの病期に終末期リハビリテーションをおくとリハビリテーション医療の流れは整う．それは誰も切り捨てないという倫理の公平・公正の正義原則に応えることにもなる．また人の死まで理学療法はかかわる手法を持つ．それは人の尊厳にもかかわることで，リハビリテーションの理念にかなうものである．

序にかえて

　人は必ず死ぬ．死に際しては医療だけでなく看護や介護が必要である．そのとき，理学療法は必要ないのか．リハビリテーションを「ハビリス」に照らして考えれば，人の死が人間らしくあるために理学療法が必要であると誰しも思うであろう．なぜなら理学療法はリハビリテーションの心を持った手技であるからだ．

　上田敏氏は日本で初めてリハビリテーションの語源はラテン語の形容詞である「ハビリス」で，「ふさわしい，らしい，適している」の意味であると紹介した．上田敏氏はこの言葉からリハビリテーションを「全人権的復権」と表現した[1,2]．このような経緯からリハビリテーションという言葉は「人間らしく暮らす」「人間らしくある」という尊厳を伴う意味を持つようになった．したがって，理学療法や作業療法，言語聴覚療法，またリハビリテーションにかかわるすべての療法は「ハビリス」に照らしてその意にかなっているかを吟味することが必要であると考えるのは不思議ではない．

　一方，「人は必ず死ぬ」をリハビリテーション医療の流れに落とし込むとすれば，急性期，回復期，生活期だけでは無理があり，最後に終末期をおく方がより現実に忠実であると考えられる．維持期ともいわれる生活期とはどこまでを言うのかを明確に示すことはできないので，いずれ人は死に向かうのであるから終末期を据えておくことで，リハビリテーション医療は誰も切り捨てないという意思表示にもなり，倫理[3,4]の正義原則にある公平・公正を逸脱することがない．むしろ，終末期を考えないリハビリテーション医療は倫理的に見て首をかしげざるを得なくなる．

　それはそれとしてリハビリテーション医療にかかわる人たちが，リハビリテーション医療の病期に終末期リハビリテーションを言葉として認めてこなかったのが不思議でならない．

　砂原茂一氏はレオニド・メーヨー氏の言葉を引いて，リハビリテーションは哲学，目標，

技術，が三位一体でなければならないが，現在，哲学と目標，技術の間に矛盾が生じているとし，その文脈の中で，どのような状態の人もリハビリテーションは切り捨てることができないのではないかと厳しく論じた[5]．しかし残念ながら砂原氏は終末期リハビリテーションという言葉を残してはくれなかった．

いつから終末期とするのか

　終末期をいつからとするかは老年医学会でも明確にするのは困難としている．日本老年医学会の終末期に関する立場表明を図1[6]に示したが，これにも「疾病の治療が不可能」という大前提がついており，それを障害や生活，QOLを論ずるリハビリテーションにそのまま当てはめるのは違和感がある．

　筆者の終末期リハビリテーションの定義では，当初疾病ではなく障害の改善が認められないこと，自身で身の保全ができないことなどを条件とし，生命の終わりについては言及しなかった．ようするに障害が改善しないことを終末という曖昧なニュアンスで表現したのであった．しかしその定義には，医療的ケアを伴う重度障害児の母親から「自分の子供のリハビリテーションも終末期の対象か」と言われた．たしかにその子たちはこれから何年も生きるわけで，生命の存続の観点からすれば終末期というには忍びがたい思いがした．そのような理由から，生命の存続がすぐには問われない人たちを終末期から除外するために，介護期リハビリテーションという言葉を使ってリハビリテーション医療の流れの中に入れた（図2）[7]．しかしこれによって病期とリハビリテーション医療の流れはすっきりした．

　筆者の定義は図3に示したとおりであるが，この表現について全国介護・終末期リハビリテーション研究会が現在検討を進めている．

　具体的なサービスの内容は，介護期も終末期も同様であるので，本項では介護期を終末期に含まれるものとして論述した．

　リハビリテーションでは，人について何かを表現するとき生活感のある言葉の方がよいと筆者は考えている．理由は生活する人を診るという立場が診断-治療という疾病を中心にした従来医療と対象者を生活する人として見るリハビリテーション医療とは関心のベクトルが真逆であるからだ．死についても同様に考えられる．終末期の場合，当事者がいずれそう遠くないうちに死を迎えることは，生活を見守る家族や介護者も理解しており，その様子を表現するにもかかわるスタッフと共有できる言葉を探すべきだと考えている．すなわちどのような状態になったら「もう長くない」と思うのか，それを表す言葉を医療のバイタルを中心にした表現ではない言葉で表現する（図4）[8]．それは終末期の具体を医療の中だけに閉じ込めないためにも大切だと思う．死を一般化することが望まれ，そこから新しい終末期の定義が生まれてくることを期待したい．

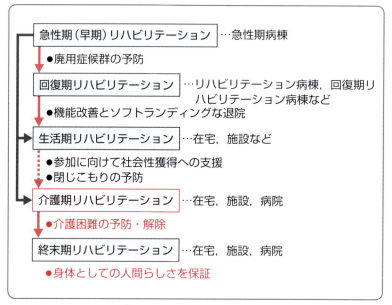

終末期とは

病状が不可逆的かつ進行性で，その時代に可能な最善の治療により病状の好転や進行の阻止が期待できなくなり，近い将来死が不可避となった状態

図１　日本老年医学会の終末期の立場表明

「日本老年医学会倫理委員会：高齢者の終末期の医療およびケアに関する立場表明．日老医誌．38(4)：582-583, 2001」より引用

終末期リハビリテーションとは

加齢や障害の進行のため，自分の力で身の保全が難しく，かつ生命の存続が危ぶまれる人々に対して，最期まで人間らしくあるよう医療，看護，介護とともに行うリハビリテーション活動

図３　改定・終末期リハビリテーションの定義

図２　リハビリテーション医療・ケアの流れ（改定）

「大田仁史：2 最後に「終末期」を入れる．介護予防と介護期・終末期のリハビリテーション，pp63-65，荘道社，東京，2015」より引用

終末期ケアの実際と理学療法

訪問リハビリテーションにかかわっている理学療法士，作業療法士から，担当の介護支援専門員に「もう機能の回復はないからリハビリテーションをケアプランからはずす」と言われるという話を聞く．それはとんでもないことで，筆者に言わせれば理学療法士が力を発揮できる機会は死を間近にすると減るどころか増える一方だと思うからである．

死を間近にした当事者は，意識があろうとなかろうと他動的に身体を動かす必要がある．その他図5[9,10]に示したように，終末期のリハビリテーションでリハビリテーション専門職がかかわるべき内容を列記したが，どれ一つをとってみてもプロの技術を抜きにしては難しいことばかりである．例えばケアプランから理学療法士を外すと，この記載され

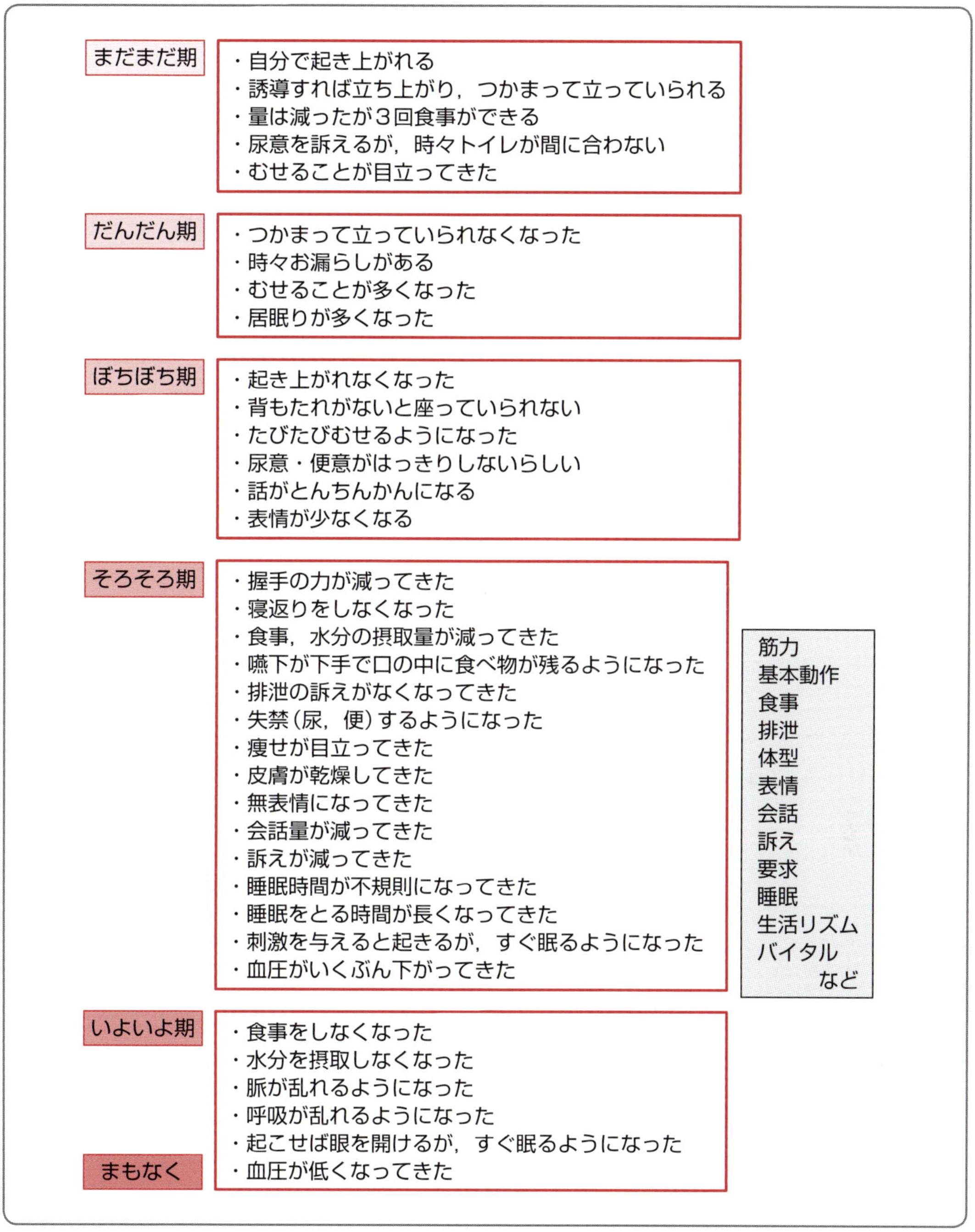

まだまだ期	・自分で起き上がれる ・誘導すれば立ち上がり，つかまって立っていられる ・量は減ったが3回食事ができる ・尿意を訴えるが，時々トイレが間に合わない ・むせることが目立ってきた
だんだん期	・つかまって立っていられなくなった ・時々お漏らしがある ・むせることが多くなった ・居眠りが多くなった
ぼちぼち期	・起き上がれなくなった ・背もたれがないと座っていられない ・たびたびむせるようになった ・尿意・便意がはっきりしないらしい ・話がとんちんかんになる ・表情が少なくなる
そろそろ期	・握手の力が減ってきた ・寝返りをしなくなった ・食事，水分の摂取量が減ってきた ・嚥下が下手で口の中に食べ物が残るようになった ・排泄の訴えがなくなってきた ・失禁（尿，便）するようになった ・痩せが目立ってきた ・皮膚が乾燥してきた ・無表情になってきた ・会話量が減ってきた ・訴えが減ってきた ・睡眠時間が不規則になってきた ・睡眠をとる時間が長くなってきた ・刺激を与えると起きるが，すぐ眠るようになった ・血圧がいくぶん下がってきた
いよいよ期 まもなく	・食事をしなくなった ・水分を摂取しなくなった ・脈が乱れるようになった ・呼吸が乱れるようになった ・起こせば眼を開けるが，すぐ眠るようになった ・血圧が低くなってきた

筋力／基本動作／食事／排泄／体型／表情／会話／訴え／要求／睡眠／生活リズム／バイタル　など

図4　生命の終末期の判断症状（大田素案1）

「大田仁史：3 新しい定義．介護予防と介護期・終末期のリハビリテーション，pp76-78，荘道社，東京，2015」より引用

たサービスの中で特に呼吸にかかわることは誰が行うのかが心配になる．表1[11]に肺理学療法で理学療法士が行い得る内容を別に取り出してみたが，これを介護士や看護師に任せるのは任された方とて困惑するであろう．亡くなる間際まで呼吸を安楽にできるのは理学

1 介護・終末期リハビリテーション

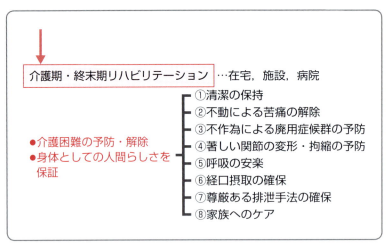

図5　介護・終末期リハビリテーションの具体的かかわり

「大田仁史：1 実際の手法．介護予防と介護期・終末期のリハビリテーション，pp80-87，荘道社，東京，2015．」「真寿田三葉：Ⅲ 終末期における目標と実践．実技・終末期リハビリテーション，大田仁史，伊藤直栄（監・著），pp13-75，荘道社，東京，2003」より作図

表1　呼吸の安楽のための理学療法

1）呼吸がしやすい姿勢
2）呼吸法（口すぼめ呼吸と腹式呼吸）
3）呼吸介助手技
4）排痰の促進
（1）体位排痰法
（2）ハッフィング
（3）シェーキング
（4）クラッピング
（5）咳をする
（6）吸引する
（7）日常生活の留意点
5）咳の止め方
（1）異物を取り除く
（2）呼吸のコントロール
（3）咳の後のケア
（4）咳を誘発しない環境整備

「真寿田三葉：Ⅲ 終末期における目標と実践．実技・終末期リハビリテーション，大田仁史，伊藤直栄（監・著），pp48-59，荘道社，東京，2003」より引用

療法士しかいない．呼吸が苦しいことほど看病する方も当人もつらいことはない．終末期にリハビリテーション専門職を排除する介護支援専門員はあまり有能な人とはいえない．

　肺炎のため亡くなる高齢者が圧倒的に多い．そのような人には肺炎そのものの治療だけでなく肺理学療法がセットでなければよい治療はできない．また人間らしい治療とは思えない．これらのことを，医師や看護師だけでなく，もっともっと一般の人たちにも知らせなければならない．痛みに耐えている人と，苦しい呼吸をしている人を見るほどつらいことはない．

表2 終末期身体総合評価（大田案Ver.4）

部位	項目	点数	備考
顔貌	普通	0	
	極度の痩せ	3	
	極度の浮腫	3	
	異様な顔貌	5	
皮膚	普通	0	
	褥瘡（小）	1	（小）ピン以下
	褥瘡（中）	3	（中）ピンチ〜手のひら
	褥瘡（大）	5	（大）手のひらより大
	清潔にできない場所	3	・複数の褥瘡→それぞれ加算
	傷やあざ	5	・気管切開や胃瘻の傷は除く
	皮膚の汚れ	3	
口腔	きちんと閉じる	0	
	口が開く（小）	1	（小）縦に指1本
	口が開く（中）	3	（中）縦に指2本
	口が開く（大）	5	（大）縦に指3本
	入れ歯が入らない	2	
	極度の舌苔や歯石	5	
上肢	組める	0	
	組めないが手が重なる	1	
	手が重ならない	3	
	両肘が肩幅より広い	5	
下肢	それぞれ10°以下の拘縮	0	
	両肘が肩幅より広い拘縮	5	
	股関節の45°以上の屈曲拘縮	5	
	足関節の45°以上の底屈拘縮	5	

→減点法で採点する
0：よい
1〜3：普通
4〜9：少し悪い
10〜15：かなり悪い
16：非常に悪い

　摂食嚥下に言語聴覚士や作業療法士などリハビリテーション専門職がかかわらないのはケアプランが未熟なせいである．それらのことの啓発にもっともっとリハビリテーションの専門家は努力をはらわなければならないと思う．

終末期の評価

　何かとエビデンスが問われる時代である．筆者は終末期リハビリテーションを提唱したとき，終末期のケアの評価法として2つの方法[12]を提案した．1つ目はご遺体の観察から前段のケアの質を見るもの（表2），2つ目はトイレに1人で行けなくなった時点から死に至るまでのプロセスを動作の減衰の度合いから見ようとするもの（表3，図6，7）である．
　前者はそう難しくはなく，観察されたものに重みづけをすればよい．しかし今なおきわめてひどい関節の変形拘縮があり[13]，基準をどこにおくか決めかねる場合もある．評価を

表3 高齢者のJ・ABC分類に基づく動作性尺度（大田Ver.2）

%	身体活動	J・ABCランク
100	家の中なら何とか歩ける	A1, 2ランク （歩行可能） 要支援～軽介助
90	杖, 歩行器, 手すりを使って歩ける	
80	歩行に見守りや介助が必要, 立ち上がり可能	
70	自分で立ち上がり, 30秒以上つかまって立っていられる	B1, 2ランク （腰かけ*～起立可） 中介助～重介助
60	介助で立ち上がり, 30秒以上つかまって立っていられる	
50	自分で起き上がり, 10分以上ベッドに腰かけていられる	
40	介助で起き上がり, 背もたれがあれば座っていられる	C1, 2ランク （腰かけ*不可～） 重介助～全介助
30	寝返りを打てるが, 自分で起きられない	
20	寝返りに介助がいる	
10	自分で動こうとしない	
0	死	

Jランクは外出可能で, 終末期にそぐわないため除外した. JからABCに低下してきたときから評価する.
*腰かけ：背もたれなし座位.

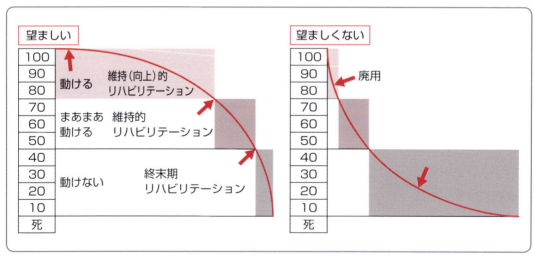

図6 「終末期」のケアと身体活動イメージ

完成させていくにはなお多くの協力者が必要である．後者はいわばプロセスを見るのであるから，標準線を作るまでに手間がかかる．すなわちかかわってから死に至るまで前向きのコホート観察が必要になる．したがって，多くの施設でデータを集めるために協力する必要がある．1つの施設で多くの死者を観察するのに困難が予想されるからである．専門

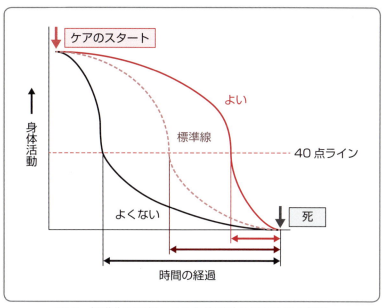

図7 標準化で予想される身体活動の低下の線と判定
40点に入ったときから死に至る期間の長短で測る．短い方がよい．

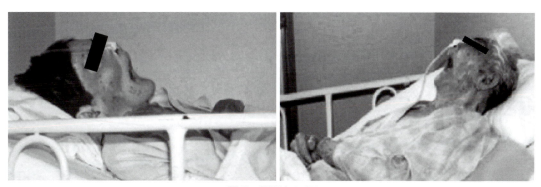

図8 閉じない口

の職能団体などが音頭をとって行えばできることである．

　これらはいずれも前向きのコホート調査になるので，結果が得られれば非常に役に立つと思われる．病院以外の，すなわち老人介護施設で亡くなる人が増えるため，早く確立する必要がある．介護医療院などの質を問うために必要だが，病院でのこのような調査に協力するところがあれば素晴らしいが，なかなか難しいだろう．

　人生の最期を評価するのに他人がとやかく言うべきではないとも思うが，ケアの側からの評価であれば不可能ではない．

　老人施設を運営していた鳥海房枝氏[14)]は「ご遺体はケアの通信簿」と述べている．図8～10は介護期や終末期でリハビリテーション医療の視点からの介入が不足している結果であろう．

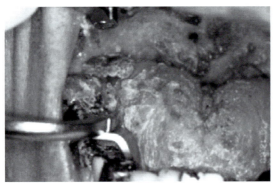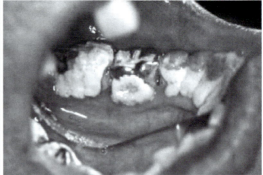

図9　舌苔，歯石の口腔

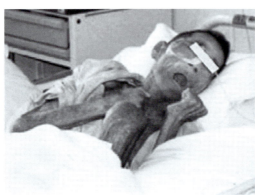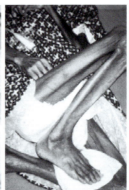

図10　屈曲拘縮の手足

おわりに

　介護支援専門員の会主催の看取りのシンポジウムを拝聴した．シンポジストは家族，かかりつけ医，介護支援専門員，地域包括支援センターの職員であった．リハビリテーション関係者はメンバーに入っていなかった．その中で褥瘡も治療で少しずつよくなったことが語られた．話しはよい介護ができたという結論だが，筆者に言わせれば皆よく頑張ったという以外の論評はできなかった．点をつければ家族が満足しているのだから60点程度であろう．

　厳しく論評をすれば，終末期リハビリテーションの実際で挙げた，すべてにチェックが必要だったということである．まして，小さくはあっても褥瘡があるというのは，リハビリテーション的な視点からすれば大きな減点になる．リハビリテーション職がかかわればすべて解決するわけではないが，かなり高得点を取れると思う．

　第一団塊世代が死亡のピークになっていく2040年頃は多死社会になり[15]，この世代をどう看取るかが大きな課題になる．在宅で死ぬことができるか，施設や病院で死ぬことになるのか，それも悩ましい問題で死亡場所すら判然としない．まさに成り行き次第で自分

の希望がかなえられるかどうか厳しくなると予想される．一人暮らしを看取る社会的な資源は十分でない．筆者はその時代にはもう鬼籍に入っているだろうが，ただどこで死ぬにしてもやさしい看護師，介護士に加えリハビリテーション職の人に囲まれて看取ってもらいたいと願う．リハビリテーション職が入らない看取りのチームの中では死にたくないというのが筆者の率直な意見である．終末期にリハビリテーション医療が介入することが死の質（quality of death：QOD）をよくすることにつながっているのは間違いないであろう．

> ▶若手理学療法士へひとこと◀
> 人は必ず死ぬ．運動機能からみればゼロになること．そのように右肩さがりの人に理学療法士がかかわる意味を「ハビリス」の観点から考えてほしい．

● 文献

1) 上田　敏：「全人間的復権」という理念．目で見るリハビリテーション医学，p2，武田薬品工業，大阪，1969
2) 上田　敏：リハビリテーションと総合リハビリテーション．リハビリテーションの歩み，pp269-276，医学書院，東京，2013
3) 大田仁史：終末期ケアにおけるリハビリテーションの倫理的態度．第54回日本リハビリテーション医学会，規定講演，岡山，2017
4) 宮坂道夫：正義原則．医療倫理学の方法 第2版，p46，医学書院，東京，2011
5) 砂原茂一：第2章 リハビリテーションということ─言葉の沿革─．第7章 問い返される理念─技術の限界と思想の拡がり─．リハビリテーション，p60，pp200-211，岩波書店，東京，1980
6) 日本老年医学会倫理委員会：高齢者の終末期の医療およびケアに関する立場表明．日老医誌．38（4）：582-583，2001
7) 大田仁史：2 最後に「終末期」を入れる．介護予防と介護期・終末期のリハビリテーション，pp63-65，荘道社，東京，2015
8) 大田仁史：3 新しい定義．介護予防と介護期・終末期のリハビリテーション，pp76-78，荘道社，東京，2015
9) 大田仁史：1 実際の手法．介護予防と介護期・終末期のリハビリテーション．pp80-87，荘道社，東京，2015
10) 真寿田三葉：Ⅲ 終末期における目標と実践．実技・終末期リハビリテーション，大田仁史，伊藤直栄（監・著），pp13-75，荘道社，東京，2003
11) 真寿田三葉：5 呼吸の安楽．実技・終末期リハビリテーション，大田仁史，伊藤直栄（監・著），pp48-59，荘道社，東京，2003
12) 大田仁史：第5章 二つの評価法の提案．介護予防と介護期・終末期のリハビリテーション，pp88-97，荘道社，東京，2015
13) 今枝裕二：エンド・オブ・ライフケアの臨床において発生頻度の高い拘縮．障害高齢者における拘縮の特徴．エンド・オブ・ライフケアとしての拘縮対策，福田卓民，沖田 実（編著），pp67-84，三輪書店，東京，2014
14) 鳥海房枝，田邊康二：9 死の姿から，ケアを検証するということ．終末期介護への提言「死の姿」から学ぶケア，大田仁史（編著），p87，中央法規出版，東京，2010
15) 地域包括ケア研究会：地域包括ケア研究会報告書─2040年に向けた挑戦─，三菱UFJリサーチ＆コンサルティング，東京，2017，http://www.murc.jp/sp/1509/houkatsu/houkatsu_01/h28_01.pdf（2018年7月6日閲覧）

理学療法における集団的アプローチによる心的課題へのかかわり

PART VI

Ⅵ. 理学療法における集団的アプローチによる心的課題へのかかわり

1 理学療法における集団的アプローチによる心的課題へのかかわり

大田仁史

> リハビリテーションの目的が社会参加にあるとするのなら，集団的アプローチは欠かせない．孤立と孤独感に苦しんでいる中途障害者は，仲間とのふれあいの中で自分を客観視できるようになり，将来の自分の姿，すなわち目的を見出し，それに向かって少しずつ現実的な行動がとれるようになる．そのプロセスの中で次第に社会に出ていく心構えが育っていく．

はじめに

　脳卒中者友の会に長らくかかわって，脳卒中患者の在宅生活の困難性について多くのことを学んだ．その心的課題について7つに整理した（表1）[1]．それぞれの対策を考えたところ，共通する解決策として仲間とのふれあいが浮かび上がった．その中でも重要な課題として「社会的孤立と孤独感」があると思われた．それを解決できるのは障害を負ったことのない治療者より同病の「仲間の力」が大きいと考えられる．その対策として集団的アプローチ，すなわち集団訓練を行った．集団的アプローチの目的は，対象者が「元気を出して生きていこう」と思ってもらうことである．「身体を通して心に触れる」の考えで集団に対応する．「身体」とは障害のことである．本項では，社会的孤立とその対応としての集団的アプローチに焦点を合わせて論じる．

表1　脳卒中患者の心的課題の整理

①	生活感覚の戸惑い
②	社会的孤立と孤独感
③	役割感の喪失
④	目標の変更ないしは喪失
⑤	獲得された無力感
⑥	見えない可能性
⑦	障害の悪化や再発の不安

「大田仁史：第2章 元気が出ない理由．新・芯から支える．pp28-140，荘道社，東京，2006」より引用

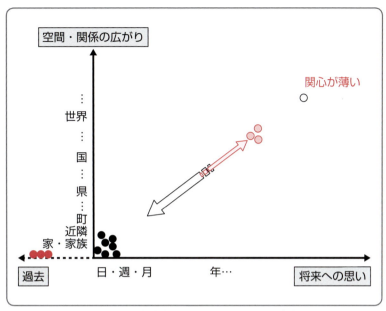

図1　中途障害者の関心のベクトル（1）
「Meadows DH, Meadows DL, Randers J, et al：人間の視野？．成長の限界―ローマ・クラブ「人類の危機」レポート―，大来佐武郎（監訳），p5，ダイヤモンド社，東京，1972」より引用改変

関心のベクトル

　図1[2)]，2[2)]は地球環境問題を論じた「成長の限界」に出てくる「人間の視野」[2)]を参考にして作成したものである．障害を負って日の浅い患者は，図1[2)]のように，遠い将来にも空間的にかけ離れた広い領域にも関心が持てない．関心を持てることはせいぜい今日，明日のことで，具体的にはたかだか次の診察日くらいの時間的広がりでしかない．そればかりでなく，どうかすると関心のベクトルは過去に向いてしまう．自分の不幸を嘆き，失ったことにのみ気持ちは傾き，孤独の淵にあって過ぎた日々の中の自分だけを見ている．いわば「過去の人」になる．果てには自死を考えるようになる．

　時間的・空間的に距離が離れたことには関心を持ちにくいのは健常者も同じであるが，突然障害を負った人はそれが一気に縮まり，空間は自室のベッド上になってしまうおそれがある．隣近所，家族にすら関心が持てなくなってしまう．

　この人たちの気持ちを図2[2)]のように反対に向け直すために何が必要だろうか．理詰めで説得するのか，ただただ励ますのか．そのような表面的なことで障害を負った人は元気にはならないことをベテランの臨床家は知っている．リハビリテーションにかかわる臨床家は患者の日常生活活動（ADL）や手段的日常生活活動（IADL）の向上だけでなく，自分が受け持った当人が退院後できるだけ前向きな気持ちで暮らしてほしいと願っている．しかし多くの患者は退院した後に元気を失い，閉じこもりの生活を送っている．その実態は，

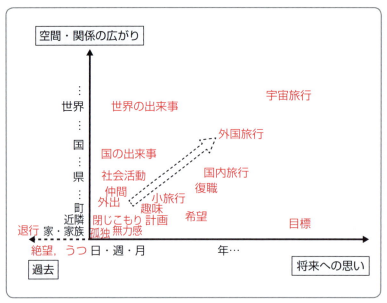

図2　中途障害者の関心のベクトル（2）
「Meadows DH, Meadows DL, Randers J, et al：人間の視野？．成長の限界―ローマ・クラブ「人類の危機」レポート―．大来佐武郎（監訳），p5，ダイヤモンド社，東京，1972」より引用改変

経験的に語られるだけでなく澤[3~5]の前向きコホートの研究で明らかになってきた（図3）[3~5]．

　身体機能やSIAS（Stroke Impairment Assessment Set，脳卒中片麻痺患者の機能評価）は改善していることはわかるが，うつの検査であるSDS（Self-rating Depression Scale，自己評価式抑うつ尺度）は高い境界領域のままで改善はみられず，QOLの検査であるQUIK（completed questionnaire for QOL by Iida and Kohashi，自己記入式QOL質問表）でも悪い状況が続いている．まとめて表現すると，長い間，患者は「身体はそこそこよくなっても心はうつうつとしており，人間関係は家族の中だけ」といった孤独の中で暮らす人が多い．そのような状態からはおそらく元気は湧いてこないだろう．

社会的孤立と孤独感を癒やせるのは仲間

　元気を取り戻した人に聞くと，いわゆる患者会などで同病者の仲間に出会ってからだという人が多い．先輩の仲間とふれあうことによって生き方や考え方，そして具体的な可能性を知ることになるからである．

　そのような中で一番の課題は心身の孤立した状況からの脱出であると筆者は考えている．心身の改善を目指すリハビリテーションの臨床家は，たとえ診療報酬で認められていなくても集団訓練について積極的な考えを持ってほしい．

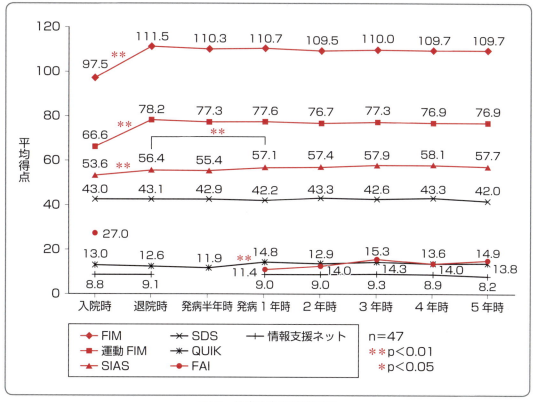

図3 脳卒中者の追跡調査

「大田仁史：医師や医療者の関心．地域リハビリテーション原論 Ver.6, pp3-6, 医歯薬出版, 東京, 2014」「澤　俊二：退院後の脳血管障害者の心身機能の推移とピア・サポートの場．集団リハビリテーションの実際, 大田仁史（編）, pp18-30, 三輪書店, 東京, 2010」「澤　俊二：脳卒中後うつ状態（PSD）とQOLの関係に関する一考察―慢性脳卒中患者の総合的追跡調査研究―．金城大学紀要 17：193-202, 2018」より引用

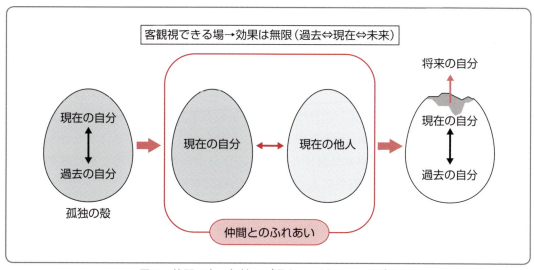

図4　仲間の力→気持ちが過去から将来につながる

図4では，仲間とのふれあいが孤独から脱出する機会になることを説明した[6〜8]．孤独の殻の中にいるときは気持ちは過去の元気であったときのことだけを考えており，何もできなくなったと思い込んで悲嘆の気持ちに明け暮れしている．そのような人が仲間とふれあうと，現在の不自由な自分と現在の不自由な他人とを見比べることになり，「あのようになりたい」とか「あのようになってはいけない」と考える．他人と自分を見比べられるのは少し離れたところから自分を第三者の目で見ている，すなわち客観視できているからである．

　「あのようになる」とはわずかながら未来の自分の姿を思い描くからできることで，過去だけを見ていた気持ちとは大違いである．これは孤独の殻が割れた，と考えられる．もちろん過去の元気であったときのことを忘れるわけではないが，そこには未来に開かれる心が生まれている．ちなみに元気であった頃のことを忘れろと乱暴なことを言う理学療法士もいるが，それは不要のことで，障害者は過去のことは過去のこととして上手に折り合いをつけていくようになる．ただ，将来のこと，小さくても目標を見出すことが前提になる．過去への思いを断ち切る必要はなく，むしろそれは元気な者の世界との価値観の架け橋のようなもので，むしろ大事にした方がよい．

　他人が人の心に手を突っ込んで回すようなことはできない．できることは，当事者を少しでもよいと思われる状況におき，本人がよい方向に変わっていくことを静かに待つことである．よい状況とはよい仲間に恵まれるということである．リハビリテーションの臨床家は，当事者がよい状況の中にいれば必ず前向きに変わっていくという信念を持つことで，同病者同士のふれあいの場を作るよう知恵をしぼる必要がある．

　理学療法が1対1でなされるようになって久しい．もちろん基本は1対1で接することであろうが，1対1と1対多とを上手に組み合わせたプログラムの方が優れていると思われる．集団訓練として行われる1対多は，身体機能アップというより「身体を通して心に触れる」という高級な心理療法である．そのことを意識しない集団訓練はただの暇つぶしで患者にとっても何の利益もない．

集団アプローチの意味

　社会参加がリハビリテーションの目標であり，在宅で生活する高齢者や障害者が社会に参加することの意味は大きい．社会参加とは他者と交流を持つことである．しかし，心を閉ざした人は人とのふれあいを忌避する．ことに自分が元気であったときに過ごした社会，すなわち人間関係の中に直ちに入っていくことはできない．

　精神疾患のリハビリテーション療法では集団訓練が必要と認められており，その目的を①自己洞察の深化，②社会適応技術の習得，③対人関係の学習など[9]，としている．これは身体障害者にも当てはまることである．したがって障害を負った人の社会参加を目指すのであれば図5[9]，6[10]に示したように社会参加の心構えを持つために集団的アプローチを

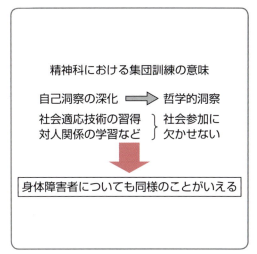

図5　医科点数表の解釈（2006年以後も不変）
「社会保険研究所：医科点数表の解釈　平成18年4月版，p373, 社会保険研究所, 東京, 2006」より引用

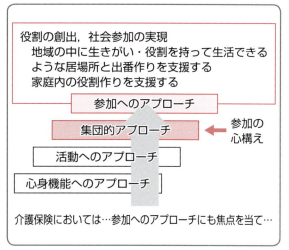

図6　社会参加の前段に集団的アプローチが必要
「迫井正深：リハ医への期待―第28回 厚生労働省の立場から―. Jpn J Rehabil Med. 53(4)：339-340, 2016」より引用改変

表2　仲間と出会い，交流することで期待される効果

●苦しんでいるのは**自分1人ではない**ことを知る
●人の姿を見て**安心**する
●障害者のペースで時間を過ごし，リラックスできる
●話さなくてもわかりあえる
●先輩の行動や話を見・聞きして，**将来のこと**を考えられる
●先輩の話や経験を聞いて，身体の不安を解消できる
●先輩の話や経験を聞いて，**生きて行く道**が見えてくる
●**大勢の中**で認められると自信が出る
●大勢の中で少しでも何かができると元気が出る
●人生を前向きに考えようとする
●自分を**客観視**できる→現実的な行動をとれる，**三世**を理解できる
●**社会参加**のきっかけになる
●**弱い心**（過去にのみ向く）から**強い心**（未来に向く）に

「大田仁史：臨床現場における集団の意義と価値―心を動かす「集団」の場づくり―. 平成27年度 日本作業療法士会研修会，東京工科大学, 2015」より作表

組み入れるべきである．

　同病者と集団になることの意味は大きく，表2にその効果[11]について列挙した．どれをとっても大切と思われ，そのようなことを意図して集団訓練はなされなければならない．

集団訓練の実際

　図7は，1人の理学療法士が大勢の脳卒中後遺症者に対して集団訓練を行っている場面である．中心の理学療法士は1つの運動を指示することで，参加者に同じ脳卒中片麻痺でも人により違いがあることを理解してもらうことなどを説明しながら訓練を進めている．

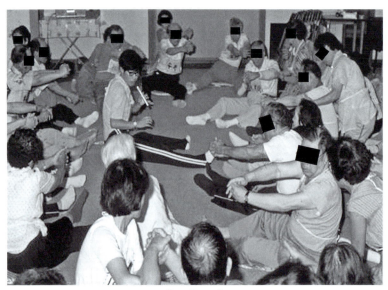

図7　集団的アプローチ
保健所での集団訓練（1977～）．

背中にも目があるように見える．

　集団をうまく活用するとはこのようなこと[12]で，治療者は障害の知識が十分であるだけでなく，障害者の心についても深い理解がなければならない．

おわりに

　地域包括ケア研究会は「2040年に向けての挑戦」[13]に，「リハビリテーションの対応が今までは1対1であったが1対多のかかわりが必要である」と述べている．ここで語られている内容は文脈としては「1対1」の対応では数のうえで間に合わないから，というふうに読みとれる．しかしリハビリテーションの専門家である理学療法士は数をこなすため，という認識だけでかかわるのではなく，参加する人たちが少しでも元気な生活を送ってくれるよう願い訓練を組み立てるべきである．1対1と1対多の双方のメリットを活かしたプログラムを組むことが，プロたる者の務めであろう．

▶若手理学療法士へひとこと◀

科学的エビデンスには不確実なものもある．エビデンスに拠るだけでなく，患者とよく話し合って協働で方針を決めるような対応をしてほしい．
　人の心は見えない．見えないものは考えなければ存在しなくなる．障害にかかわりながら，その人の思いを深く考える努力をしよう．

●文献

1) 大田仁史:第2章 元気が出ない理由.新・芯から支える,pp28-140,荘道社,東京,2006
2) Meadows DH, Meadows DL, Randers J, et al:人間の視野.成長の限界―ローマ・クラブ「人類の危機」レポート―,大来佐武郎(監訳),p5,ダイヤモンド社,東京,1972
3) 大田仁史:医師や医療者の関心.地域リハビリテーション原論 Ver.6,pp3-6,医歯薬出版,東京,2014
4) 澤 俊二:退院後の脳血管障害者の心身機能の推移とピア・サポートの場.集団リハビリテーションの実際,大田仁史(編),pp18-30,三輪書店,東京,2010
5) 澤 俊二:脳卒中後うつ状態(PSD)とQOLの関係に関する一考察―慢性脳卒中患者の総合的追跡調査研究―.金城大学紀要 17:193-202,2018
6) 大田仁史:殻を破るきっかけ―まず安心―.新・芯から支える,pp60-62,荘道社,東京,2006
7) 大田仁史:孤独の殻を破るピアサポート.地域リハビリテーション原論 Ver.6,p56,医歯薬出版,東京,2014
8) 大田仁史:地域リハビリテーションと集団訓練.集団リハビリテーションの実際,大田仁史(編),pp5-7,三輪書店,東京,2016
9) 社会保険研究所:医科点数表の解釈 平成18年4月版,p373,社会保険研究所,東京,2006
10) 追井正深:リハ医への期待―第28回 厚生労働省の立場から―.Jpn J Rehabil Med. 53(4):339-340,2016
11) 大田仁史:臨床現場における集団の意義と価値―心を動かす「集団」の場づくり―.平成27年度日本作業療法士会研修会,東京工科大学,2015
12) 大田仁史:13原則.脳卒中者の集団リハビリテーション訓練の13原則,pp50-91,三輪書店,東京,2010
13) 地域包括ケア研究会:地域包括ケア研究会報告書―2040年に向けた挑戦―,p11,三菱UFJリサーチ&コンサルティング,東京,2017,http://www.murc.jp/sp/1509/houkatsu/houkatsu_01/h28_01.pdf(2018年7月6日閲覧)

欧文索引

A

A-ONE　162
AC-PC線　25
ankle foot orthosis（AFO）　207
ankle rocker　114
anterior ground reaction forces（aGRF）　130
anterior nuclear group（A）　183
APDL　159
AVERT試験　8

B

B-ADL　159
Barthel Index　161
Benedikt症候群　58
branch atheromatous disease（BAD）　4, 6, 66
buckling knee pattern　116, 150, 151
buffering function　229

C

center median nucleus（CM）　183
center of pressure（COP）　123
central pattern generator（CPG）　118
CIセラピー　239
CIセラピーのプロトコル　240
closed kinetic chain（CKC）　225
COM　111
constraint-induced aphasia therapy（CIAT）　239
cryptogenic stroke　2

CT（computed tomography）　24

D

Derjerine-Roussy症候群　58

E

early CT sign　26
EBM　62
embolic stroke of undetermined source（ESUS）　2, 6
error augmentation　242
extension thrust pattern　116, 148, 150
extrapolated center of mass（XCOM）　123

F

FIM　161
FLAIR画像　29
foot slap　148
forefoot rocker　114
Functional Assessment for Hemiplegic Bed mobility（FAHB）　89
functional electrical stimulation（FES）　125

G

Gait Symmetry Ratio　132
gegenhalten　51
ground reaction force（GRF）　123

H

heel rocker　114
Heubner（反回）動脈領域　51
high density area（HDA）　24

I

IADL　159

L

lateral dorsal nucleus（LD）　183
lateral geniculate nucleus（LG）　183
lateral posterior nucleus（LP）　183
low density area（LDA）　24

M

medial dorsal nucleus（MD）　183
medial geniculate nucleus（MG）　183
MRI（magnetic resonance imaging）　28

N

Nohria分類　230
NVAF　21

O

OM線　25
over brace　153

P

parafascicular nucleus（PF）
　183
pediatric CIセラピー（PCIMT）
　240
precentral knob　44
pulvinar（Pul）　183
pusher syndrome　47

R

recombinant tissue plasminogen
　activator（rt-PA）　7
rocker function　114

S

shank to vertical angle（SVA）
　115

Split-R　226
stiff knee pattern　116, 150, 153
stride time coefficient of
　variation（STCV）　124
subcortical hemorrhage　194
Symmetry Index　132
Symmetry Ratio　132

T

T1強調画像　28
T2強調画像　28
T2*強調画像　29
toe out　148
toe rocker　114
trailing limb angle（TLA）　130
typeⅠレセプター　229
typeⅡレセプター　229

V

ventral anterior nucleus（VA）
　183
ventral lateral nucleus（VL）
　183
ventral posterolateral nucleus
　（VPL）　183
ventral posteromedial nucleus
　（VPM）　183
ventrointermedius（Vim）　184

W

watershed infarction　3
Weber症候群　58

和文索引

あ

圧中心　100
アテローム血栓性脳梗塞　2, 4, 5
アパシー　163
アミロイド・アンギオパチー　194
安住性　89
安全性　89
安定性　89
安楽性　89

い

異常歩行　150, 153
位置エネルギー　111
遺伝子組み換え組織プラスミノーゲンアクチベータ　7
いよいよ期　249
意欲　164
意欲減退　51
インフォーマルケアの活用　215

う

ウェアラブル心拍計　231
右被殻出血　7
運動　86
運動エネルギー　111
運動学習　145, 146
運動失調　60
運動麻痺　51
運動麻痺回復ステージ理論　87
運動量コントロール　208
運動連鎖　83

え

延髄　32, 191

お

起き上がり　89, 98, 102
起き上がり動作　96, 97
おもてなし　221

か

介護困難の予防・解除　248, 250
快刺激　164
介助方法　147
外側膝状体　183
外側脊髄視床路　192
外側線条体動脈　39
外腹側核　183
踵接地　115
拡散強調画像　29
学習性不使用　64
下肢筋力増強運動　209
下縦束　40
下小脳脚　34
下前頭後頭束　40
家族指導や教育　213
家族の協力動作の重要性　213
課題解決型学習　87
下腿傾斜角度　115
課題指向型アプローチ　165
カットダウン　153
感覚　58
感覚障害　51, 58
関心のベクトル　259
観念運動失行　173
観念失行　173
緩和現象　28

き

記憶障害　168

偽痛風　68
機能性　88
機能的電気刺激　125
客観視　262
吸引反射　51
吸収係数　24
橋　33, 191
教師あり学習　87
教師なし学習　87
橋小脳　187
強制把握　51
共同偏移　51
虚血性ペナンブラ　65
起立　89
起立動作　99, 100, 102

く

クモ膜下出血　6, 9
クリアランス　155

け

痙縮　145
経頭蓋直流電気刺激　235
頸動脈ステント留置術　21
頸動脈内膜剝離術　21
血管内再開通療法　14
血行再建術　16
血行力学性　2
血栓性　2
血栓溶解法　13

こ

後外側核　183
後外側腹側核　183
後下小脳動脈　33
高吸収域　24

口腔ケア　214
高血圧性脳出血　6
後核群　183
高次脳機能障害　160
鉤状束　40
後大脳動脈　37, 39, 43
後大脳動脈領域　58
行動心理学　239
後内側腹側核　183
高齢者のJ・ABC分類に基づく動作性尺度（大田Ver.2）　252
黒質　191
孤独　259
孤独感　260
根拠に基づく医療　62

さ

「在宅医療に関するエビデンス」系統的レビュー　200
在宅脳卒中片麻痺患者に対する下肢筋力増強運動　209
在宅脳卒中片麻痺患者に対する有酸素運動　209
サッケード　183
作用反作用の法則　229
三叉神経　192

し

時間に基づく戦略　66
自己洞察の深化　262
自主トレーニング　210
視床　183
歯状核　187
視床枕　183
視床動脈群　39
視床腹中間核　184
視床網様核　183
姿勢制御　83
姿勢制御障害　48
肢節運動失行　173

実環境　231
失見当　51
失行　173
失認　169
実用性　88
シナプス伝達　146
シームレス　46, 47
社会参加　263
社会適応技術の習得　262
社会的孤立　258, 260
視野狭窄　60
住宅改修に合わせた動作要領の習熟　211
集団アプローチの意味　262
集団訓練　258
集団的アプローチ　258
終末期　247
終末期身体総合評価　251
ジョイント付き短下肢装具　207
上縦束　40
上小脳脚　34, 187, 192
上小脳動脈　33
小脳　33, 187
小脳性認知情動症候群　187
小脳中間部　187
小脳中部　187
女性脳　224
心原性脳塞栓症　2, 4, 5
心的課題　258

す

遂行機能障害　175
ステージ理論　110
ステップリズム　124
ストレッチショートニングサイクル　126
スプリットベルト式トレッドミル　133

せ

正義原則　246
制限　148
正中中心核　183
制動　148
赤核　191
赤核症候群　58
脊髄CPG機構　225
脊髄小脳　187
脊柱柔軟性　229
接遇・マナーの重要性　204
摂食・嚥下練習　214
潜因性脳卒中　2
前核群　183
前下小脳動脈　33
宣言的記憶　87
線条体　39
前大脳動脈　39, 43, 44
前大脳動脈領域　51
選択的運動　81
前庭小脳　187
先入観　222
前腹側核　183
前脈絡叢動脈　39, 54

そ

装具再作製　207
装具のソールの破損，修理例　208
足圧分布　100
塞栓元不明脳塞栓症　2
塞栓性　2
側脳室体部　41
束傍核　183
組織の状態に応じた戦略　66
そろそろ期　249
尊厳ある排泄手法の確保　250

た

第1号被保険者　220
退院前後での住宅改修例　212
体幹機能　81
第三者の目　262
体重計を利用した荷重バランスの評価　208
帯状束　43
帯状皮質運動野　165
対人関係の学習　262
第2号被保険者　220
大脳脚　191
大脳皮質の再構築　239
ダイヤルロック膝継手　147
立ち直り反射　92
ダブルベルトトレッドミル　226
短下肢装具　56, 153
男性脳　224
淡蒼球　39
だんだん期　249

ち

地域包括ケアシステム　46
地域理学療法診療ガイドライン　201
注意障害　166
中小脳脚　34, 187
中心溝　44
中心後溝　44
中心前溝　44
中枢性交感神経路　191
中枢パターン発生器　118
中大脳動脈　39, 43, 44, 54
中途障害者の関心のベクトル　260
中脳　37, 191
長下肢装具　56, 117, 147
超皮質性運動失語　51

つ

椎骨動脈　32

て

低吸収域　24
抵抗症　51
デイサービス　210
定性的評価　88
定量的評価　88
手続き記憶　87
電気刺激療法　71

と

トイレ動作の要領共有と環境調整　209
動眼神経核　191
動機づけ　163
トゥクリアランス　124
動作　86
動作水準　88
倒立振子理論　111
トランクソリューション　131
トレッドミル歩行　222

な

内在的フィードバック　87
内側膝状体　183
内側縦束　191
内側線条体動脈　39
内側毛帯　191
内部モデル　228
内包後脚　39
内包前脚　39

に

二重振子　115

入院時訪問指導　211
尿失禁　51
人間の視野　259
認知機能　51

ね

寝返り　89, 102
寝返り動作　92, 93, 94

の

脳回　30
脳血流自動調節能　66
脳溝　30
脳卒中者の追跡調査　261
脳卒中治療ガイドライン2015　209
脳卒中連携パス　47
脳底動脈　32
脳内報酬　221
脳の可塑性　222
脳梁　41
脳梁縁動脈　51
脳梁膝　41
脳梁膨大　41
脳（内）出血　8

は

背外側核　183
背内側核　183
廃用症候群　63, 144, 145, 248
バランス　81, 83
半球間抑制　176, 235
半側空間無視　169
半側身体失認　169
反張膝　148
ハンドリング　59
反復性経頭蓋磁気刺激　235
半卵円中心　43

ひ

被殻　39
被殻出血　179
膝折れ　151
皮質下出血　194
皮質間ネットワーク　145
皮質橋路　40
皮質視床路　40
皮質脊髄路　40, 144
尾状核　39
非侵襲的脳刺激療法　235
ピッチ音　229
長下肢装具　156
被保険者　220

ふ

フィジカルアセスメント　230
フィードバック機構　227
フィードフォワード機構　227
フォローアップ　157
プッシャー現象　75
プッシャー症候群　47
プラスチックAFO　209
ふらつき　122
分水嶺梗塞　3

へ

平均血圧　66
変化に気を配る　215
変動係数　124

ほ

放線冠　41
訪問リハ開始前　202, 212
訪問リハ実施後の対応　203
訪問リハ実施中のチェックリスト　203
訪問リハと通所リハビリテーションの組み合わせ　211
訪問リハの実施時の注意点　204
訪問リハビリテーションの予後予測　215
保険外脳卒中リハビリテーション　232
保険者　220
歩行運動　209
歩行自立　120
歩行自立度判断　121
歩行速度　128
歩行の対称性　132
歩行の予後予測　135
歩行練習　51
歩行練習量　126
ホスピタリズム　163
ぼちぼち期　249

ま

まだまだ期　249
麻痺の回復ステージ理論　144, 145, 146
まもなく　249
慢性期片麻痺患者　209

み

ミラーニューロン　223

む

無動性無言症　51

め

眼　58

も

網様体　191

ゆ

モンロー孔　39

遊動　148
床反力　123, 229
床反力作用点　123

よ

予期的姿勢調節　48

ら

ラクナ梗塞　2, 4, 5, 81

り

理学療法ガイドライン　209
力学的エネルギー変換効率　111, 112
離床　69
リスク管理　65
リハビリテーションロボット　242
リハビリ難民　232
リングロック膝継手　147
臨床実践CIセラピー　241
倫理　246

れ

レジスタンストレーニング　225
連合反応　94
レンズ核　39

わ

ワーラー変性　37
ワレンベルグ症候群　34

検印省略

臨床思考を踏まえる理学療法プラクティス
極める脳卒中の理学療法
エビデンス思考に基づくアプローチ

定価（本体 5,000円＋税）

2018年11月9日　第1版　第1刷発行

編　者　斉藤　秀之・加藤　　浩・松﨑　哲治
発行者　浅井　麻紀
発行所　株式会社 文 光 堂
　　　　〒113-0033　東京都文京区本郷7-2-7
　　　　TEL　(03)3813－5478（営業）
　　　　　　　(03)3813－5411（編集）

ⓒ斉藤秀之・加藤　浩・松﨑哲治, 2018　　印刷・製本：真興社

乱丁, 落丁の際はお取り替えいたします.

ISBN978-4-8306-4572-3　　　　　　　Printed in Japan

・本書の複製権, 翻訳権・翻案権, 上映権, 譲渡権, 公衆送信権（送信可能化権を含む）, 二次的著作物の利用に関する原著作者の権利は, 株式会社文光堂が保有します.
・本書を無断で複製する行為（コピー, スキャン, デジタルデータ化など）は, 私的使用のための複製など著作権法上の限られた例外を除き禁じられています. 大学, 病院, 企業などにおいて, 業務上使用する目的で上記の行為を行うことは, 使用範囲が内部に限られるものであっても私的使用には該当せず, 違法です. また私的使用に該当する場合であっても, 代行業者等の第三者に依頼して上記の行為を行うことは違法となります.
・JCOPY〈出版者著作権管理機構　委託出版物〉
本書を複製される場合は, そのつど事前に出版者著作権管理機構（電話 03-3513-6969, FAX 03-3513-6979, e-mail：info@jcopy.or.jp）の許諾を得てください.